부작용 사례 모음집

약 제대로 알고 복용하기

부작용 사례 모음집

약 제대로 알고 복용하기

1판 1쇄 인쇄 2018년 5월 10일
1판 1쇄 발행 2018년 5월 17일

저 자 로버트 S. 골드
역 자 정현희
감 수 서울대학교병원 약제부
펴낸곳 조윤커뮤니케이션
펴낸이 최몽순
편집디자인 redkoplus
인쇄·제본 한영문화사
주소 서울시 종로구 삼봉로 81 두산위브 파빌리온 304
전화 02-730-8841 **팩스** 02-730-8814
출판등록 제300-2005-208
등록일자 2001년 4월 13일

ISBN 978-89-91216-91-4
값 30,000원

ARE YOUR MEDS MAKING YOU SICK?

부작용 사례 모음집

약 제대로 알고 복용하기

로버트 스티븐 골드, RPh, MBA 지음
번역 정현희 감수 서울대학교병원 약제부-약물유해반응관리센터

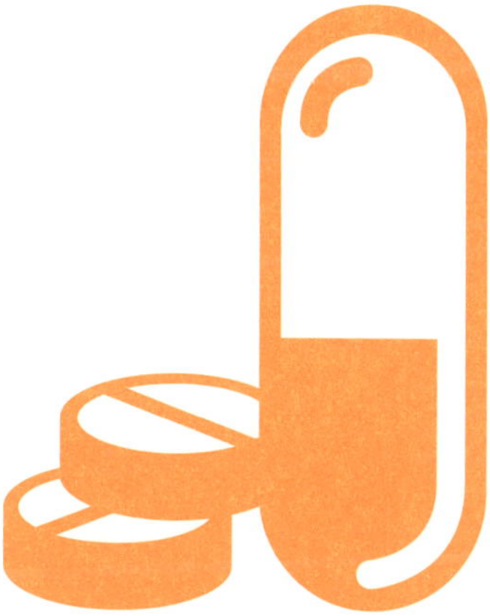

A PHARMACIST'S GUIDE TO AVOIDING DANGEROUS DRUG INTERACTIONS, REACTIONS AND SIDE EFFECTS

JOYOON Communications

약 부작용문제 해결, 의사와 약사 상의하자

"약이 독이 될 수 있다." 아무리 인체에 이로움을 주는 약물이라도 때에 따라서는 해가 될 수 있습니다. 현대 의학의 발달에 따른 약물사용의 증가는 많은 사람들에게 치료의 혜택을 가져다주었지만, 이와 함께 수많은 사람들이 약물에 의한 유해반응을 겪을 가능성이 높아진 것 또한 간과할 수 없는 현실입니다.

미국의 경우, 이미 2000년에 약물유해반응으로 매년 10만 명 이상이 사망하고 수백만 명의 환자들이 입원하는 것으로 조사된 바 있습니다. 이로 인한 의료비 지출은 의약품 자체의 총 비용보다도 많았으며, 흡연, 음주, 총기사고 등보다 국민 건강의 위험 요소로 보고되었습니다. 우리나라에서도 지난 2016년 한 해 동안 약 23만 건의 약물유해반응이 신고되었으며 실제 임상현장에서는 약물유해반응으로 환자가 아나필락시스 쇽에 빠져 사망하거나 심각한 후유증을 남기고 살아가야 하는 안타까운 경우를 목격하게 됩니다. 이런 상황을 예방하고 현명하게 대처하기 위해서는 먼저 약으로 인해 이런 유해반응이 발생할 수 있다는 것을 아는 것이 필요합니다. 환자의 건강을 책임져야 할 의료진은 물론 환자 개인의 입장에서도 약물유해반응에 대한 이해는 도움이 될 것으로 생각합니다. 현대의학에서 약은 질병의 치료를 위한 여러 방법 중 60% 이상을 차지하고 있으며 특히 만성 질환의 관리를 위해서는 필수불가결한 존재입니다. 앞으로 고령화, 만성질환, 의료 접근성 증가, 다약제 사용, 신약 개발 등 약물 사용은 계속해서 증가할 것이며 함께 증가할 약물유해반응은 누구에게나 언젠가 찾아올 수 있는 위험입니다.

〈약 제대로 알고 복용하기〉는 미국 병원에서 약사로 근무하는 저자가 경험한 약물유해반응 사례와 정보에 대한 설명을 담고 있는데, 우리나라에서도 언제, 어디서나 일어날 수 있는 사례들이 현장감 있게 소개되고 있어 독자들이 약눌유해반응에 대해 간접체험을 하는데 도움을 주리라 생각합니다. 이번 책자 발간함에 있어 우리나라의 상황을 감안하여 국내 독자들에게 제대로 필요한 정보를 전달할 수 있도록 서울대학교병원의 약제부와 함께 서울대학교병원 약물유해반응센터가 감수에 참여하였으며 이는 우리나라의 보건의료 향상과 국민건강 증진을 위해서 매우 보람된 작업이라고 생각합니다. 〈약 제대로 알고 복용하기〉는 모든 약이 유익함과 위험을 동시에 가지고 있음을 알리고, 흔히 사용되는 약에 의한 유해반응 사례들과 이를 예방하기 위한 주의 사항들을 제시하여 의료인은 물론 의학과 약에 생소한 일반인에게도 유익하고 신뢰할 수 있는 정보가 될 것입니다. 특히 지역사회의 최전선에서 직접 복약상담을 하는 약사나 환자를 진료하는 의사들에게도 이 책의 사례들이 많은 실질적인 도움을 줄 수 있으리라 기대합니다.

조상헌/서울대학교병원 약물유해반응관리 센터장

약사는 '건강 멘토', 사회적 역할 중요

몸이 아프거나 예상치 못한 일이 생기면, 삶에 있어서 하나의 경고라고 생각될 때가 있습니다. 무언가 과했거나 부족했거나 한 것이 있어 스스로 생각하면서 바로잡을 수 있는 시간을 주는 기회로 생각하는 것이 긍정적인 방향이라 생각합니다. 또한, 마음과 몸은 서로 다른 것이 아닌 하나로 되어 있어서 마음에 문제가 생기면 몸도 병이 나게 되는 것 같습니다. 한 저명하신 소화기내과 교수님께 대화중 들은 한 환자의 사례가 있는데, 짧은 외래 진료시간에 환자의 증상만을 보고 약물 투여를 6개월간 해도 차도가 보이지 않았으나, 30분간 환자의 눈물어린 아픈 마음을 들어 준 후 치료가 되었다는 말씀에서 현재의 의료시스템에서 의료인의 역할을 다시금 돌아보게 되었습니다. 약만으로 의료기관에서 환자를 치료할 수는 없으나, 치료에 있어서 반드시 필요한 약은 양면성을 가지고 있습니다. 의사는 약의 양면성을 보면서 각 환자에게 적절한 약을 처방하며, 약사는 약을 적정하게 사용할 수 있도록 정보를 제공해야 합니다.

또한, 환자가 약을 잘 복용하여 치료효과를 나타내게 하려면 약에 대해 필요·적절한 설명을 함으로써, 복용을 잊어버리거나 임의로 복용을 중단하지 않도록 하고, 또, 불필요한 약을 임의로 복용하지 않도록 도와주는 것이 필요합니다.

세계적으로 고가의 신약들이 지속적으로 개발되고 있으며, 대부분 부작용을 감소시키면서 효과를 잘 나타내는 약이 좋은 약으로 인정받고 있습니다. 최근 미국 FDA에서 승인받은 수억원에 달하는 비용의 항암제는 환자 자신의 면역세포를 활성화시키는 방법을 개발하여 약으로 승인받게 되었습니다. 가장 좋은 약은 바로 인체에서 스스로 만들어내는 면역과정이라는 의미인 것을 알 수 있습니다.

따라서 보건의료인(의사, 간호사, 약사 등)들은 약을 처방하고 환자가 약을 작 복용할 수 있게 하는 역할이외에 환자의 면역을 증강시킬 수 있는 방안을 다각도로 연구하여 환자에게 건강의 멘토 역할을 할 수 있어야 한다고 생각합니다.

초고령화 사회를 앞두고 있는 지금 국가의 재정에 있어서 약으로 인한 의료 비용이 매우 높아질 전망이 되고 있는 현실입니다.

미국, 영국 등에서는 약의 부작용과 관련한 재입원과 입원기간 연장 등이 의료비의 큰 부분을 차지하는 사회 비용의 문제라는 점이 1990년대부터 제기되어 약사의 약물관련 조정서비스 등 약의 부작용을 예방할 수 있는 약료서비스가 활성화되어 있습니다.

우리나라에서도 약사가 점차 이 부분에서 역할을 확대하고 있으므로, 약의 부작용을 예방하면서 환자의 치료효과 향상에 기여할 뿐 만 아니라 국민에 대한 건강 멘토로서의 사회적 역할을 기대해 볼 수 있을 것입니다.

조윤숙/서울대학교 병원 약제부장

Contents

제3장 약물에 의한 신장, 칼슘, 간, 췌장질환 또는 당뇨병 합병증

제4장 약물에 의한 정신신경계 질환

제5장 약물에 의한 출혈성 질환

제6장 약물에 의한 특이한 증상

부록

중요 참고사항

이 책의 목적은 병원에 근무하는 약사가 바라본 약물 이상반응과 관련된 자료 및 정보에 대한 검토를 제공하는 것을 목적으로 한다. 정확하고 신뢰할 만한 정보를 제공하기 위해 모든 노력을 기울였다. 하지만, 현장의 전문가들은 다른 견해를 가질 수 있으며, 정보는 계속 변화하고 있다. 여기에 기술된 모든 치료는 자격이 있는 의사의 지침 하에서만 이루어져야 한다. 저자, 편집자 및 출판사는 모든 오류, 누락, 전문가적인 견해 차이, 시대에 뒤떨어진 자료, 또는 자가요법이나 의사의 진료 하에 이 책 속의 치료제에 대한 정보원을 이용함으로써 파생되는 부정적인 결과에 대해 책임을 질 수 없다.

환자들의 사례는 실제 약물에 기반한 것이지만 저자가 목격한 특정한 환자를 묘사한 것은 아니다. 치료를 변경하기 전에는 언제나 담당의사와 상담해야 한다. 최신의 통계자료가 제공된다. 이 책 속의 약물들 중 다수에 대한 대규모 연구가 정기적으로 실시되는 일은 드물기 때문에, 이 책, "약 제대로 알고 복용하기: 부작용 사례 모음집"은 중대하거나 가장 영향력이 큰 연구들에 의존하였다.

특히, 이 책 각 장에 기술된 내용 중 "위험성" 부분에서는 매년 발생하고 있다고 생각되는 사건들에 관해 지식에 기반한 추측을 시도하였다. 이러한 추정치들은 환자 집단, 해당 약물의 포장 설명서에 의한 발생률 및 최근 처방자료에 기반한 것이다. 발생률을 조사하기 위해 내가 임상시험을 실시한 것은 아니고, 순전히 이상반응의 발생빈도에 대한 나의 지능적 추측인 것이다. 이 부분에는 의사 및 기타 보건의료 전문가들이 약물관련 이상반응을 보고하기 위해 이용하는 FDA의 이상반응 보고 시스템 (FDA Adverse Event Reporting System)의 정보를 추출한 웹사이트 https://www.prosoftedc.com/aers.html에서 유래한 정보도 포함된다. 해당 웹사이트에서 발생률에 대한 정보를 제공하지만, 다소 기술적이라 저자가 각 장에 추가할 관련 정보를 추출했다. 직접 웹사이트에 접속하거나, 매 장의 이 부분만 확인해보면 된다. 찾고 있는 정보의 정확한 위치를 찾기 위해 웹사이트를 이용하는 것은 쉬운 일이 아님을 알아야 한다. 실제로, FDA에서는 분기마다 웹사이트에 자료를 공개하고, 컴퓨터의 달인만이 해석할 수 있는 형태로 남겨둔다. 이 웹사이트에서는 FDA로부터 모호한 자료를 취합하여, 읽을 수 있는 형태로 제시하고자 한다. 필요로 하는 것을 정확히 찾아내는 것은 여전히 어렵지만, 전혀 없는 것보다는 낫다.

도입

약물이상반응adverse drug reactions(이처럼 '약물이상반응'이 정확한 용어이나 대중적으로 흔히 사용되는 표현을 고려하여 이 책의 이하 부분에서는 용어를 '부작용'으로 기재하겠다.)이 자동차 사고보다 더 당신의 생명을 위험에 처하게 할 수 있다는 사실을 아는가? 미국 식품 의약품 안전처Food and Drug Administration, FDA에 따르면, 해로운 약물반응들이 실제로 매년 자동차 사고, 살인 및 비행기 사고를 합한 것보다도 더 많은 죽음을 초래하고 있다!

특히, FDA에서는 매년 10만 명의 사람들이 약물반응으로 인해 사망하는 것으로 추정하고 있다.[1] 이 수치는, 미국 의학협회지Journal of the American Medical Association, JAMA에 발표된 연구 결과에 따른 것이며 같은 논문에 1994년 한해 동안 부작용으로 70만 건이나 병원 응급실을 방문하였다는 것이 보고되었다.[2]

또 다른 자료에 의하면, 부작용에 의해 초래되는 중대한 피해의 건수가 210만 건에 이른다고 한다. 경제적으로는 이러한 사건들로 인한 연간 보건의료비용이 15억 6천만 달러에서 40억 달러(약 1조 8천 7백억 ~ 4조 8천억 원)로 추정된다.[3] 부작용은 미국에서 네 번째 주요 사망원인으로 전망되어, 폐질환, AIDS, 당뇨병, 폐렴 및 신부전을 능가한다.[4]

오늘날의 보건의료체계에서는 환자들의 수명이 연장되어 더 많은 약물들을 복용할 가능성이 있어 부작용의 발생 비율이 계속 증가할 것으로 예상된다. 다음의 사실들을 생각해보자:

- 1998년과 2005년 사이에, 부작용과 그에 따른 사망 건수가 약 2.6배나 증가했다![5]

- 5천만 건의 미국 내 사망 진단서 분석에 기반한 연구에 따르면, 2004년도에 발생한 12,426건의 사망이 집에서 발생한 약물 관련 실수로 초래되었다. 이러한 통계는 1983년 이후로 700% 이상의 증가에 해당한다.[6]

약물부작용의 실상

상기 통계자료에서 보듯이 대부분의 사람들이 인식하는 것보다 문제가 훨씬 더 심각할 수도 있다. FDA에 따르면, 전체 부작용의 1% 미

만이 보고되고 있다. 그렇다면, 재현 분명하게 드러난 문제는 실제보다 매우 과소평가된 것일 수 있다.[7]

FDA에 따르면, 중대한 부작용은 "환자에게 나타나는 결과가 사망, 생명 위협(죽음에 이를 수 있는 위험), 입원(신규 또는 연장), 장애(중대하거나 지속적 또는 영구적인 경우), 선천적 기형, 또는 영구적인 장애나 손상을 예방하기 위해 중재를 요하는 것" 중 하나이다. 이러한 부작용들 모두가 중대한 문제이지만, 가장 놀라운 측면은 이러한 반응들 중 다수는 피할 수 있다는 것이다.[8]

완전한 보건의료 시스템 하에서는, 약을 조제해주는 약사가 환자의 병력과 신장 및 간에 관한 검사 결과 수치를 포함한 현재 진료기록에 접근할 수 있을 것이다. (주: "검사 결과 수치"에 관한 용어는 용어 해설뿐만 아니라 제 1장에서 추가로 설명된다.) 약사는 안전을 보장하기 위해 환자가 복용하는 모든 약물을 검토하고, 약물과 관련된 부작용에 대해 상담을 해줄 것이다. 약사는 치료 변경 및 검사 결과 모니터링에 대해 필요한 정보제공을 할 수 있을 것이다. 해당 시스템을 통해 병원과 의사들이 기록한 내용을 추적하고, 이러한 정보를 이용할 수 있게 될 것이다. 여러분이 만약 건강의 변화라도 경험했다면, 해당 시스템이 여러분의 기록을 업데이트하여 위험에 처하지 않도록 의료전문가들에게 경고를 할 것이다. 불행하게도, 오늘날에는 이러한 시스템이 준비되어 있지 않다.

모든 일이 시작된 사건

어느 날 오후 병원에 도착했을 때, 담배를 피우며 밖에서 휴식을 취하고 있는 조Joe를 목격했다. 나는 반 농담으로 담배를 끊으라고 제안했고, 조는 담배를 끊는 것이 이제 와서 무슨 도움이 되는가를 물으며, 그 제안을 웃어 넘겼다.

조는58세 밖에 안되었는데, 폐암 말기였다. 그는 몇 개월 남지 않은 그의 생을 좀 더 쉽게 견딜 수 있는 완화 치료palliative care를 위해 병원에 입원했다.

조는 폐암 치료의 일환으로 여러 차례의 방사선 치료와 화학요법을 받았다. 그는 폐암 환자들에게 흔히 사용되는 화학요법제로, 신장에 무리를 주는 cisplatin을 투여받았다. Cisplatin으로 인해 조의 신장에 중대한 손상이 초래되었고, 그 결과 그의 신장은 몸으로부터 특정 약물들을 제거할 수 없게 되었다.

약국에서 일하는 동안, 나는 그가 meperidinePethidine®을 정맥으로 투여받고 있는 것을 알게 되어 며칠 동안 조의 상태를 추적관찰 하였다. Meperidine은 진통제로, 그것의 상품명인 데메롤Demerol로 더 알려져 있다. 조가 투여받고 있는 시간당 25 mg의 용량에서는, 어지러움, 진정작용 및 더 심하게는 간질 발작 등의 신경계 부작용이 더욱 현저해진다. 조가 경험한 또 하나의 부작용은 신부전인데, 아마도 cisplatin 화학요법 치료에 따른 신장 손상에 기인하였을 것이다. Meperidine은 대사되거나 몸에서 제거될 때, normeperidine으로 불리는 활성 대사산물로 변환된다. 하지만, cisplatin에 의한 손상으로 조의 신장은 meperidine을 몸에서 제거할 수 없었다.

Cisplatin과 meperidine 모두의 부작용을 알고 있었기에, 조에게 그의 신장이 제 기능을 못하여 결국엔 발작이 일어날 수 있음을 알려주었다. 나는 대신 morphine을 사용하는 것을 제안했다. 통증에 대한 작용이 우수한 morphine은 간질 발작을 일으켰다는 보고가 없다. 조는 meperidine이 통증을 조절하고 있어 만족한다고 말했고, 차라리 그대로 두고자 했다.

그리고 나서, 나는 조의 담당 의사에게 후속조치를 취했다. 조의 의사는 meperidine이 조의 통증을 조절하고 있어 괜찮다고 했다. 나는 고용량의 meperidine과 신장이 손상되어 활성 대사산물을 제거할 수 없어 발작을 경험할 수 있음을 지적했지만, 그 의사는 내 경고를 귀담아 듣지 않았다.

시간이 경과함에 따라, meperidine이 조의 몸에 쌓여갔고, 금요일에 간질 발작이 일어났다. 그 다음 월요일에 병원으로 돌아왔을 때, 나는 조를 살피기 위해 들렀다. 조에게 상태가 어떤지 물었고, 유감스럽게도, 내 예상대로 엊그제 끔찍한 발작을 경험했다고 말했다. 조의 담당의사가 조의 통증조절약물을 morphine으로 변경하여 조가 몇 달 남은 그의 마지막 생애에 또 다른 발작을 경험하지 않았다.

이 경험은 나에게 부작용의 결과를 극적으로 보여주었고, 약국 내 업무로 알게 되는 특정 약물들로 인해 반복되고 있는 문제들에 대해 더욱 의식하게 되었다. 조에게 일어난 일을 목격한 후에, 나는 이러한 문제들에 대한 자료를 수집하기 시작했다.
이러한 연구는 나의 아버지가 복용 중이던 약물로 인해 부작용을 경험하셨을 때에도 도움이 되었다. 나는 아버지가 경험한 문제가 약물과 관련된 것임을 금방 알아차리고 개입하여 아버지의 처방을 부작용이 보다 적은 약물로 변경할 수 있었다.

나는 5년 동안 약대를 다니고 20년 이상의 경험을 가졌지만, 의학적 배경지식이 없는 사람들은 경험이 없어 흔히 일어나는 약물 유발 질환들을 식별할 수 없음을 알게 되었다. 그들은 자신들을 돌볼 수 없고, 내가 나의 아버지에게 한 것처럼 사랑하는 사람을 돌볼 수 없다. 그래서 '약 제대로 알고 복용하기: 부작용 사례 모음집'(원저: Are your MEDS making you sick?) 이라는 책을 쓰려는 생각을 하게 되었다. 연구를 통해, 내가 일하고 있는 인디

애나주의 병원에서 목격하고 있는 문제들이 전국에 걸쳐 동일하게 나타나고 있음을 알게 되었다. 2006년 9월에 미국 의학협회지JAMA에 발표된 논문에 따르면,[9] 처방약에서 발생한 이상반응으로 인해 매년 70만 번 이상 응급실 방문이 이루어진다고 한다. 나는 나 자신 또는 내가 좋아하는 그 누구도 70만 명 중 하나가 되는 것을 원치 않는다. 그리고, 어느 누구도 이러한 부작용으로 인해 매년 사망하는 10만 명 중 하나가 되기를 원치 않는다. 정신이 번쩍 들게 하는 책의 주된 목표는 사람들이 부작용의 공통적인 징후 및 증상, 부작용을 경험할 경우의 대처방법, 그리고 부작용 발생을 예방하는 방법에 대해 인식토록 하는 것이다.

이러한 목표를 추구하는 것이 나 혼자만은 아니라는 것이다. 일례로, 의료기관 인증평가원Joint Commission, JC (과거 Joint Commission on the Accreditation of Health Care Organization)에서는 약물 유발 문제들을 예방하기 위한 권고사항을 포함하는 국가 환자 안전 목표들National Patient Safety Goals을 증진하고 있다. 눈에 띄는 것은, JC에서 2001년부터 meperidine의 사용을 더 이상은 권고하지 않는다는 것이다. 그 이후로 meperidine은 간질 발작 위험 증가 및 고령의 환자들에게 사용될 때 발생하는 다른 문제들로 인해 종합병원 의약품집hospital formulary에서 삭제되었다. 이러한 권고사항이 조와 같은 환자를 보호하기에는 너무 늦게 생겨났지만, 적절한 조치의 한 예이다. 훨씬 더 많은 조치들이 이루어져야 하고, 당신이 할 수 있는 최선은 이러한 문제에 대해 공부하는 것이다. 나는 이 책 '약 제대로 알고 복용하기: 부작용 사례 모음집'의 개념과 방식을 이해하기 위해 도입 부분을 먼저 읽어볼 것을 권장한다. 독자가 이 책을 읽는 것을 즐기길 바라지만, 더 중요한 것은 이 책으로부터 배워서 생명을 구할 수 있는 정보를 얻게 되길 바란다.

필요한 가이드라인

의약품 제조업체들은 처방을 위해 FDA에서 승인한 공식적인 정보가 있는 안내서를 제공한다. 안내서는 책, 임상연구, 요양시설을 위한 정부 가이드라인에서도 이용 가능하다. 하지만, 이러한 모든 정보에도 불구하고, 규칙들이 잘 지켜지지 않고 있다. 사람들은 여전히 그들의 특정 건강상태를 감안할 때 피해야 할 약물들을 처방받거나, 과다한 용량을 복용하는 상황에 처해 있다. 개개인들을 위한 최선의 치료법에는 그들이 복용하는 약물이 가능한 최선의 결과를 제공하도록 약사 또는 의사가 그들이 복용하는 약물과 검사 결과를 검토하게 하는 것이 포함되어야 한다. 하지만, 늘 그렇게 되고 있지는 않다.

의료전문가들에게 특정 집단에 부적절한 약물과 관련된 정보를 제공하는 의무적으로 지켜야 하는 가이드라인이 필요하다. 이러한 가이드라인에는 환자들의 연령, 체중 및 신장/간 기능에 따른 적절한 용량범위가 포함되고, 약사들이 적절한 용량을 평가, 검토하는데 검사 보고서를 이용하는 것이 가능해야 한다. 이러한 완벽한 시스템이 모든 사람들에게 이용 가능한 것은 아니지만, 이 책에서는 가장 흔한 부작용들을 예방하기 위해, 독자들이 무엇을 경계하고 무엇을 해야 하는지를 알려 줌으로써 우리 현실이 완벽한 시스템에 가까워질 수 있도록 노력하고 있다.

환자가 병원에 입원하게 된다면, 병원에서 대부분의 시간 동안 돌봄을 받을 것이다. 이름이 시사하는 것처럼, 병원의사 hospitalist 는 병원에 입원한 환자들만 치료하는 일반의 general physician 이다. 그들은 새로운 약을 처방하거나, 퇴원 시 새로운 약물을 처방할 수도 있다. 병원에서는 비용을 고려하여 환자가 입원 전에 복용하고 있었던 약물을 새로운 약물로 대체하기도 한다. 이 병원의사는 종종 이전에 무슨 약물들을 복용한지 모른채 의도치 않게 약물을 중복 처방할 수도 있다. 대체약물들 중 일부는 다른 부작용 또는 다른 약물들과 상호작용을 나타낼 수 있다. 병원의사들이 항상 환자의 이전 주치의와 연락하는 것은 아니므로, 이로 인해 약물 병용에 따른 심각한 문제에 이르게 될 수 있다. 병원의사에게 환자의 약물 처방에 어떤 변화가 이루어졌는지에 대해 물어보고, 주치의에게 이를 말해줌으로써 지속 또는 중단해야 하는 약물을 결정하도록 한다.

약물부작용 신고의 중요성

약의 소비자로서 일단 약을 복용하기 시작하면, 인지하게 되는 모든 문제를 보고하는 것이 가장 중요하다. FDA에서 환자가 새로운 약물로 인해 경험할 수 있는 부작용에 대해 알도록, 모든 문제를 담당의사 또는 약사에게 보고해야 한다. 발생할 수 있는 모든 심상치 않은 징후 및 증상을 최초로 인지하게 되는 것은 환자이므로, 환자는 새로운 약물을 시작한 후에 뭔가 잘못된 것 같다면, 가능한 한 빨리 담당의사 또는 약사에게 알려야 한다.

새로운 약이 시장에 출시될 때, 제약회사는 의사들이 그 신약을 처방하도록 권한다. 담당의사가 환자의 약물치료에 대한 결정을 내릴 때는, 새로운 치료에 따른 유익성과 함께 위험성을 저울질한다. 일부 임상시험은 해당 약물에 대한 FDA 승인을 받기 위해 겨우 600~1,000명의 환자들을 대상으로 한다. 하지만, 다수의 중대한 부작용들은 매우 드물기 때문에, 임상시험에서 주목받지 못할 수도 있다. FDA는 제약회사가 시판 후에 약물을 모니터링할 것을 요구하는데, 이를 시판 후 조사postmarketing surveillance, PMS 또는 제 4상 시험으로 불린다. 시판 후 조사는 보통 18개월 지속된다. 이 기간 동안, 환자, 의사 및 약사들에게 새로운 약물에 대해 알게 된 모든 부작용과 중대한 문제들을 제약회사에 보고하도록 권고한다. 이러한 모니터링이 약물의 안전을 보장하고, 광범위한 약물사용과 함께 중대하고 드문 이상반응들이 발생하지 않도록 도와준다.

문제는 시판 후 조사는 반드시 보고해야 하는 의무사항이 아니라는 것이다. 의사나 약사를 포함한 어느 누구에게도 환자가 약물로 인해 경험할 수 있는 이상반응을 보고할 의무가 있는 것은 아니다. 여기에 FDA 조사 시스템에 문제가 있는 것이다. FDA에서는 환자가 경험할 수도 있는 다수의 드문 이상반응을 발견하기 위해 자발적 보고에 너무 많이 의존하고 있다. 따라서, 많은 비평가들은 FDA가 수많은 이상반응을 놓치고 있다고 믿고 있다. 일례로, 환자 3천명 중 1명에서 간부전 liver failure 발생을 초래하는 약물의 경우, 시판될 때까지 그러한 사실이 주목되지 않을 수 있다. 광범위한 사용으로 FDA 및 제약회사가 그 약물에 따른 주요한 문제점을 알아낼 수 있도록 하지만, 그 약물이 이미 3십만 명의 환자들에게 처방된 후이고, 그 중 백 명에게 생명을 위협하는 간부전이 나타났을 가능성이 있다.

약의 소비자로써, 환자도 한국은 한국의약품안전관리원 홈페이지(https://www.drugsafe.or.kr/ko/index.do), 미국은 FDA의 MedWatch 홈페이지(http://www.fda.gov/medwatch/report/consumer/consumer.htm)를 통해 자신이 복용한 약물과 관련이 있는 것으로 생각되는 모든 문제를 보고할 수 있다.

사전에 예방하라

자신의 안전을 책임지기 위해서는 약물을 복용할 때 환자 스스로 보다 적극적으로 임해야 한다. 약물 복용의 위험성에 관해 담당의사 및 약사와 상의해야 한다. 경중에 관계 없이, 발생 가능한 약물 부작용에 대해 알고 있으면, 너무 늦기 전에 문제를 인식하게 된다. 가능성 있는 부작용들에 대해 광고에서 알려주는 정보에 전적으로 의존해서는 안 된다!

예방이 환자를 보호하는 핵심이다. 최근, 태풍과 같은 악천후의 위험으로부터 보호하는 하나의 수단으로 라디오 기상방송의 인기가 매우 높아졌다. 2007년 태풍에 의한 사망자는 81명에 불과했지만, 태풍으로부터 자신과 가족들을 보호하고자 하는 수천만 명의 미국인들이 기상방송용 라디오를 구매했다는 것은 흥미롭다.[10] 이 책에 제시된 몇 가지 간단한 조치를 취함으로써, 발생하는 비극을 예방할 수 있음을 깨달아야 한다. 이 책에서는 환자가 많은 약물들의 위험으로부터 자신을 보호할 수 있도록 주요한 약물상호작용과 부작용을 인지하는데 필요한 방법을 알려 줄 것이다.

이 책에서는 약물에 의한 이상반응을 알아내고 예방하는데 더욱 잘 준비할 수 있도록 많은 사례를 제시하고 있다. 흔히 처방되는 다수의 약물들은 잘못 처방될 경우 위험할 수 있고, 중대하고 치명적인 부작용을 초래할 수 있다. 매일 환자들은 적절한 주의로 예방할 수 있었던 부작용으로 인해 병원에 입원하고 있다. 이를 예방하기 위해서는 소비자, 즉 환자가 부작용을 인지하고, 알고 있는 것이 중요하다. 환자들에게 약물의 위험성에 대해 교육하는 것은 약사의 책임이다. 이 책의 저자이자 약사로서 나는 대중들이 처방 및 비처방 약물의 유익성과 함께 발생 가능한 위험성에 대해 언제나 인식하고, 스스로 약사처럼 생각하도록 훈련시키고자 한다.

제1장

16가지 약물사용 안전수칙

의료기관 근무 경험으로 사람들이 진료받으러 병원에 오게 된 원인이 자신들이 복용하던 약물이었는 지를 판단 할 때, 반드시 알고 있어야 하는 16가지 안전수칙들이 있다는 것을 알게 되었다.

1. 응급실 방문을 초래하는 대표적인 원인 약물 알기

아쉽게도 부작용은 실제 발생하는 것보다 놀랍도록 적게 보고되고 있으므로, 많은 사람들이 응급실에 가서야 비로소 자신들의 사용한 약물과 관련된 부작용을 알게 된다. 응급실에서 발생되는 통계자료를 보면, 자신이 복용한 약물로 인해 질환이 발생한 수 천명의 환자들에서 실제로 어떤 문제가 생겼는 지를 간략하게나마 알 수 있다. 미국 전역에 걸친 조사에서 응급실에서 확인된 검사 수치에 따르면, 몇 가지 약물들, 특히 insulin, digoxin 및 warfarin으로 인해 문제가 가장 많이 발생했던 것으로 나타났다. 다른 처방약에 의해서도 심각한 반응이 나타날 수 있지만, 이 세가지 약물들로 인해 아무런 사전 경고 없이 일련의 유해한 반응들이 갑작스럽게 나타날 수 있고, 이 약물들 사용으로 인해 약물 유발 질환의 위험이 증가된다. 미국 FDA 에서 수집한 약물 부작용 보고들이 미국 내과학회 저널인 Archives of Internal Medicine 에 발표되었는데, 인슐린은 장애 또는 심각한 결과에 이르게 하는 위험 약물 2위에 올랐고 warfarin은 그보다 약간 뒤의 순서인 7위 였다. Acetaminophen은 간부전과 같은 이상반응을 일으키며 가장 흔히 알려진 약물 목록중에서 5위에 해당하였다.[1] 이 책 전반에 걸쳐 언급되는 응급실에서의 통계자료뿐만 아니라 이러한 약물부작용 정보에 주의한다면 자신이 복용하는 약물로 인해 발생하는 위험한 반응을 피할 수 있게 될 것이다.

2. 자신의 신기능 검사 수치 알기

의료전문가들은 특정한 검사 결과에 대한 수치를 설명하기 위해 “검사 수치”라는 용어를 사용할 수 있다. 검사 결과를 설명하기 위해 “참고 범위”라는 용어도 사용되는데, 검사 수치는 일반적으로 “정상적인” 기능에 대한 기준 확립을 위해 대규모 사람들의 검사에서 나타난 수치들의 범위를 보여준다. 그렇지만, 50세 사람에서의 “정상”인 검사 결과가 80세 사람에게는 반드시 “정상“이 아닐 수 있으므로, “정상”이라는 단어 사용이 오해를 불러 올 소지가 있을 수 있다. 따라서, 검사 수치를 “정상” 또는 “비정상”이라고 말하기 보다는, 의사, 약사 및 기타 의료전문가들이 환자의 검사 결과에서 문제가 있는 지를 판단하기 위해 검사 수치 또는 참고 범위를 보는 것이다.

검사를 통해 얻은 정보는 신장 기능을 평가하고 부작용에 대한 위험을 평가하는데 특히 중요하다. 그 이유는 신장을 통해서 많은 약물들이 체내에서 제거되기 때문이다. 여과장치가 제대로 작동하지 않을 경우, 약물이 더 오랫동안 체내에 머물러 있게 되고, 그로 인해 이상반응이 나타날 가능성이 커지게 된다. 다행스럽게도, 간단한 혈액검사로써 신기능을 신속하게 평가할 수 있다. 이러한 검사 항목에는 혈청 크레아티닌serum creatinine, SCr과 혈액요소질소blood urea nitrogen, BUN 농도가 포함된다. 검사를 통해 중요한 검사 수치를 알아냄으로써 담당 의사는 환자 안전을 지키기 위한 약물과 약물 용량을 결정할 때 도움을 받을 수 있는데, 그 이유는 특히 신장기능이 정상 범위에 미치지 않을 때는 처방하면 안되는 약물들이 있기 때문이다. 소변량의 감소는 신장기능이 감소하고 있다는 징후가 될 수 있다. 이러한 상태를 무시하면 심각한 결과를 초래할 수 있으므로, 약을 복용하기 전에 의사의 진료를 받아야 한다. 자신의 신장이 제대로 역할을 하고 있는지를 알고, 담당의사 및 약사와 상의하는 것은 부작용 예방에 도움이 된다. 현재의 의료체계는 환자의 신장기능이 감소했을 때 피해야 하는 약물들을 적절하게 찾아낼 수 없으므로, 자신의 신장기능 검사 수치를 알고, 어떤 변화를 인지하게 되면 담당약사 및 의사와 긴밀히 상의 해야 한다. (자세한 정보는, 미국 신장학회 [National Kidney Foundation] 웹사이트 www.kidney.org의 "검사 수치 이해하기 [Understanding Your Lab Values]" 부분을 참고하기 바란다.)

3. 자신의 간기능 검사 수치 알기

신장과 마찬가지로 간도 몸에서 많은 약물을 제거하므로, 간이 손상되면 신장기능 손상시와 유사한 문제가 발생한다. 다시 말하자면, 알라닌 아미노전달효소alanine transaminase, ALT, 아스파르테이트 아미노전달효소aspartate aminitransferase, AST, 알부민, 알칼리 인산분해효소alkaline phosphatase, Alk Phos 및 빌리루빈bilirubin 등의 간단한 간기능 검사로 간이 얼마나 잘 작동하고 있는지를 알 수 있다. 간을 손상시킬 수 있는 약물이 어떤 것들이 있는지와 앞에서 언급된 간기능 검사 수치를 알고 있다면, 자신이 복용하는 약물을 이해하고 부작용을 피할 수 있을 것이다. 일례로, 술을 마시면 간이 손상되어 간이 약물을 몸에서 제거하는 방식이 변화될 수 있다. Acetaminophen을 복용할 때 술도 동시에 마신다면 대사에 변화가 일어나서 간독성 위험이 증가될 수 있으므로, 건강 유지를 위해서는 이러한 상황을 반드시 피해야 한다.

4. 노인과 젊은 사람 간의 차이를 알기

일반적으로 노인 환자들은, 젊은 사람들이 잘 견뎌낼 수 있는 동일한 약물에 대해서도 반응이 다르게 나타날 수 있으므로, 심각한 반응을 경험할 가능성이 더 많다. 노인의 약물 배설, 대사, 체중, 인지기능 및 전체적인 건강 상태와 같은 여러 신체 지표들은 시간이 경과함에 따라 달라진다. 노인 환자들은 동일한 약물을 복용하고 있는 젊은 환자들보다 더 긴밀하게 모니터링되어야 한다. 노인들의 용량에 관한 좋은 참고서로 Lexi-Comp's Geriatric Dosage Handbook 이 있다. 이러한 책자들에서는 경고사항, 이상반응, 약물상호작용, 모니터링 지표, 노인 환자들을 위한 투약 및 특별한 고려사항과 같이, 약물과 관련된 유용한 정보들을 많이 찾아볼 수 있다.

5. 의사의 처방대로 복용하기

여러 가지 면에서 환자를 보호하기 위해서는 의사가 처방한 대로 약을 복용해야 한다. 의사가 환자의 상황에 맞도록 정한 빈도로 용량을 선택하면, 약사는 의사의 처방 내용을 평가하고 그에 따라 약물을 조제한다. 이 과정에서 오류가 생길 수는 있지만, 처방대로 따른다면 훨씬 더 안전할 것이다. 처방과 다르게 기분에 따라 투약이 이루어진다면, 그로 인해 심각한 결과가 나타날 수 있다. 처방과 다른 용법이나 용량으로 약을 복용하고자 한다면, 반드시 담당의사에게 그 사실을 알려야 한다(가급적이면, 스스로 용법이나 용량을 변경하기 전에 담당의사와 상의해야 한다.).

6. 자신의 검사 일정 알아두기

많은 약물들에 대한 용량 조정은 정기적인 검사에서 얻어진 검사 수치를 기반으로 이루어진다. 앞에서 설명한 바와 같이, 신장 및 간의 기능은 혈액 검사로 평가된다. 의사는 환자에게 적합한 약물과 용량을 결정할 수 있다. 따라서, 계획된 검사를 하지 않으면 건강 상태의 변화가 반영되지 않은 용량을 투여받게 되어 환자에게 추가적 문제가 발생하거나 심지어는 입원으로까지 이어질 수 있다.

7. 복용 중인 약에 대한 모니터링 지표 알아두기

"모니터링 지표monitoring parameters" 는 약사와 의료진들이 처방 약물의 효과를 평가할 때 사용하는 용어이다. 이런 지표들은 특정 약물이 작용을 나타내고 있는 지 보여주는 지침의 역할이다. 일례로, 의사가 정기적으로 환자의 혈압을 측정함으로써 고혈압 약물의 효과를 평가할 수 있다. 어떤 약물들은 집에서도 그 효과를 평가할 수 있다. 측정된 검사 수치가 정해진 지표 범위를 벗어난 경우는 그 약물들을 사용하지 않아야 하므로, 환자와 보호자는 약물들을 모니터링하는 방법에 대해 의사(또는 약사)와 상의해야 한다.

8. 병원 방문을 주저하지 않기

바이러스나 세균 감염, 또는 수분 섭취 감소, 구토 또는 설사와 같이 당신의 몸 상태를 변화시키는 또 다른 질환이 있는 경우, 그 자체로 인해 생명이 위험할 정도는 아닐 수 있다. 그렇지만, 약물을 복용하는 것은 질병 또는 설사 이상의 심각한 결과를 초래할 수 있다. 질병이 발생하면 지체없이 의사에게 연락해야 하며, 규칙적으로 복용하고 있는 약물을 계속해서 복용해야 하는지에 대해 반드시 구체적으로 질문해야 한다.

9. 약물간 상호작용에 대해 알아두기

환자로서, 복용 중인 약물들 간에 발생할 수 있는 상호작용에 대해 알기 위해서 의사와 약사에게만 의존할 수는 없다. 담당 의사가 당신이 복용하고 있는 모든 약물들을 파악해서 신장 및 간 기능과의 상호작용, 또는 노인 환자들을 위해 특별히 권장되는 사용법에 대해 점검할 것이라고 믿는 것은 잘못된 판단일 수 있다. 약사들은 약에 대한 전문가이고, 약물로 인한 유발 질환에 대한 최후의 방어선이라고 할 수 있다. 그렇지만, 약사가 이런 역할을 담당한다고 해서 환자가 자신의 특정 약물들 간의 주요 상호작용에 대해 몰라도 되는 것은 아니며, 특히 환자가 여러 약국을 이용한다면 더욱 그러하다. 환자가 사용하고 있는 모든 약물의 기록을 보유하고 있는 약국 한 곳을 이용하는 것이 약사가 처방받은 약물간에 유해한 상호작용이 있는지 판단하는 하나의 방법이다. 여러 약국을 다니면서 최적의 가격에 약을 구하려고 하는 것이 이해가 되지만 약물상호작용 중의 좋지 않은 결과로 병원에 오게 될 수 있고 그로 인해서, 약을 싸게 사서 얻은 이득보다 더 많은 돈을 치료비로 쓰게 될 수 있다.

10. 약 복용 시 일반의약품, 생약제제, 건강기능식품, 술 주의하기

또 하나의 위험요소는 일반의약품이다. 흔히 사용되는 일반의약품 성분이 처방약과 상호작용을 일으킬 수 있다. 다수의 일반의약품의 제품에는 처방전으로만 구매할 수 있는 전문의약품 성분의 저용량 제제가 포함되어 있고, 사용시에는 전문의약품과 동일한 문제가 발생할 수 있다. 생약제제, 심지어 순수 천연제제 조차도 약으로 간주되어야 한다. 일례로, 인삼과 은행은 warfarin 대사를 감소시켜 출혈 위험을 증가시킬 수 있다. 술, 즉 알코올도 약이다. 따라서, 알코올이 다른 약물들과 상호작용을 나타냄으로써 환자의 건강에 유해할 수 있는 지를 심각하게 고려해야 한다.

11. 새로운 약이 추가되면 건강 변화 확인하기

새로운 약물을 사용하기 시작하거나 기존 약물의 용량을 조정한 후에 새로운 증상이 나타난다면, 약물 요법의 변화가 그 문제의 원인일 수 있다. 어떠한 새로운 증상도 무시해서는 안된다. 해당 약물로 인한 새로운 증상 발생 여부를 판단하기 위해 담당의사와 상의해야 한다. 약 추가 이외의 다른 변경 사항이 없이 새로운 약 추가 후 단시간 내에 해당 증상이 나타났다면, 특히 관심을 가져야 한다. 새로운 약물로 인해 발생할 수 있는 부작용에 대해 언제나 약사에게 문의하고, 본인 스스로 반드시 모든 변화를 모니터링해야 한다.

12. 적합한 용량을 사용하기기

75% 의 부작용은 환자들이 권장 용량 범위를 넘는 용량으로 약물을 투여해서 나타난 것이다. 본인에게 처방된 용량이 연령, 신기능 및 간기능에 적합한 지를 담당의사에게 물어보아야 한다. 약물 용량을 결정할 때는 이러한 요소들을 고려해야 한다. 믿기 어렵지만, 많은 의사들이 환자에 대한 약물의 초기 용량을 결정할 때 제조업체에서 제공하는 권장사항에 의존한다. 반드시 자신에게 적합한 약물 용량이 투여될 수 있게 담당의사 및 약사에게 재확인해야 한다.

13. 약물조정 요청하기

만일 담당의사는 의무기록의 한 부분에 새로운 처방내용을 기록하고, 간호사는 또다른 곳에 유사한 정보를 기록한다면 어떻게 될까? 또는, 새로운 처방과 기존 처방간에 상충되는 정보가 존재하는 채로 퇴원한다고 가정해보라. 의료인들 간의 이러한 의사소통 단절로 인해

때로는 환자들이 해로운 조합의 약물을 투여받게 될 수 있다. 이러한 문제들을 바로잡기 위해, 의료기관 인증평가원에서는 의료 전문가들로 하여금 치료이행기 약물조정medication reconciliation 절차를 실행에 옮기도록 권장하고 있다. "약물조정"이라는 용어는 환자들이 속해 있는 의료시설과 관계없이 반드시 올바른 약과 용량을 투여받도록 하기 위해, 환자들이 복용 중인 모든 약물들에 대한 완벽하고 정확한 최신의 약 목록을 작성하고, 해당 약 목록을 의무기록 또는 현재 환자에게 지시된 약처방과 비교하는 구체적이고도 공식적인 절차를 칭한다. 약 목록과 현재의 약처방 간의 차이에 대한 검토 작업은 환자가 하나의 의료기관에서 다른 의료기관으로 이동할 때, 입·퇴원 시마다 이루어져야 한다.

용량, 복용시간 및 투여방법을 포함해서 자신이 사용 중인 모든 약물, 일반의약품, 생약제제, 또는 영양 보충제들에 대한 최신 목록을 유지하는 것이 약물조정 절차에서 중요하다. 이 장의 "약! 무엇을, 왜 복용하는가?"의 부분이, 이러한 약물 목록을 준비하는 것에 대한 조언할 것이다. 환자 본인이 약물 목록을 만들 필요가 있을 뿐만 아니라, 의료 전문가들로 하여금 반드시 그 목록을 참고하여 부정적인 영향을 미칠 가능성이 있는 약물상호작용에 대해 점검하도록 해야 한다. 따라서, 어떠한 방식으로든 약물요법에 변화가 생길 때는 언제나, 담당의사, 약사, 간호사 및 간병하는 보호자들에게 약 목록을 재확인하도록 요구하고, 자신의 건강을 보호하기 위해 약물조정을 시행하도록 요청해야 한다.

약! 무엇을, 왜 복용하는가?

"16가지 약물사용 안전수칙"을 준수하기 위한 한 가지 조치를 간략히 말하자면 다음과 같다: 환자는 복용하는 모든 약물을 기록한 복약 수첩을 가지고 있어야 한다. 이 수첩에는 약물 이름, 용량, 빈도 및 성상과 같은 정보가 포함되야 하고, 처방이 변경될 때는 언제나 그 목록을 갱신해야 한다. 이 수첩은 형식에 관계없이 펜과 종이, 컴퓨터 스프레드시트, 핸드폰의 온라인 앱, 또는 전자 기구를 이용해서 본인이 편한 방법으로 만들 수 있다. 여기서 중요한 점은 환자와 환자의 가족들이 그 수첩을 활용할 수 있어야 하고, 의료기관 등과 연락할 때는 언제나 그 것을 제시해야 한다. 13번째 안전수칙에 언급된 바와 같이, 미리 작성된 약 목록을 제시하고 임상의사 및 기타 의료 전문가들에게 "약물조정"을 요청하는 것 - 즉, 그들이 모든 부작용의 가능성을 점검하는데 이용하는 것과 정식으로 비교하는 것 - 이 중요하다.

다음 페이지에 제시된 차트는 약 목록 형식의 샘플이므로 참고로 할 수 있을 것이다. 이 샘플 양식, "내가 사용하는 약물 기록 My Medicine Record"은 미국 FDA 에서 만든 것이고, http://www.fda.

gov/downloads/About FDA /ReportsManualsForms/Forms/uM095018.pdf 에서 찾을 수 있다. 이 문서의 빈 양식은 이 책의 412페이지에 있고, 약물 목록을 작성할 때 자유롭게 이용하면 된다.

14. 의사, 약사와 상의 없이 복용 중단하지 않기

담당의사가 환자에게 어떤 약물을 처방할 때는 중요한 이유가 있고, 이 약물들을 복용하는 것이 질병의 합병증을 예방하는데 도움이 될 수 있다. 갑작스러운 약물 복용 중단은, 몸에 해로울 수 있다. 그러므로, 좋지 않은 부작용을 경험하고 있거나 약물을 감당할 수 없어서 복용 중인 약물의 일부 또는 전체를 중단할 지를 고려 중이라면, 담당의사와 상의하는 것이 중요하다. 담당의사가 환자에게 문제가 되는 약물을 중단하는 것이 안전한 것인지에 대해 조언해 줄 수 있다.

내가 사용하는 약물 기록

이름: ______________________　　생년월일: ______________

	내가 사용 중인 약물 (처방약 - 상품명, 일반명: OTC - 상품명, 주성분)	성상 (색상, 모양, 크기, 표시 등)	용량	사용 방법/시간	시작일/중단일	사용 이유/메모	약물을 사용하도록 한 사람/연락 방법
예시 1	Furosemide	작고, 하얀색, 원형의 20 mg 정제,	40 mg: 20 mg 정제 2개 복용	1일 2회, 경구로 복용, 오전 및 오후 8시	1-15-11	혈압을 낮추기 위함; 주 1회 혈압 검사; 4-15-11에 혈액검사	OOO 의사 (00)000-0000
예시 2	Phenytoin	100 mg, 분홍색 캅셀	100 mg, 1 캅셀	1일 1회 취침 시에 경구로 복용	1-21-11	발작 때문에 복용	OOO 의사 (00)000-0000

이 약물들이 0000년 00월 00일 기준으로 내가 사용 중인 약물이다.

(출처: www.fda.gov/Drugs/ResourcesForYou/ucm079489.htm/[888]INFO-FDA/www.fda.gov/usemedicinesafely/FORM FDA3664 [3/11])

이것의 빈 양식은 이 책의 412페이지에 포함되어 있고, www.hunterhouse.com에서도 다운로드할 수 있다.

15. 노인은 감량이 필요함을 기억하기

15번째의 안전수칙은 4번째 안전수칙과 짝을 이루고 있으며, 노인은 젊은 사람과는 다르다고 알려져 있다. 노인의 신체는 젊은 사람과 동일한 기능을 유지하지 못하므로, 신장 또는 간을 통해 약물을 제거하는 능력이 손상되어 있을 수 있다. 일반적으로 말해, 노인은 이러한 기능 감소와 여러 원인들로 인해, 보다 적은 용량을 투여받을 필요가 있다. 노인이 고용량의 약물을 복용한다면, 고연령으로 인해 부작용에 더욱 취약하게 될 수 있다. 만일 환자가 노인라면, 환자의 신장 및 간 기능 검사 수치가 "정상적인" 범위 내에 있더라도, 반드시 정확한 용량을 복용하도록 해야 한다.

16. 약 관련된 광고 맹신하지 않기

의약품의 광고나 경고를 통해 약물과 관련된 이상반응의 발생률에 관한 정보를 대중에게 제공하는 것은 제조업체의 의무사항이다. 그러나, 대부분의 광고는 해당 약물 복용으로 인해 사람들에게 발생되는 문제가 얼마나 되는 지를 알 수 없게 하면서 그들의 증상 완화에만 희망을 주고 있다. 광고에서는 사람들이 웃거나 미소짓고 있는 것을 보았는데, 광고된 약물이 과연 어떤 치료를 하는 것인지를 이해할 수 없었던 적이 얼마나 많았는가? 광고에서 간혹, 어떤 증상을 경험할 경우 담당의사와 상의하라고 하거나, 이 약은 환자를 위한 선택사항이 아닐 수도 있다고 암시하기도 하지만, 이러한 내용은 모두 아주 빨리 지나가 버리므로 부작용을 경험할 위험에 대해서는 현실적 견해를 가질 수 없다. 보통 제조업체 광고는 어떤 약물의 복용 여부에 대해 심각히 고려할 정도의 정보를 제공하지 않으며, 대중에게 충분한 경고를 하지 않으므로, 스스로 자신을 보호하기 위한 조치를 취할 필요가 있다.

스스로를 보호해야 한다: 기록하고 보고하라

약물을 안전하게 사용하기 위한 16가지 수칙들을 따르는 것과 약물복용시 경험하는 모든 문제를 보고하는 것이 중요하다. 의사들이 기관에 보고하는 부작용은 1~10%에 불과하여, 우리나라 식품의약품안전처 등의 기관에서는 소비자들이 직접 온라인에서 부작용을 보고하도록 독려하고 있다.[2] 사람에게 사용되는 의료용 제품으로 인해 발생하는 모든 이상반응은 한국의약품안전관리원 www.drugsafe.or.kr에 보고하여야 한다.

의료용 제품에는 일반의약품 및 처방약; 의료기기(콘택트렌즈 및 혈당검사기 등); 혈액, 인체 세포 및 조직 제품(백신 제외); 영양 제품(식이 보충제, 유아용 분유 및 영양 보충제); 및 화장품이 포함된다.[3] 만일 이러한 제품들로 인해 이상반응을 경험했다면, 반드시 발생한 내용을 기록하고, 그것을 식품의약품안전처에 보고해야 한다. 그렇게 하면, 식품의약품

안전처에서 다양한 약물들이 미치는 영향에 대해 알게 되어, 그 약물들이 처방되고 모니터링되는 방식을 조정하고, 심지어는 시장에서 회수할 수도 있다. 부작용을 보고하는 것은 자신과 타인들을 보호하기 위해 스스로가 할 수 있는 가장 중요한 일이다. 부작용에 대해 어느 누구도 보고하지 않는다면, 소비자들은 약물이 초래할 수 있는 잠재적인 피해에 대해 알지 못할 것이다.

언론에서 대중에게 어떤 교차로가 매우 위험하다고 경고하면, 대부분의 사람들은 그 교차로에서 속도를 낮추고 주의해서 운전을 하게 되고 경고 표지판이 세워질 수도 있다. 이 책의 나머지 부분에서 소개되는 30가지 사례는 가장 위험한 "교차로"이다. 이 책은 도로상의 경고 표시와 같은 역할을 할 것이고, 자신의 약물과 관련된 조사와 경고성 정보를 습득할 수 있는 곳을 알려줄 것이다.

제2장

약물에 의한 심폐 부작용

대부분의 사람들은 약물이 폐와 심장에 유해할 수 있다는 것을 인식하지 못하고 있다. 어떤 약물들은 폐의 부종을 일으켜서 폐 조직을 손상시킬 수 있다. 다른 약물들은 심부전, 불규칙한 심박동 및 고혈압을 유발하는 것으로 보고되었다.

상황

약물 유발 폐질환

다음의 사례는 일부 약물들로 인해 폐질환이 발생할 수 있음을 알려주고 있다. 폐질환이란 폐 기능이 손상된 모든 질환이다.

사례

웬디Wendy는 심부전, 심방세동(불규칙한 심박동), 고혈압, 고콜레스테롤혈증 및 통풍을 앓고 있는 65세 여성이다. 그녀는 커피와 담배를 즐기며 살아가고 있다. 그녀가 자신을 위해 하는 일은 단 하루도 빠지지 않고 남편과 산책하는 것이다. 그녀는 거리낌없이 스판덱스 옷을 입고 동네 주변을 돌아다닌다.

1) 증상

지난 2~3년에 걸쳐, 남편은 "그다지 숨이 가쁘지 않은데" 웬디는 산책 도중에 숨이 차게 되었고, 기침을 하면서 노란 빛깔의 점액을 뱉어내기 시작했다. 이러한 증상은 시간이 지날수록 더 악화되고 있었다. 한동안 웬디는 의사를 방문하거나 검사를 받으러 가지 않았다. 예전에, 그녀는 이러한 증상이 나타났을 때 의사에게 진료를 받으러 가서 감염 치료를 위한 항생제를 처방받았는데 최소한의 개선 효과만 있었고, 증상은 계속 악화되었다. 그녀가 활동을 하지 않을 때조차도 호흡곤란과 발작적인 기침이 지속 되었다. 웬디는 자신이 항상 피곤하고, 간단한 산책조차도 어렵다는 것도 알게 되었다. 어디서 문제가 생긴 것일까? 무엇이 이러한 증상들을 나타나게 한 것일까?

의심약물

가능성 있는 의심약물은 다음과 같다.

1) Nicotine

2005년에 미국인의 약 20.6%의 사람들이 흡연을 했다.[1] Nicotine은 담배, 여송연, 또는 씹는 담배의 형태로 기호 제품으로 패취, 껌, 또는 사탕과 같이 금연을 위해 설계된 제품에도 함유된다. Nicotine은 입맛 변화, 배탈, 고혈압, 심박동 증가, 기관지염, 폐기종, 만성 폐쇄성 폐질환[COPD] 및 다양한 종류의 암을 초래할 수 있다.

담배 연기는 폐에 유독해서, 만성 염증, 조직 손상 및 기도 협착을 초래한다. 결과적으로는 폐 안과 밖으로의 기류가 제한된다. 담배 연기는 기도 내의 작은 털같은 구조인 섬모를 마비시킬 수도 있다. 보통, 섬모는 기도로부터 점액과 이물질들을 제거하기 위해 파상 운동을 하면서 움직인다. 섬모가 담배 연기에 의해 마비되면, 폐로부터 이물질이 제거될 수 없어 감염에 더욱 민감해질 수 있다.[2]

2) Amiodarone

Amiodarone은 비정상적인 심장박동(부정맥)을 치료하는 데 사용된다. Amiodarone은 저혈압(16%), 심장박동 저하(3~5%), 진전, 어지러움, 피로, 협응능력 저하, 오심/구토(10~33%), 간기능 검사 이상(4~9%), 폐 섬유증(4~9%), 시력장애(2~9%) 및 시각색륜(최대 5%)과 같은 부작용을 일으킨다. 제조업체의 경고사항에 따르면, amiodarone은 추정 빈도 2~7%, 최대 10~17%로 중대한 폐손상을 유발할 가능성이 있다. (미국 FDA에서 반드시 경고할 것을 요구한 내용은 amiodarone이 중대하거나 심지어 생명을 위협하는 이상사례를 유발할 가능성이 있다는 것이다.)[3]

이 약물의 독성은 과민성 폐렴, 만성적 자극과 손상으로 인해 폐에 점차 반흔이 형성되는 폐섬유증으로 나타날 수 있다. 이 질환의 10% 정도는 치명적이다. 또한, amiodarone은 심각한 간독성(간손상)을 유발할 수 있고, 다른 유형의 부정맥(불규칙한 심박동) 나타낼 수 있다. 또 다른 유형의 불규칙한 심박동이 나타나지 않기 위해서는, amiodarone의 투약 시작은 반드시 병원에서 이루어져야 한다.

3) Metoprolol

Metoprolol은 고혈압, 심부전 및 심근경색을 치료하고, 때로는 흉통(협심증)을 예방한다. Metoprolol은 심장과 신장에서 베타-수용체를 차단하여 심장박동을 느리게 한다. Metoprolol은 서맥(2~16%), 어지러움(10%), 졸림(10%), 발진/가려움(5%), 호흡곤란(3%), 운동내성 저하 및 손발가락 냉증을 초래할 수 있다. Metoprolol의 제조업체 설명서에도 갑자기 중단해서는 안된다는 강력한 경고가 포함되어 있다. 흉통 증가 및 심장마비(또는 심근경색)와 같은 증상들의 악화를 방지하기 위해, metoprolol의 용량을 1~2주에 걸쳐 점진적으로 감량할 필요가 있다.[4]

사례 요약

환자: 웬디, 65세

1. Nicotine(담배) 수 년간 하루에 1.5~2갑
2. 불규칙한 심박동으로 인한 amiodarone 1일 400 mg
3. 고혈압 조절 목적의 metoprolol 50 mg 1일 2회

검사 결과

해당사항 없음

X-선 검사 소견

흉부 CAT 스캔 및 X-선 상의 폐 종괴

초기 평가를 통해 웬디의 증상이 기저질환에 의해 직접적으로 초래된 것은 아님을 파악할 수 있으며, 다음 내용이 검토되어야 한다.

- 실마리 정보로 판단해 보자면, metoprolol이 웬디의 증상을 일으킨 원인일 가능성은 없다고 할 수 있는데, 그 이유는 웬디가 저용량을 복용하고 있었기 때문이다. metoprolol은 고용량에서만 세기관지 및 기도에 영향을 미친다.
- 의사가 흉부에 대한 컴퓨터단층촬영(CT) 스캔을 지시했다. CT 스캔은 이전의 X-선보다 상세한 내부 장기에 대한 횡단면 영상이다. CT 스캔은 지면과 평행한 각도로 흉부를 관통하여 얇게 자르고 그 영상을 내려다 보는 장면이라고 생각하면 된다. 예를 들어, 발에 대한 CT 스캔을 실시하면, 그 것은 발자국처럼 보일 것이다. 폐는 보통 어두운 덩어리이고, 침윤물(세균, 섬유화, 또는 기타 다른 비정상인 것)은 폐 내의 밝은 부분으로 나타난다. 폐 손상은 대개 유리같은 성상으로 나타나는데, 웬디의 담당의사가 웬디의 CT 스캔 결과를 검토했을 때 본 것이었다.
- 담당의사는 웬디의 폐를 보기 위해 흉부 X-선 검사도 지시했다. 이번에도, 의사는 어두운 부위 내에서 백색의 탁한 침윤물을 발견하였다.
- 담배로 인해 nicotine을 장기간 피우면 폐기종 및 만성 기관지염이 나타날 수 있다. 폐기종의 경우, 폐 안의 작은 말단 폐포의 벽이 파괴되어, 공기량의 확대를 일으킨다. 폐기종이 있는 폐에서는 X-선 검사에서 이러한 공기량 확대가 나타내는데, 실시된 검사에서는 발견되지 않았다. 만성 기관지염은 세기관

지 또는 각 폐로 갈라지는 2개의 주요 기도에 생기는 염증이다. 만성 기관지염이 있는 폐에서는 X-선 검사에서 세기관지 염증이 나타내는데, 실시된 검사에서는 나타나지 않았다.[5] 따라서, 문제 약물에서는 nicotine이 배제될 수 있다.

문제 해결

실마리 정보들로부터, nicotine과 웬디의 담배 흡연이 문제의 원인에서 배제되었고, metoprolol도 제외되었다. 이제 무엇이 남았는가?

1) 문제 약물: Amiodarone

Amiodarone의 가장 심각한 부작용 중 하나가 폐질환이다. Amiodarone은 폐에 염증을 일으켜 폐렴을 초래할 수 있고, 폐 조직의 흉터로 이어져 폐 섬유증으로 불린다. 폐 조직에 흉터가 남게 되면 폐가 경화되어 산소를 혈액으로 운반하는 본연의 임무를 수행할 수 없다. 이러한 이유로, 숨쉬는 것에 문제가 생기게 된다. 웬디의 흉부 X-선 검사에서 amiodarone으로 유발된 폐 질환과 상호 관련이 있는 경화(폐 내부의 단단한 종괴) 부위가 발견되었다.

Amiodarone 독성에 대한 진단을 위해서는 다른 가능성 있는 원인들을 우선 배제해야 한다. 폐 증상이 어떤 특정 질환에 의해 발생하지 않았다는 실마리를 기준으로 의사가 amiodarone을 문제 약물로 간주

한다.[6]

Amiodarone의 독성은 간질성 폐렴, 세기관지염, 급성 호흡곤란증후군 또는 폐섬유증으로 나타날 수 있는데, 간질성 폐렴이 가장 흔하다. 이러한 증상들 중 어느 하나라도 존재한다면, 폐가 손상되었고 흉터가 발생했음을 의미한다. 현재 폐포 및 세기관지가 손상되어 기능이 예전과 같지 않을 것이다. 손상은 영구적이기는 하지만, 좀 더 일찍 발견되었다면 웬디의 폐손상이 빨리 멈춰질 수 있었을 것이다. 손상을 되돌릴 수 없으므로 이젠 너무 늦었다.

2) 동반 위험요인: Nicotine(흡연)

Nicotine의 만성적 사용에 의한 폐 손상이 amiodarone으로 유발된 폐질환 발생의 위험을 높이는 지에 대한 연구 결과가 나타났다. 흡연이 위험인자로 간주되고 있는 것 이다.[7] 결국 흡연은 폐에 유해하다.

3) 해결 방안

웬디는 amiodarone 복용을 중단한 동안 모니터링을 위해 병원에 입원했다. 며칠 후, 웬디는 퇴원할 수 있었지만, 그녀의 폐기능은 다시는 완전하지 않을 것이다. 만일 웬디에게 부정맥 관련 문제가 발생한다면, 담당의사는 그녀가 amiodarone으로 인해 발생한 문제를 유발하지 않는 digoxin과 같은 새로운 약물을 처방할 것이다. Amiodarone은 오랫동안 몸에 남아있기 때문에, 담당의사는 그녀가 당분간은 어떠한 유사한 약물이 없는 상태로 지내길 바라고 있다. 담당의사는 염증을 감소시키는 약물인 corticosteroid를 단기간 복용하도록 할 것이다. 담당의사는 이러한 약물들이 폐가 열리도록 도와서 그녀를 편안하게 해주길 희망하고 있다.

위험성

폐질환을 초래하는 부작용은 약물을 복용하는 약 5%의 환자들에서 발생하고, 병원에서 발생하는 사망의 0.03%가 약물과 관련된 폐질환에서 오는 것이다.[8] 폐질환을 초래할 가능성이 있다고 알려진 약물들이 1972년에는 19종이었지만, 오늘날에는 350종 이상으로 증가했다. Amiodarone은 폐독성과 관련된 것으로 알려진 가장 흔한 약물이다.[9]

2006년에는 200만 건 이상의 amiodarone이 처방되었다.[10] 몇몇 연구에 의하면, 1일 400mg 이상의 용량에서 amiodarone 유발 폐 독성의 발생률이 10~17%에 달할 수 있다고 보고되었다.[11] 이러한 자료로부터, 2006년에 최소한 만 5천 명의 사람들에게 amiodarone으로 인한 폐독성이 발생할 수 있었다고 추정할 수 있다. 만일, 지속적으로 amiodarone를 복용하고 있다면 있다면, 이 부작용에 대해 알고 있어야 한다. (처방 2,000,000건/1인당 연간 처방 12건 = 환자 166,667명 x 10% 발생률 = 16,667건의 폐 독성) 하지만, MedWatch의 데이터베이스 검색에서는 2007년 한해 동안에 겨우 101건의 폐 관련 부작용이 보고된 것으로 나타난다. 매년 2백만 건의 처방이 발행된다면, 16,000건 이상의 부작용이 예상되는데, 겨우 101건의 문제 사례만 미국 FDA에 보고되었다. 문제가 인식되지 않고 있는 것이다.[12] 폐 독성은 40세 이상의 사람들에서 가장 흔하게 나타난다. 연령, 기저 폐질환 및 amiodarone의 용량과 투여기간에 따라 위험도가 증가한다.[13]

조언

Amiodarone을 복용하고 있다면, 이러한 가능성 있는 합병증을 심각하게 받아들여야 한다. 이미 기술하였듯이 amiodarone과 관련된 폐질환이 드물게 발생하는 것은 아니다. 환자는 부작용이 삶의 질에 미치는 영향을 감소하기 위해 부작용의 징후 및 증상을 알아야 한다. 이 사례는 웬디가 digoxin과 같은 다른 약물을 복용함으로써 예방되었을 수도 있었다. 이러한 부작용은 알려진 것으로 피하는 것이 예방하는 길인 것이다. 문제를 일찍 발견하고 조기에 약물 사용을 중단할 경우 손상이 크지 않을 수도 있지만, 계속해서 amiodarone을 복용한다면, 폐손상은 되돌리지 못할 수도 있다.

Amiodarone 유발 폐독성의 발생 위험성은 용량과는 무관하게 치료 첫 해에 가장 높다.[14] 일부 사례에서는 amiodarone을 중단한 수개월 후에 독성이 발생했다는 보고도 있다.[15] 이러한 독성 발생을 예방하기 위해, amiodarone 약물 투여 시작 전과 시작 후 3~6개월마다 일산화탄소 폐 확산능[DLco] 및 흉부 X-선 검사 등의 폐기능 검사를 받을 것을 권고한다.[16] Amiodarone을 오랜 기간 동안 복용해왔고, 1일 400 mg 이상의 용량을 복용하는 사람들은 폐독성 발생의 위험이 높지만, amiodarone의 유해 효과는 1일 200 mg의 낮은 용량에서도 나타날 수 있다.[17] 만일 1일 400 mg 이상의 amiodarone을 복용하고 있다면, 세심히 살펴야 한다. 환자가 호흡곤란, 객담 또는 객담이 없는 기침, 흉통, 체중감소, 발열 및 피로와 같은 증상에 대해서 스스로 모니터링해야 한다. 이들 중 기침과 호흡곤란이 가장 흔하다.[18] 이러한 증상들 중 어느 하나라도 발생한다면, 담당의사와 상의해야 한다. 일찍 발견된다면 약물의 유해한 영향이 최소화될 수 있으므로, 조기에 발견하는 것이 중요하다.[19] Amiodarone은 1차 치료법으로 추천되지 않으며, digoxin과 같은 다른 약물을 선택하는 것이 더 좋을 수 있다. Amiodarone은 생명을 위협하는 부정맥이 있거나 다른 부정맥치료제들로 치료가 되지 않는 사람들을 위해 유보해야 한다.[20] Amiodarone 대신 다른 부정맥치료제가 사용될 수 있는 지를 위해 담당의사와 상의해야 한다.

약물사용 안전수칙 위반: 6. 자신의 검사 일정 알아두기

Amiodarone의 1일 사용량이 400 mg을 초과하지 않도록 주의해야 하며, 이 용량 이상으로 사용되는 것이 이상반응 증가와 관련이 있었기 때문이다. Amiodarone을 사용하는 환자들은 치료를 시작하기 전에 폐기능(폐활량 측정, 확산능, 흉부 방사선 사진, CT 스캔, 혈청 kL-6/MUC1 농도[21]) 및 갑상선 기능에 대해 검사받아야 하고, 3~6개월마다 다시 검사를 받아야 한다.

상황

약물 유발 폐렴

다음의 사례는 일부의 약물들로 인해 폐렴이 나타날 수 있다는 것을 보여준다. 폐렴은 감염에 의해 일반적으로 발생하는 폐의 염증이다.

사례

주디[Judy]는 전통을 사랑하는 완고한 81세 여성이다. 그녀는 자신이 나이에 맞는 평범한 문제를 가지고 있다고 생각한다. 그녀는 혈압에 약간 문제가 있고, 가벼운 속 쓰림을 경험하며, 때때로 손과 발에 경련이 일어난다. 그녀는 이러한 증상들을 약물로 조절하려고 최선을 다하고 있다. 주디는 더 이상 바깥 활동을 많이 하지 못하지만, 모든 일을 자신의 일상적인 스케줄대로 유지하고 싶어 한다. 그녀는 지난 50년 동안 똑같은 일상을 지내왔고, 그녀의 어머니가 항상 가르친 대로 소화기계가 계속 움직이도록 하기 위해 매일 취침 전에 광유를 한 잔씩 섭취하고 있다.

1) 증상

최근에, 주디는 서서히 점점 더 숨이 가빠지고 마른 기침도 한다. 그녀는 체중감소를 경험했는데, 2~3개월 사이에 약 6 kg의 체중이 감소했고, 그것은 약간의 흡수장애 때문일 가능성이 가장 높다. 그녀는 건강의 변화에 대해 걱정이 되어 의사의 진료를 받으러 갔다.

의심약물

가능성 있는 의심약물은 다음과 같다.

1) Lorazepam

Lorazepam은 보통 불안증에 사용되지만, 불면증, 진정, 오심, 알코올 금단 및 발작 행동에도 사용될 수 있다. Lorazepam은 어지러움, 진정(10%이상), 현기증 또는 전반적인 불안정, 우울증(10% 이상), 착란, 식욕 변화 및 체중 증가/감소를 초래할 수 있다. Lorazepam은 벤조디아제핀 계열의 약물로, 중독성이 있을 수 있다. Lorazepam은 마약류에 해당하는 규제 약물이다.[22]

2) Lisinopril

Lisinopril은 고혈압 및 심부전 치료제이며, 심장마비와 당뇨병 발생 후의 생존률도 향상시킨다. Lisinopril은 저혈압(1~10%), 어지러움(5~12%), 두통(4~6%), 마른 기침(4~9%) 및 설사(3~4%)를 일으키는 것으로 알려져 있다. 이 약물에 대해 알려진 부작용은 마르고 잦은 기침이다. 안지오텐신 전환효소[ACE] 저해제는 임신 제 2, 3기에 사용할 경우 발달 중인 태아에게 손상 및 사망을 초래할 수 있기 때문에, lisinopril

은 임신 중 복용을 금지해야 한다. 임신 사실을 알게 되면 즉시 ACE 저해제를 중단해야 한다. Lisinopril은 25,548,000건의 처방으로, 2006년 미국 시장에서 상위 처방 목록 중 13위를 차지하고 있다.[23]

3) Mineral oil(광유)

광유는 변비를 완화시켜주고, 지용성 비타민의 흡수장애(일부의 비타민은 규칙적으로 광유를 복용할 경우 흡수되지 않는다) 및 설사를 초래할 수 있다. 이 약은 입으로 삼키거나 관장제로 사용될 수 있다. 보통의 사용량은 취침 전 큰 스푼으로 1~3스푼이지만, 주디는 보통 용량의 3배가 넘는1~2컵을 섭취한다. 광유는 흡입되어(식도로 내려가는 경우에 호흡에 의해 폐로 들어감) 폐의 염증을 초래할 수 있다.

사례 요약

환자: 주디, 81세

1. 불안증으로 인한 lorazepam 필요 시 1 mg 1일 3회
2. 고혈압 조절 목적의 lisinopril 1일 10 mg
3. 완하제로 광유 저녁에 1~2컵

검사 결과

해당사항 없음

X-선 검사 소견

흉부 X-선 검사로 폐에서 무엇인가가 발견됨

초기 평가를 통해 주디의 증상이 기저질환에 의해 직접적으로 초래된 것은 아님을 파악할 수 있으며, 다음 내용이 검토되어야 한다.

- CT 스캔이 지시되었고, 폐 안에 회색 동그라미 무늬처럼 보이는 "지저분한 침윤"의 이상을 드러냈다. 정상적 폐의 사진에서는 이 부위가 완전히 어둡게 나타난다.
- Lisinopril과 관련된 기침은 대개 신경반응에 의해 초래되는 마른 기침이다. 다시 한번 말하자면, 주디는 꽤 오랫동안 lisinopril을 복용해 왔고, 이전에는 그와 관련된 문제가 전혀 없었다. lisinopril로 인한 기침은 대개 치료 초기 2~3개월 내에 나타난다.
- 주디는 현재 2~3년 동안 lorazepam을 복용해오고 있지만, 이전에는 lorazepam 사용으로 인한 어떠한 체중 증가나 감소도 없었다.

문제 해결

Lisinopril이 문제 약물이라고 생각하는 것에는 의심의 여지가 있는데, 그 이유는 주디가 꽤 오랫동안 이 약물을 복용해오고 있었기 때문이다. 주디가 이 약물 때문에 부작용이 나타난다면, 발생시기가 빠르지는 않더라도 십중팔구 이미 오래 전에 나타났을 것이다. 주디는 한동안 lorazepam도 복용해왔고, 이전에는 복용하는 동안 어떠한 문제도 나타내지 않았다. 그렇다면, 무엇이 문제의 원인일까?

1) 문제 약물: 광유

주디는 오랫동안 그리고 매우 많은 양의 광유를 복용해오고 있어서 뜻하지 않게 소량이 기도로 내려가서 폐로 들어가는 것을 피할 수 없었다. 인체는 보통 이물질을 기침으로 배출하여 제거할 수 있어 대부분 사람들의 경우엔 흡입이 반드시 문제를 야기하지는 않는다; 하지만, 광유는 내려가면서 목구멍을 진정시켜 이러한 반응이 나타나지 않아 정상적인 기침반사(물과 같이 무언가를 뜻하지 않게 들이마실 때 일어나는 반응)를 막는다. 인체는 광유를 처리하지 못하고, 체내에 체류되어 폐렴을 초래할 수 있다.[24] 이러한 폐렴은 자극제에 기인한 폐의 염증인 화학성 폐렴으로 알려져 있다.[25] 그것은 지질(지방 또는 기름) 흡입에 의해 초래되는 지방성 폐렴으로도 알려져 있다.[26]

2) 해결 방안

주디에게 발생했던 부작용은 광유 섭취를 중단함으로써 사라지게 되었다. 시간이 흐르면서, 그녀의 몸에서는 광유가 서서히 제거되겠지만, 폐에 약간의 흉터가 남아 있을 수 있다. 담당의사는 그녀의 폐에서 광유를 발견하기 전에 항생제를 처방했었지만, 도움이 되진 않았다. 만일 그녀의 상태가 더 심각했다면, 담당의사는 그녀가 회복될 때까지 산소를 공급했을 수도 있다. 중증 사례에 대한 절차는 기본적으로 폐를 씻어내는 것이다.

위험성

광유로 인해 발생하는 폐렴은 극히 드물다. 대부분의 사례들은 어떠한 주요 문제도 발생시키지 않으므로 발견되지 않고 지나간다. 일련의 부검 자료에 의하면 1~2.5%의 발생률일 수 있다고 추정되었다. 이 유형의 폐렴 위험이 있는, 주로 신경학적 질환이 있는 389명의 환자들을 대상으로 한 연구에서는 발생률이 14.6% 였다.[27] 최근에는 광유 사용과 관련된 실제 발생률을 제시한 연구는 전혀 실시된 바 없다. 또한, 연령군이 다르면 폐렴 발생 가능성을 증가시키는 요인도 서로 다르다. 폐렴이 발생 가능성을 증가시키는 요인에는 음식을 삼키는 연하능력, 소화관 및 위의 기능부전, 광유 사용량, 광유 사용기간이 포함된다. 특히 환자가 아주 어리거나 노인인 경우에는 문제가 나타날 가능성이 더욱 커진다.[28]

조언

소화기계 문제를 치료하기 위해 제조업체들은 새로운 제품들을 개발하여 시판하고 있으므로, 광유는 더 이상 흔하게 사용되지 않는다.

만일 광유를 복용하고 있더라도, 이러한 합병증에 대해 크게 걱정하지는 않을 것이다. 하지만, 최선의 선택을 위해 변비에 보다 안전한 약물 선택을 위해서는 담당의사 또는 약사와 상의하는 것이 현명하다. 이러한 용도의 제품들에는 자극성 완하제(둘코락스®), 대변 연화제(도큐세이트®) 및 팽창성 하제(무타실®)가 있다. 광범위한 연구에서 부작용이 발생하지 않아 폐 흡인 가능서을 줄이기 위해 주의하다면 안전할 것이다. 주디는 10번째 안전수칙을 기억하여 일반의약품들도 약물이라는 것과 유해한 효과를 나타낼 가능성이 있음을 알고 있어야 한다.

지방성 폐렴의 위험이 있는 환자들은 광유를 사용하지 않아야 한다. 신경학적 질환이 있는 어린이와 노인, 삼키는데 어려움이 있는 환자들과 위마비 및 위장관 역류질환이 있는 환자들이 해당된다. 환자는 눕기전이나 잠자기 전에 광유를 복용하지 않아야 한다.[29] 위험요소가 없다고 하더라도, 1주일 이상 광유를 복용하지 말아야 한다.[30]

유동 파라핀 또는 유제 기반의 비강용 스프레이와 같은 유성 제품들도 입 또는 코에 도포하거나 삼킬 경우에 이러한 문제가 초래될 수 있다. 폐렴 발생을 예방하기 위해서는 모든 유성 제품을 피해야 한다.

약물사용 안전수칙 위반:
10. 약 복용 시 일반의약품, 생약제제, 건강기능식품, 술 주의하기

광유는 대부분의 사람들이 자신들에게 유해하지 않을 것이라고 믿는 일반의약품이지만, 가장 무해한 약물조차도 주의해서 사용해야 한다. 이 경우에서처럼, 광유의 섭취로 인해 폐렴이 발생할 수 있고, 광유는 비타민과 warfarin 또는 경구용 피임제와 같은 약물들의 흡수도 감소시킬 수 있다. 광유는 흡입(폐로 들이 마시는 것)과 폐렴을 발생시킬 수 있으므로 노인 환자들 또는 장애가 있는 환자들에게 사용하면 안된다.

약물사용 안전수칙 위반:
15. 노인은 감량이 필요함을 기억하기

변비가 자주 발생한다면, 우선은 비약물요법을 먼저 시도해야 한다. 하루에 2~3 L의 물을 마시고, 견딜 수 있을 정도의 운동을 하며, 과일과 야채, 특히 섬유질의 양을 증가시키는 식습관을 가져야 한다.[31] 이렇게 해도 효과가 없었다면, 보다 안전하고 장기간 사용할 수 있는 변비치료제를 사용하고 싶을 수 있다. 어떤 선택사항이 환자에게 최선인지 알기 위해 담당의사 또는 약사와 상의해야 한다. 노인들은 최저 용량으로 복용하는 것이 중요하여 광유의 경우는 자기 전에 15 mL를 복용하도록 한다.[32]

상황

약물 유발 호흡부전(호흡 장애)

다음의 사례는 일부 약물들이 호흡부전을 초래할 수 있다는 것을 보여준다. 호흡부전이란 호흡이 불충분하여 적절한 신체기능을 유지하기 어려운 질환이다.

사례

버니[Bernie]는 71세의 은퇴한 트럭 운전사이다. 35년간 운전이 그의 삶이었고, 이젠 그의 몸이 바로 낡은 트럭처럼 고장 나고 있는 것 같다. 그는 어떤 사람들은 도로 위의 삶이 적합하지 않다고 늘 말했지만, 이제는 자신이 소파 위의 삶이 적합하지 않은 것처럼 보인다.

1) 증상

버니는 지난 주에 허리 수술을 받았고, 아직 병원에 입원해 있다. 외과의사는 퇴원준비를 위해 morphine의 자가통증조절 정맥주입을 중단하고 정제로 바꾸었다. 버니는 morphine 정맥주입을 그리 자주 사용하지 않았었기 때문에 별로 신경 쓰지 않았다. 그는 첫 번째 경구용 morphine을 복용하고 5시간 동안 잠을 잤다. 그는 자신의 트럭 안에 있지 않을 때는 대개 잠자는데 곤란을 겪었기에, 그것이 문제가 되지는 않았다. 2회 용량을 더 복용한 후에, 버니는 숨 쉬는데 어려움을 겪기 시작했다. 버니는 매우 불안하고 숨이 가쁘다고 느끼기 시작하여 빨리 의사의 진료를 받게 해 달라고 요구하고 있다.

의심약물

가능성 있는 의심약물은 다음과 같다.

1) Morphine 서방정

Morphine은 중증의 통증을 완화시키지만, 오심 및 구토(7~70%), 시력 변화(<5%), 변비(>10%), 피부 발진/가려움(최대 80%), 호흡억제(4~7%) 및 졸음(>10%)을 초래할 수 있다. Morphine은 마약류로 규제약물(남용되지 않도록 엄격한 규정으로 사용을 통제한다는 의미)이고, 남용 가능성이 크다. 금단증상이 나타날 수 있으므로 환자들은 갑자기 치료를 중단해서는 안된다. 블랙박스 경고문에 서방형 정제는 분쇄하지 말라고 되어 있다. 이러한 정제들을 쪼개거나 가루로 만들면 일정하고 지속적으로 약물이 방출되도록 설계된 작용기전이 없어지고 전체 용량이 즉시 방출되므로 급성으로 과량투여에 이르게 할 수 있다.[33]

2) Benazepril

Benazepril은 혈압을 낮춘다. Benazepril은 마른 기침(1.2~10%), 저혈압(<1%), 신기능 감소(2%), 고칼륨혈증(1%), 어지러움(3~4%) 및 피로(2.4%)와 같은 부작용을 초래할 수 있다. 이 약물에는 블랙박스 경고문

이 포함되어 있다. Benazepril은 태아의 선천적 결함을 초래할 수 있으므로, 제2, 3기 임신기간 중 이 약물의 사용은 절대 금기이다. 이 약물은 얼굴, 입술, 혀 및 목에 혈관부종[angioedema]으로 알려진 알러지 형태의 반응을 초래할 수 있으며 치명적일 수 있다.[34]

3) Hydrocodone/Acetaminophen

Hydrocodone/Acetaminophen은 중등도~중증의 통증을 완화하는 작용을 한다. 이 약물은 오심 및 구토, 시력변화, 변비, 저혈압, 피부발진, 호흡억제, 졸음 및 기억장애를 초래할 수 있다. Hydrocodone은 규제약물이고 남용 가능성이 크다. 금단증상이 발생할 수 있으므로, 환자들은 갑자기 치료를 중단해서는 안된다. 환자들은 이 복합제를 복용하는 동안에는 다른 acetaminophen 함유 제품을 복용할 때 주의해야 한다. Acetaminophen의 최대 권장용량은 하루에 4,000 mg이다. 그 이상의 용량에서, acetaminophen은 중대하고 때로는 비가역적인 간손상을 초래할 수 있다. 과용량을 복용하지 않도록, 복용하는 약물 중에 acetaminophen이 포함되어 있는지를 담당의사 또는 약사에게 문의하는 것이 중요하다.[35]

사례 요약

환자: 버니, 71세

1. 최근 수술 통증 조절 목적으로 morphine 서방형 정제 60 mg 1일 2회

2. 고혈압 조절 목적으로 benazepril 20 mg 1일 1회

3. 만성 요통 조절 목적으로 hydrocodone/acetaminophen 10/500 mg 필요시 8시간마다

검사 결과

- 산소 포화도: 78% (정상 참고범위: 90~100%; 90% 미만은 낮은 것임)
- 혈압: 78/41 (정상적으로 120/80 이하)
- BUN: 18 mg/dL (정상 참고범위: 7~18 mg/dL)
- Scr: 3 mg/dL (정상 참고범위: 0.6~1.4 mg/dL)

X-선 검사 소견/기타 검사

- 호흡수(respiratory rate): 분당 4회 호흡 (정상 참고범위: 분당 14~18 회 호흡)

초기 평가를 통해 버니의 증상이 기저질환에 의해 직접적으로 초래된 것은 아님을 파악할 수 있으며, 다음 내용이 검토되어야 한다.

- 버니는 호흡에 영향을 미칠 수 있는 2가지 통증 완화 약물을 복용 중이다.
- 버니는 저혈압 상태이다.
- 버니의 산소 포화도는 78%이지만, 94% 이상이어야 한다.
- 버니의 호흡수는 분당 4회이다(정상 속도는 분당 약 20회이다).

문제 해결

버니의 건강상태는 좋지 못하다. 퇴원할 준비가 되어 있지만, 지금은 문제가 해결될 때까지 병원에 머물러 있어야 할 것 같다. 증거로 볼 때, 세가지 약물을 의심해 볼 수 있다. Benazepril은 마른 기침을 초래할 수 있다. Benazepril은 개연성 있는 문제약물이지만 기침이 나타난 적이 없었으므로 benazepril은 문제약물이 아니다. 다음으로, 버니가 오랫동안 hydrocodone/acetaminophen을 사용해 왔다는 것을 생각해 볼 수 있다. 이 약물이 문제를 촉발시킨 것으로 보이지는 않지만, 이 약물을 계속 지켜보자. 마지막으로, 최근에 추가된 morphine이 남아 있으며, 관련된 단서들이 많이 남아 있다.

1) 문제 약물: Morphine

이번 문제는 과량 투여 사례인 것 같다. 고용량에서, morphine과 같은 아편류는 호흡억제를 초래할 수 있다. 정확한 원인은 알려져 있지 않지만, 이러한 약물들은 혈액 중 이산화탄소의 증가를 감지하는 센서를 차단하는 것으로 생각된다. 이산화탄소는 인체가 에너지를 만들기 위해 음식물을 분해할 때 생성되는 폐기가스이다. 자동차의 배기장치처럼 체내에서 이산화탄소를 제거해야 한다. 이 폐기물이 체내에 증가하면 뇌는 그 초과량을 제거하기 위해 폐에 더 깊이 그리고 더 빨리 호흡하도록 지시한다. 약물 또는 손상으로 이러한 기전이 차단되면 사람이람 사망할 수도 있다. 이러한 이유로 아편류 과량투여의 가능성이 있는 경우에는 항상 즉각적인 의학적 치료가 요구된다.[36]

2) 동반위험요인: Hydrocodone/Acetaminophen

Hydrocodone/Acetaminophen은 계속 투여하고 있던 약물이지만, 이 호흡부전 문제에 있어 관련성이 없는 것은 아니다. 하지만, 여기서 부작용은 hydrocodone에 기인한 것이므로, acetaminophen은 관련이 없다고 할 수 있다. Hydrocodone은 아편류이므로 morphine과 함께 버니의 호흡억제에 부가적인 유해효과를 나타낼 수 있다. 이러한 약물을 병용하는 것 자체가 비난을 받아야 마땅한 것으로 보인다. 버니가 morphine 자가통증조절 정맥주입펌프를 많이 사용하지는 않았지만, 고용량의 morphine 서방정이 투여되었다. 과량으로 처방된 이들 2가지 약물이 호흡부전을 야기시켜 버니가 경험한 불안과 호흡곤란을 초래할 수 있다. 이러한 증상들은 환자들에게 절박한 느낌을 주는 매우 불쾌한 경험이다. Hydrocodone은 morphine과 함께 사용될 수는 있지만, 투여용량과 시간을 주의 깊게 모니터링 해야 한다.

3) 해결 방안

이 약물들을 주의해서 중단해야 한다. 이 두 가지 약물을 점진적으로 감량하는 것이 장기적인 hydrocodone 치료에 기인한 금단증상의 위험을 줄여줄 수 있다. 이렇게 두 약물을 중단한 후, 버니가 허리수술 직후에 경험한 통증이 없어져서 약물복용이 끝나기를 바란다.

위험성

아편류 치료 중에 호흡억제를 경험하는 사람들의 수는 겨우 0.5~2%이다. 하지만, 2007년에 약 155백만 건의 처방에서 hydrocodone, morphine 및 oxycodone이 조제된 것을 감안하면, 이 비율은 65,000명~260,000명의 환자들이 영향을 받았을 것으로 해석된다. 호흡억제는 매우 즉각적인 반응이므로 환자들이 그것에 대해 알고 있을 필요가 있다. 복잡한 약물요법으로 인해, 이러한 문제를 겪게 될 가능성이 가장 큰 사람들은 고령의 환자와 중환자실의 중증 질환자들이다.[37] (처방 155,000,000건/환자-년당 처방 12건 = 환자 12,916,667명 x 0.5~2% 발생률 = ~64,583-258,333건의 호흡억제) 하지만, 이 책 전반에 걸쳐 언급된 것처럼, 아편류로 인한 호흡억제 사례들이 보고되고 있지 않다.

MedWatch의 데이터베이스 검색 결과 morphine sulfate로 인한 호흡곤란, 호흡억제 및 호흡정지에 관한 보고서가 25건 있었다. 이와 같은 보고서의 양은 미국에서 매일 발생하고 있는 예상 건수에 훨씬 못 미친다. MedWatch에서 이용 가능한 hydrocodone/acetaminophen

자료를 찾아 보았을 때, 명백한 호흡억제에 관한 보고서는 2007년부터 전혀 확인할 수가 없다.[38]

조언

이러한 사례들의 대부분은 과량 투여된 환자들과 호흡억제를 초래할 수 있는 다른 약물들과 고용량의 아편류를 함께 복용한 환자들에서 발생한다. 아편류로 장기치료 중인 일반적인 환자들은 이러한 부작용에 대해 걱정하지 않아도 되며 아편류와 관련된 다른 문제들이 훨씬 더 흔하게 발생하므로 주의해서 다루어져야 한다.

이번 사례와는 달리, 향후 2번, 4번 및 15번 규칙이 지켜진다면 부작용 발생방지에 도움이 될 것이다. 버니는 실제로 어떠한 규칙도 어기지 않았음에도 불구하고, 의사가 morphine 정제의 용량을 선택할 때 버니의 연령과 이전의 아편류 사용을 감안했어야 했다.

만일 morphine 또는 hydrocodone과 같은 통증 완화 약물을 정기적으로 복용해야 한다면, 건강의 모든 변화에 주의해야 한다. 이러한 약물들은 통증을 치료하는 데는 매우 효과적이지만, 많은 독성이 나타날 수 있고, 약물들의 제거율이 달라지면 약물 부작용을 초래할 수 있다. 아편류로 치료받는 동안에는 담당의사가 환자의 사구체여과율(glomerular filtration rate, GFR)을 모니터링 하는 것을 권장한다(GFR은 신장이 얼마나 기능을 잘 하는지에 대한 좋은 지표이다). 신장에 문제가 있는 환자는 codeine, meperidine을 사용해서는 안된다.[39]

아편류를 복용할 때는 남용 시의 심각한 결과에 대해 인지하고 있어야 한다. "의도하지 않은 약물의 과량투여"는 미국 내 사고사의 주요 원인들 중 두 번째로, 자동차 사고의 다음 순위이다. 미국 질병통제예방센터Centers for Disease Control and Prevention, CDC에 따르면, 1999년에서 2004년 사이의 미국 내 약물 과량투여 사망 건수가 77% 증가하여 거의 20,000건에 이르렀다. CDC에서는 1999년에서 2004년 사이에 약물 과량투여로 인한 사망이 62.5% 증가했고, 그 증가의 원인을 고용량의 진통제 처방과 cocaine 및 진정제 과량투여 건수의 증가로 돌리고 있다."[40] 다수의 약물 및 혼합 처방약물, 불법 약물 및 알코올을 사용하는 사람들은 과량투여의 위험이 더 크다. 과량투여의 발생을 예방하기 위해서는 통증 관리 약물을 한 가지만 최저 용량으로 사용해야 한다.

약물사용 안전수칙 위반:
2. 자신의 신기능 검사 수치 알기

환자의 Scr 값이 3 mg/dL으로 증가되어 있어, morphine과 hydrocodone을 체내에서 제거하기가 어려워진 상태이다.

약물사용 안전수칙 위반:
4. 노인과 젊은 사람 간의 차이를 알기

Morphine과 hydrocodone/acetaminophen을 복용 중인 환자는 71세로 고령이다. 고령의 환자들이 고용량의 아편류를 복용하는 동안에는 호흡기계 상태를 면밀히 모니터링해야 한다. 버니와 같은 입원환자들은 자신이 처방받은 약품의 용량과 빈도에 대해 알기 어렵지만 이것이 변명거리가 되지 않는다. 병원에 입원해 있는 환자도 자신의 치료에 대한 정보를 알 권리가 있고, 언제나 자신의 진료기록과 검사수치를 확인해 달라고 요청할 수 있다.

약물사용 안전수칙 위반:
15. 노인은 감량이 필요함을 기억하기

제 1장에 설명된 바와 같이, 특히 신장 또는 간기능이 저하될 수 있는 고령의 환자들에서 검사 수치는 약물의 용량을 조정하는데 중요하나. 용량이 과도하지 않기 위해 의사나 약사에게 항상 재확인해야 한다. 퇴원할 때 받게 될 경구용 morphine의 용량은 morphine 정맥주입으로 투여 받았던 용량의 절반이어야 한다.[41] 특히 고령의 환자이고 부작용이 나타나기 쉬운 경우라면, 정맥용 morphine에서 경구용 morphine으로 전환되는 경우에는 진통 효과용량[effective dose]으로 감량되어야 한다. 고령의 환자 외에도, morphine 투여 중에 주의해야 하는 환자는 갑상선기능저하증, 부신피질부전, 신부전, 전립선비대, 장

폐색, 쇼크, 또는 중증근무력증 환자들과 모노아민 산화효소 저해제 monoamine oxidase inhibitors 병용 중인 환자들이 있다.[42]

Hydrocodone/Acetaminophen의 경우, 고령의 환자들은 4시간~6시간마다 hydrocodone 성분으로 2.5 mg 또는 5 mg을 복용해야 한다.[43] 만일 통증 완화 약물을 복용하고, 그로 인해 차고 축축한 피부, 착란, 경련, 졸림, 저혈압, 초조, 극소동공, 또는 호흡곤란이 초래된다면, 즉시 의사의 진료를 받아야 한다. 이러한 증상들은 과량투여에 의한 부작용이다. 지속성 정제를 분쇄하거나 씹어먹어선 안되며, 과량투여 또는 지나친 중추신경계 억제가 나타날 수 있으므로 알코올, 통증 완화제, 수면제, 삼환계 항우울제(일례로, amitriptyline), 또는 페노치아진계 약물(chlorpromazine 또는 thioridazine 등)과 같은 다른 중추신경 억제제들과 병용해서는 안된다.[44]

상황

약물 유발 기침

대부분의 사람들은 기침 시럽의 효과에 익숙해 있지만, 반대로 다음의 사례는 일부 약물들이 만성 기침을 유발할 수 있다는 것을 보여준다.

사례

에반Evan은 지역학교 관할구의 통학 버스를 운전한다. 그는 활동적인 41세이고, 화요일 밤마다 볼링모임에 참여하는 것을 좋아한다. 그는 자신의 쌍둥이 아들 야구팀의 코치이기도 하다. 대략 1개월 전에, 그는 연례적인 신체검사를 받기 위해 자신의 주치의를 찾아갔다. 담당의사는 에반의 혈압을 점검하고 일반적인 검사를 실시했다. 담당의사는 에반의 콜레스테롤를 확인하고자 혈액검사 시 지질농도검사를 지시했고, 그의 활동적인 생활방식에도 불구하고, 고혈압과 고지혈증이 있는 것으로 진단되었다, 담당의사는 에반을 위해 2가지 새로운 약물(fosinopril과 simvastatin)을 처방하였고, 추적관찰을 위해 3개월 후로 다음 예약일을 잡았다.

1) 증상

에반은 성가신 기침을 하기 시작했다. 에반은 겨울철에도 감기에 잘 걸리지 않았고, 에반은 흡연을 하지 않는다. 그가 겪고 있는 기침은 그가 이전에 감기로 경험했던 어떠한 기침과도 달랐다. 발열이나 가래는 전혀 없었고, 마른 기침으로 밤을 자지 못할 정도로 매우 괴로웠다. 그래서, 에반은 기침의 원인이 무엇인지 알기 위해 의사의 진료를 받기로 했다.

의심약물

가능성 있는 의심약물은 다음과 같다.

1) Simvastatin

Simvastatin은 체내에서 만들어지는 콜레스테롤의 양을 감소시킴으로써 혈중 콜레스테롤을 저하시킨다. 변비(2%)와 두통(1%)이 가장 흔한 부작용이다. 일부 사람들은 횡문근융해증과 관련된 심각한 문제를 암시할 수 있는 근육통을 경험한다. 다른 콜레스테롤 저하약물들도 이러한 근육통의 가능성을 증가시킬 수 있다. 이 약물은 복합제로 ezetimibe와도 병용할 수 있다.[45]

2) Fosinopril

Fosinopril은 고혈압, 울혈성 심부전 및 심장마비 이후의 좌심실 기능장애의 치료에 사용된다. 어지러움(2~12%)이 fosinopril로 인해 나타나는 주요 부작용인데, 환자들이 해당 약물에 적응됨에 따라 감소될 수 있다. 다른 부작용으로는 기립성 저혈압(1~2%), 두통(3%), 피로(1~2%), 고칼륨혈증(2~3%), 설사/오심/구토(1~2%) 및 기침(2~10%)이 포함된다.

Fosinopril은 안지오텐신 전환효소 저해제(ACE 저해제) 계열에 속한다. ACE 저해제 계열에는 lisinopril, captopril, ramipril, enalapril, quinapril과 같이 흔히 처방되는 약물들도 포함된다. ACE 저해제는 안지오텐신 II에 의한 혈압상승을 예방하기 위해서도 사용된다. 모든 ACE 저해제들은 동일한 방식으로 작용을 나타내므로 모두 동일한 부작용 프로파일을 가진다. ACE 저해제들에 대한 블랙박스 경고에서는 제 2~3기 임신 중에 사용될 경우 태아발달에 손상 및 사망을 초래할 수 있기 때문에 임신 중에 복용해서는 안되며, 임신이 확인되면 즉시 ACE 저해제를 중단해야 한다.[46]

3) Ibuprofen

Ibuprofen은 통증 및 염증 또는 종창을 감소시키지만, 복통(1~3%), 속 쓰림(3~9%), 이명 (3~9%) 및 부종 또는 체액저류(1~3%)도 초래할 수 있다. Ibuprofen은 비스테로이드성 소염진통제(NSAIDs) 계열에 속하고, 심장마비 또는 뇌졸중의 위험을 증가시킬 수 있다. 블랙박스 경고에는 ibuprofen이 심혈관계 부작용의 위험과 위장관계 출혈 또는 궤양의 위험을 증가시킬 수 있다고 명시되어 있다.[47]

사례 요약

환자: 에반, 41세

1. 고콜레스테롤 조절 목적으로 simvastatin 20 mg 1일 1회 취침시
2. 고혈압 조절 목적으로 fosinopril 20 mg 1일 1회
3. 무릎의 염증/통증 조절 목적으로 ibuprofen 400 mg 1일 3회

검사 결과

모두 정상 소견

X-선 검사 소견

흉부 X-선 검사 결과 정상 소견

초기 평가를 통해 에반의 증상이 기저질환에 의해 직접적으로 초래된 것은 아님을 파악할 수 있으며, 다음 내용이 검토되어야 한다.

- 에반에게 simvastatin과 fosinopril이 새롭게 처방되었다.
- 에반은 30세 이후로 ibuprofen 을 복용해왔지만, 어떠한 문제도 경험한 적이 없었다.
- 에반에게 발열 또는 가래증가와 같은 감염의 징후는 전혀 없었다.
- Simvastatin은 기침을 초래하는 것으로 보고된 적이 없다.

문제 해결

실마리들이 무슨 일이 진행되고 있는지 상당히 자세히 설명해주고 있다. 유일하게 남은 약물이 fosinopril이다.

1) 문제 약물: Fosinopril

에반이 자신의 기침에 대해 설명한 것은 ACE 저해제로 인한 마른기침의 증상과 같다. ACE 저해제로 유발된 기침은 환자가 밤에 누울 때 종종 더 심해지는 객담이 없는 잦은 마른 기침으로 설명할 수 있다.[48] 그러한 기침은 일반적으로 ACE 저해제 치료를 시작한 후 초기에 나타나지만, 몇 개월 후에 나타날 수도 있다. ACE 저해제로 유발된 기침은 종종 잘못 진단될 수 있어, 기침의 다른 원인들을 배제할 필요가 있다.[49] 기침의 몇몇 다른 원인들은 감염과 관련이 있거나, 흡연에 의해 유발되기도 하고, 다른 폐질환과 관련이 있을 수 있다. 기침의 중증도는 환자에 따라 크게 달라진다. 어떤 경우에는, 환자가 약물을 중단할 만큼 기침이 심하지 않을 수 있다.

2) 해결 방안

기침이 매우 심각하다면, 기침을 개선하기 위한 가장 효과적인 방법은 ACE 저해제를 중단하는 것이다. 일단 ACE 저해제를 중단하면, 기침이 사라지는데 2~3일 또는 최대 1개월이 걸릴 수 있다. 의사는 일반적으로 ACE 저해제 계열의 다른 약물을 선택하지 않고 다른 계열의 고혈압약을 처방할 수 있다. 이러한 반응은 "계열효과"로 알려져 있다. 이는 환자가 하나의 ACE 저해제에 대해 부작용이 나타날 경우, 분명히 다른 ACE 저해제에도 동일한 반응을 나타낼 수 있다는 의미이다.

위험성

ACE 저해제는 하나의 계열로써 2004년에 판매량이 상위 10가지 치료계열들 중 9위를 차지하였고, 판매금액이 440만 달러였다.[50] 2006년 한해 동안 미국에서 lisinopril이 2,550만 건 조제되었다.[51] 2008년 1월 24일자로, 미국의 인구수가 대략 3억 3백만 명이었고,[52] 이는 대략 8%의 미국인들이 ACE 저해제 계열중 하나인 lisinopril을 복용하고 있었다는 것을 의미한다. ACE 저해제 복용 중 약물 유발 기침의 발생률은 어떤 약물을 복용하고 있는지에 따라 다르다. Lisinopril의 기침 발생률은 최대 12%인데 비해, captopril은 약 2%의 발생률을 나타낸다.[53] ACE 저해제로 인한 전반적인 기침 발생률은 3~20%로 보고되었으므로,[54] 평균적으로는 11.5%가 된다. 만일 2,550만 명이 lisinopril을 복용하고 있고, 11.5%가 기침을 경험할 가능성이 있다면, 290만 명의 환자들이 이 부작용을 경험할 수 있다. 또한, 앞에 언급된 바와 같이, 이러한 기침 때문에 환자들이 언제나 약물 복용을 중단하는 것은 아니지만, 기침으로 인해 약 5%의 환자들이 약물을 중단하는 것으로 보고되어[55] 약 14만 5천 명의 사람들이 약물 유발 기침으로 인해 lisinopril을 중단하는 것으로 계산된다. 그것은 2,089명 당 1명에 해당되며, 목욕 또는 샤워 중에 치명적으로 넘어질 가능성보다 약간 낮다.[56] (2007년 fosinopril 처방 2,656,000건 x 3~20% = 6,640~44,267건의 기침/년). 미국 FDA의 MedWatch 시스템에 따르면, 2007년에 fosinopril의 사용에 기인한 기침 사례는 단지 4건만 보고되었다. ACE 저해제에 의한 기침의 다수 사례들이 보고되지 않은 것인데, 그 이유는 흔한 약물 부작용이기 때문이다.[57]

조언

이 반응은 ACE 저해제를 복용하는 환자들 중에 남성보다는 여성에서 더 흔한 것으로 보이고,[58] 고령자(60세 이상)와 중국인, 일본인, 인도인 및 아프리카계 미국인이 이 부작용에 더 민감한 것으로 나타났다.[59] ACE 억제제는 주요 약물 계열들 중 하나로, 이 문제는 일반 대중에게 매우 중요한 사안이다. 만일 ACE 저해제를 복용하기 시작한 후에 기침이 발생한다면, 이 부작용이 발생했을 가능성이 크다.

이 경우에는 "16가지 약물사용 안전수칙" 준수가 예반에게 도움이 되지는 못했을 것이다. ACE 저해제에 의해 유발되는 기침은 발생을 막기 위한 선행 위험인자, 검사, 또는 모니터링 지표가 없는 약물 부작용이다. 이 반응은 ACE 저해제로 인한 흔하고 잘 알려진 부작용이며, 유일한 예방책은 그 약물을 피하는 것이다. 하지만, 심혈관 및 신장 문제들과 함께 혈압을 낮추는데 있어 효과적이므로 처방에서 ACE 저해제를 피하는 것은 현명하지 않다.

만일 ACE 저해제를 시작하고 바로 기침이 발생했다면, 약물 부작용을 생각해야 한다. 이 기침은 대개 해당 약물을 시작하고 몇 개월 후에 시작되지만, 이르면 처음 복용한 후에 혹은 1년 후에 나타날 수도 있다. 이런 기침은 문제가 되는 약물을 중단하면 3일 내에 감소하며, 10일 내에 사라질 수 있다.[60] 일반의약품[OTC] 기침약물들은 대개 이 마른기침을 완화시켜주지 않고 추가적인 약물상호작용에 이르게 할 수 있다. 견디기 힘든 마른 기침이 발생하는 경우, 의사의 진료를 받는 것이 중요하며, 약물 복용을 갑자기 중단해서는 안된다. 담당의사가 안지오텐신 수용체 차단제[angiotensin receptor blocker, ARB]와 같은 다른 약물을 처방해줄 수도 있다. ARBs에는 losartan, irbesartan, telmisartan, valsartan 및 olmesartan이 포함되며, 약물로 인해 기침을 유발시키지는 않는다.

약물사용 안전수칙 위반: 없음

에반은 본인이나 담당 의사, 약사가 예방할 수 없었던 약물 부작용을 경험한 경우였다. 하지만, 에반은 담당의사에게 알리기 전 6개월 동안 지속된 기침으로 고통을 받았다. 언제나 약물이 의학적 문제의 원인이 될 수 있음을 인식해야 한다. ACE저해제는 심혈관 및 신장 질환에 놀라운 효과를 제공하기 때문에, 단지 기침을 초래할 수 있다는 이유로 회피되어선 안된다. 마른 기침이 발생하면, 즉시 의사 및 약사와 상담하여 ARB와 같은 대체약물을 추천받아야 한다. ARBs는 ACE 저해제와 신체에서 동일한 경로로 작용하지만, 기침 발생과는 관련성이 없다. 하지만, ARBs 계열의 약물들은 훨씬 많은 비용이 드는 선택사항이므로, ACE 저해제들은 고혈압 치료 및 심혈관 질환 예방을 위한 1차 선택약으로 계속 남아있게 될 것이다.

상황

약물 유발 부정맥

다음의 사례는 일부 약물들이 심장 리듬에 변화가 발생하는 부정맥을 초래할 수 있다는 것을 보여준다.

사례

델마[Thelma]는 굉장히 멋진 사람이다. 그녀는 78세임에도 불구하고 사회생활을 훌륭히 잘하고 있다. 그녀는 여전히 남편과 함께 자신의 집에서 생활하며, 요양원에서 파트 타임 자원봉사자로 일하고 있다. 그녀와 그녀의 남편은 월요일마다 춤을 추러 가고, 수요일마다 빙고 게임을 하며, 매주 목요일에 그녀는 브리지 클럽에서 카드 게임을 하고, 그녀의 남편은 포커 게임을 하며 밤을 보낸다. 그녀의 정신 역시 여전히 예민하고 명료하지만, 심장은 다른 부분들만큼 건강하지 않다. 그녀는 약 15년 전에 심장마비를 경험했었다. 그녀는 metoprolol과 hydrochlorothiazide 등의 심장 약물을 복용하고 있다. 그녀의 약물들에 대한 내약성은 아주 좋아 약물로 인한 문제는 크게 없다. 하지만, 올 봄에 그녀의 부비강에 약간의 문제가 생겼고, 단순 알레르기로 생각했으나 부비강염인 것으로 드러났다. 그녀는 의사의 진료를 받았고, levofloxacin 500 mg 1일 1회 10일분을 처방받았다.

1) 증상

의사의 진료를 받고 약 4일 후에, 델마에게 부정맥이 발생했다. 그런 현상은 특히 그녀가 앉거나 누웠다가 일어설 때 나타났고, 그녀의 심장이 거의 가슴 밖에서 박동치고 있는 것처럼 느껴진다. 매우 어지럽기도 하고 한 번은 잠시 동안 의식을 잃었던 것 같다. 그녀가 또 한 번 심장마비를 일으킨 것이라 생각하여 그녀와 그녀의 남편은 두려웠다. 그녀가 거의 바닥에 쓰러질 뻔한 사건 후에, 델마와 그녀의 남편은 급히 응급실로 달려갔다. 2시간 정도를 기다린 후 검사실에 갔을 때, 상태가 그리 좋지 않았다. 응급실 의사들은 그녀에게 심장 모니터를 달고, 그녀가 또 다시 심장마비를 일으키지 않았는지 확인하였지만, 그녀는 다형성 심실빈맥torsades de pointes으로 불리는 일종의 심장부정맥을 경험하고 있었다.

의심약물

가능성 있는 의심약물은 다음과 같다.

1) Metoprolol

Metoprolol은 고혈압, 심부전, 심장마비의 치료 그리고 흉통의 예방을 위해 사용된다. 몇 가지 부작용에는 심박동 저하(2~16%), 어지러움(10%), 졸림(10%), 발진/가려움(5%), 호흡곤란(3%), 운동 내성 저하 및 수족냉증이 포함된다. Metoprolol은 심장의 베타 수용체를 차단함으로써, 심박수를 감소시킨다. 블랙박스 경고에는 metoprolol 사용자들이 해당 약물을 갑작스럽게 중단하지 않도록 명시하고 있다. 이 약물은 흉통과 같은 증상의 악화를 피하기 위해 1~2주에 걸쳐 점진적으로 감량할 필요가 있다.[61]

2) Hydrochlorothiazide

Hydrochlorothiazide는 티아자이드계 이뇨제로 고혈압 및 부종 관리에 사용되며, 과잉의 체액을 제거하는 작용을 한다. 이 약물은 저혈압 및 어지러움(1~10%), 전해질 불균형(저칼륨혈증; 1~10%), 광과민성/일광화상(<1%) 및 알레르기 반응(설파제; <1%)을 초래할 수 있다. 전해질 불균형(저칼륨혈증), 알레르기 반응, 광과민성 및 통풍을 초래하기 때문에 환자에게 이 약물의 부작용을 알려야 한다. 크레아티닌 청소율이 <30 mL/min인 환자들에서는 이 약물이 효과적이지 않을 수 있다.[62]

3) Levofloxacin

Levofloxacin은 광범위 항생제로, 여러 종류의 세균성 감염 치료에 사용한다. 이 약물은 호흡기 감염, 요로 감염 및 피부 감염에 사용되고, 두통(6%), 불면증(4%) 및 어지러움(3%)을 초래할 수 있다. Levofloxacin은 중추신경계 흥분(불안, 착란, 우울증 및 환각), 건 파열, *C. difficlie* 관련 설사 및 QT 간격 연장(심장부정맥)을 초래할 수 있다. 고령의 환자들은 약물 부작용에 더 민감하다.[63]

사례 요약

환자: 델마, 78세

1. 고혈압 조절 목적으로 metoprolol 50 mg 1일 1회
2. 고혈압 조절 목적으로 hydrochlorothiazide 25 mg 1일 1회
3. 부비강염 치료 목적으로 levofloxacin 500 mg 1일 1회 10일간

검사 결과

- 심박수: 110 bpm (정상 참고범위: 60~100 bpm)
- 혈압: 108/76 mmHg (정상적으로 120/80 mmHg)
- 칼륨 (K): 3.5 mEq/L (정상 참고범위: 3.5~5.2 mEq/L)

초기 평가를 통해 델마의 증상이 기저질환에 의해 직접적으로 초래된 것은 아님을 파악할 수 있으며, 다음 내용이 검토되어야 한다.

- 델마는 78세로, 본인은 동의하지 않을지라도, 의학적으로는 고령자로 간주된다.
- 델마의 칼륨 수치는 정상치 하한에 속한다. 정상 참고범위는 3.5~5 mEq/L 이므로, 4 mEq/L 정도로 조정되면 좋을 것이다.
- 의심약물의 목록을 보면, 다음을 알 수 있다.
  - 고령의 환자들에게는 levofloxacin으로 인한 심장부정맥과 같은 부작용이 나타나기 쉽다.[64]

- Metoprolol은 심박동 속도를 빠르게 하지는 않고, 심박동 속도를 늦추기만 한다.
- Hydrochlorothiazide는 저칼륨혈증을 초래할 수 있고, 저칼륨혈증은 불규칙한 심장박동을 초래할 수 있지만, 델마는 오랫동안 현재의 용량에서 안정적이었다. 새로 추가된 약물은 무엇인가?

문제 해결

해당 질환에서 드물기는 하지만, 델마는 2~3년 전의 심장마비로 인해 부정맥을 일으키기 쉽다. 그녀는 건강이 좋지 않았고, 충분한 식사 및 수분 섭취를 하지 않아 칼륨 수치가 약간 낮은 상태이다. 부정맥 유발 약물과 낮은 칼륨 수치가 결합되면 다형성 심실빈맥이 발생할 수 있다.[65]

1) 문제 약물: Levofloxacin

심장 박동이 제대로 되지 않는 경우가 부정맥이며, 다형성 심실빈맥으로 불리는 부정맥의 형태를 이해하기 위해서는, 먼저 심장 박동이 어떻게 일어나는지를 알아야 한다. 두 가지 별도의 측면을 고려하면 기계적 부분과 전기적 부분으로 나뉜다.[66]

(1) 기계적 부분

심장박동의 실제 흐름은 상당히 복잡하지만, 제대로 작동되지 않으면 많은 문제들이 발생할 수 있다. 그림 2.1의 심장박동에서 혈액의 흐름을 따라가 보자. 중간 정도의 회색 부분이 산소가 없는 혈액을 의미하고, 흐린 회색 부분은 새롭게 산소가 포함된 혈액을 의미한다.[67]

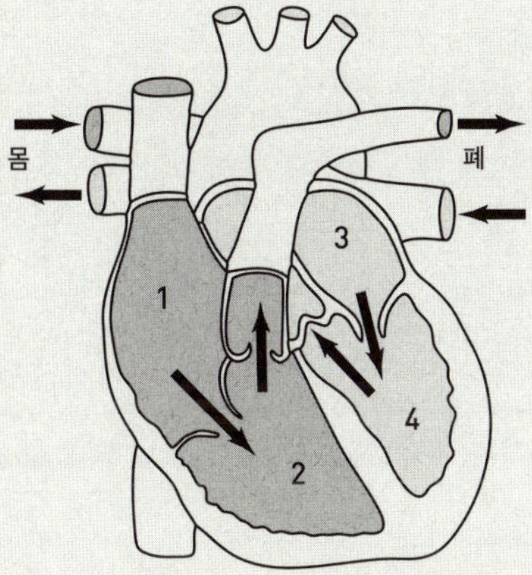

그림 2.1 심장박동에 따른 혈액의 흐름

① 우심방: 몸 쪽에서 들어오는 혈액(산소를 필요로 하는 혈액)이 제일 먼저 여기로 들어온다.

② 우심실: 우심실에서는 혈액이 산소를 얻을 수 있는 폐로 보낸다.

③ 좌심방: 새롭게 산소를 포함한 혈액이 폐로부터 좌심방으로

들어간다.

④ 좌심실: 이 방에서 산소를 함유한 혈액을 몸 쪽으로 보낸다.

(2) 전기적 부분

심장박동이 이루어질 때는, 모든 것이 특정한 순서로 수축 및 이완한다. 전기적 자극이 그순서를 조절하는 것이다. 이러한 전기적 자극은 모두 자발적으로 일어난다. 즉, 뇌에서 심장으로 하여금 박동하도록 명령하는 것이 아니다.

심실(그림 2.1에서 2번과 4번)의 박동이 심방(1번과 3번)보다 빠른 심실성 빈맥을 포함하여 여러 가지 다른 유형의 부정맥이 있다. 이러한 상황은 좋지 못한데, 대부분은 심방이 완전히 비워지지 않아 심실이 완전히 채워질 수 없기 때문이다. 다형성 심실빈맥은 특정 유형의 심실성 빈맥이다.

다형성 심실빈맥은 QT 간격의 연장 때문에 발생한다. QT 간격은 심장에서의 특이적 수축/이완관계를 설명하는 것으로, 그 간격이 정상보다 길어지는 경우 그 결과로 다형성 심실빈맥이 나타날 수 있다. QT 간격이 길게 태어난 사람이 있을 수도 있고, 약물 또는 전해질 장애가 그것을 초래할 수 있다. Levofloxacin은 QT 간격 연장을 초래하는 것으로 알려진 약물들 중 하나이고, 저칼륨혈증은 전해질 불균형으로 동일한 작용을 하는 것으로 알려져 있다.

2) 동반 위험요인: 칼륨 저하(저칼륨혈증)

델마는 필요한 만큼 식사를 잘하지 못하고 있었거나 수분 공급을 잘 하지 못한다고 말했다. 그런데도, 그녀는 여전히 hydrochlorothiazide를 복용하고 있었다. Hydrochlorothiazide는 칼륨을 배설하게 하는데, 델마는 칼륨을 많이 복용하고 있지 않아 칼륨 농도가 약간 낮은 상태였다. 칼륨 농도가 너무 낮은 환자들은 부정맥이 나타날 위험이 높아진다.[68]

3) 해결 방안

어떤 환자들에서는 단 한번의 다형성 심실빈맥으로도 사망할 수 있기 때문에, 델마는 매우 운이 좋은 경우이다. 델마의 심장은 스스로 재설정되어 정상적인 박동을 할 수 있게 되었지만, 한 번씩 동일한 사건을 경험할 때마다, 그녀는 사망의 위험에 처하게 되는 것이다. 응급실에 있을 때, 그녀의 심장이 다시 저절로 정상화되었지만, 의사들이 문제를 규명할 때까지는 해결된 것이 아니었다.[69]

그녀의 사례는 약물로 유발된 것이므로, 향후 다형성 심실빈맥을 예방하기 위해 약물을 복용할 필요는 없지만, 심실빈맥을 초래할 수 있는 약물 복용은 피해야 할 것이다. 그녀는 levofloxacin을 즉시 중단하고, 적절한 영양 및 수분공급의 중요성에 대해 상담을 받았다. 담당의사는 그녀에게 다형성 심실빈맥과 관련된 약물의 목록을 제공하고, 이러한 반응들이 나타나면 의사 및 약사와 상의하도록 주의를 주었다.

위험성

Levofloxacin은 퀴놀론 계열이다. 다른 퀴놀론계 약물들에는 ciprofloxacin, moxifloxacin, ofloxacin 및 gatifloxacin이 포함된다.

1996년 1월 1일과 2001년 5월 2일 사이에, 퀴놀론으로 유발된 다형성 심실빈맥 25건이 확인이 되었고, 의학저널인 Pharmacotherapy에 발표되었다.[70]

Ciprofloxacin = 2건

Ofloxacin = 2건

Levofloxacin = 13건

Gatifloxacin = 8건

Moxifloxacin = 0건

하지만, 2007년도에는 levofloxacin에 기인한 다형성 심실빈맥, 부정맥 및 QT 간격 연장은 단지 15건만 FDA에 보고되어 MedWatch 홈페이지에 게시되었다.[71]

조언

앞에 언급된 바와 같이, 이런 유형의 부정맥은 드물게 발생한다. 하지만, 발생할 가능성을 줄이기 위해서는, 당신이 복용 중인 약물 중에 젊은 환자들과 다르게 고령의 환자들에게 크게 영향을 미치는 것이 있는지를 의사 및 약사에게 문의해야 한다. 만일 델마가 4번 규칙을 준수했더라면, 이 문제를 피할 수 있었을 수도 있었다.[72]

만일 levofloxacin을 복용하고 있을 때 심장박동에 변화가 있음을 의식하게 된다면, 변화를 기록하고 기술하기 위해 노력해야 한다. 만일 심장이 리듬에 맞게 박동하지 않고 있다고 생각되면, 너무 빨리 뛰고 있는지, 또는 심장이 "당신의 가슴 밖에서 박동하고 있는" 것처럼 느껴지는지, 또는 기절이나 델마가 경험한 것과 같은 증상들을 경험하고 있다면, 의사의 진료를 받아야 한다.[73]

고령의 여성들은 다른 성인들보다 퀴놀론으로 유발되는 다형성 심실빈맥의 발생위험이 더 크다. 일반적으로, 고령자들에서 두통, 불면증, 어지러움, 중추신경계 자극, 건 파열 및 *Clostridium difficile*에 의한 설사와 같은 약물 부작용이 유발되기 쉽기 때문에, 퀴놀론계 약물은 고령자들에게 최선의 선택이 아닐 수 있다. 당신 또는 당신이 사랑하는 사람이 65세 이상이고, 퀴놀론계 약물을 처방 받는다면, 유익성이 위험성을 초과하는지 재확인해야 한다. 다형성 심실빈맥에 취약하게 할 수 있는 위험인자들에는 심장 합병증, 칼륨 및 마그네슘 농도 저하, 고령, 여성, 적은 심박수, 한가지 이상의 다형성 심실빈맥을 초래하는 것으로 알려진 약물 복용, 가능컨대 유전적 소인 또는 다형성 심실빈맥의 기왕력이 포함된다.[74]

퀴놀론계 약물 이외의 다형성 심실빈맥을 초래할 위험 때문에 주의해서 사용되어야 하는 약물들은 다음과 같다.

- 부정맥 치료제: quinidine, dysopyramide, procainamide, sotalol, bepridil 및 amiodarone
- 향정신성 약물: chlorpromazine, thioridazine, pimozide 및 haloperidol
- 항생제: erythromycin, clarithromycin
- 기타 약물: methadone, pentamidine, droperidol, chloroquine

심장 리듬에 어떠한 변화라도 경험하고 있다면, 약물이 이러한 위험을 초래할 수 있는지를 판단하기 위해 언제라도 다음의 웹사이트를 방문할 수 있다: http://www.azcert.org/ medical -pros /drug-lists/list-01.cfm.

해당 웹사이트에는 다형성 심실빈맥과 관련된 위험을 수반하는 약물, 위험 가능성이 있는 약물 및 조건에 따라 위험이 있는 약물의 목록이 작성되어 있다. 다형성 심실빈맥이 발생하고 있는 것 같다면, 당신이 의사에게 이러한 연관성을 말해야 한다.

QTc 간격을 모니터링하게 하고, 혈청 칼륨 및 마그네슘 농도를 점검하여 각각 4 mEq/L와 2 mEq/L를 유지하게 하는 것과 같은 몇 가지 예방조치를 취할 수 있다(QT 간격은 심실 탈분극과 심실 재분극 간의 시간 측정치이며, QTc 간격은 심박수에 대해 보정된 QT 간격이다). 신장 기능에 기반하여 이러한 약물들의 용량을 조정하고, 복용 중인 약물들과의 상호작용을 관찰해야 한다.[75]

약물사용 안전수칙 위반: 4. 노인과 젊은 사람 간의 차이를 알기

델마는 운이 좋았다. 남편과 함께 있어 그녀의 심장에 나타나고 있는 심각한 문제를 인지했다. 다른 많은 환자들처럼, 델마에게도 고령의 환자에게 더 흔하게 일어나는 반응이 나타났다. 사람들은 나이가 들어감에 따라, 퀴놀론계 항생제와 같은 일부 약물들에 더 민감해진다. 만일 자신이 고령의 환자라면, 담당의사와 약사에게 처방받은 약물들이 고령자들에게 더 흔히 나타나는 중대한 부작용을 초래하는지의 여부에 대해 문의해야 한다.

약물사용 안전수칙 위반:
11. 새로운 약이 추가되면 건강 변화 확인하기

델마는 본인의 기절과 심장 문제가 복용 중인 새로운 약물로 인한 것일 수 있었다는 것을 깨달았어야 했다. 새로운 약물을 추가한 직후에 나타나는 모든 새로운 문제들은 해당 질환 또는 상태가 약물로 유발된 것이라는 가능성을 고려하도록 해야 할 것이다.

제3장

약물에 의한 신장, 칼슘, 간, 췌장질환 또는 당뇨병 합병증

약물은 많은 사람들이 의심하지 않은 영역에서 문제를 유발할 수 있다. 약물 유발 당뇨병은 물론 약물 유발 신장, 간 및 췌장 질환으로 병원에 입원하는 일이 매일 발생하고 있다.

상황

약물 유발 신부전

다음의 사례는 다수의 약물들이 신부전을 초래할 수 있다는 것을 보여준다. 신부전이란 신장이 제대로 기능하지 못하거나 스스로의 기능을 완전히 멈춘 질환이다.

사례

조지George는 농구선수 아들을 통해 대리 만족하며 살고 있는 55세의 남자이다. 그 자신은 젊은 시절에 운동을 잘하지 못했으며, 현재는 수술을 요하는 여러 번의 부상으로 복합장애를 가지게 되었다. 그는 고혈압, 불면증 및 말초혈관질환으로 진단을 받았다.

1) 증상

농구 시즌이 한창이라, 조지는 전체 게임은 고사하고 한 경기도 놓치고 싶지 않다. 그는 자주 일어나 화장실로 달려가야 해서, 자신이 좋아하는 슈팅 가드shooting guard의 멋진 경기를 몇 번이나 놓치고 있다. 최근에는 독감에 걸려서 4일 동안 토하고 설사를 했다. 지금 거의 회복되었다고 느끼고 있지만, 화장실을 사용할 때 소변량이 많지 않다는 것을 깨달았다. 그것이 신경 쓰일 뿐만 아니라 소변보는 것 또한 고통스러워졌다. 조지의 방광에 나타난 무슨 문제가 발생한 것일까?

의심약물

가능성 있는 의심약물은 다음과 같다.

1) Etodolac

Etodolac은 통증과 관절염 치료에 사용된다. 부작용으로는 소화불량(10%), 오심 및 구토, 설사, 가스 참, 복부 경련, 쇠약(3~9%), 발진, 이명, 수분 저류 및 빈혈(1~3%)이 포함된다. 장기 사용 후에는 위궤양도 초래할 수 있다.[1]

Etodolac은 비스테로이드성 소염진통제nonsteroidal anti-inflammatory drugs, NSAIDs 계열에 속한다. 이 약물을 복용하는 사람들 중 최대 5%가 해마다 신독성으로 병원에 입원한다.[2] Etodolac의 신부전 발생률은 1% 미만이다. Etodolac의 블랙박스 경고문에는 심혈관계 부작용(cardiovascular events) 및 위장관 출혈 또는 궤양발생의 위험이 증가될 수 있다고 되어 있다.[3]

2) Amlodipine

Amlodipine은 고혈압, 만성 흉통(협심증) 및 혈관경축성(프린츠메탈[Prinzmetal's]) 협심증을 치료하고, 관상동맥 질환에 따른 흉통으로 인한 입원을 예방하기 위해 사용된다. Amlodipine은 칼슘통로 차단제calcium channel blockers, CCBs 계열에 속한다. 이 계열의 약물들은 심박동 시 동맥 내 저항을 감소시킴으로써 심장의 운동부하를 줄여준다. 2006년도에 4천만 건 이상의 처방이 발행되어, amlodipine은 최다 처방 약물 목록 중 4위를 차지했다.[4]

Amlodipine으로 인해 발생한 가장 흔한 부작용은 말초부종(팔/다리/발목 등의 붓기; 2~15%)이다. 그 밖의 부작용에는 두통(7%, 그러나 이 수치는 위약의 8%와 유사하다), 홍조(1~3%), 빠른 심박동(1~4%), 가려움증/발진(1~2%), 오심(3%) 및 울혈성 심부전 환자들에서의 폐부종(15%, 임상시험 PRAISE)이 포함된다(1,000명 이상의 중증 만성 심부전 환자들이 amlodipine의 효과를 결정하기 위한 임상시험 PRAISE에 참여했다 [1996년, New England Journal of Medicine]).

3) Trazodone

Trazodone은 항우울제 및 수면 보조제로 사용된다. 항우울제는 잠재적으로 자살충동을 증가시킨다. 현저한 졸림과 진정작용을 일으키므로 의사들은 trazodone을 불면증에 취침 시 복용하도록 처방한다. Trazodone은 어지러움(>10%), 두통(>10%), 진정(>10%), 시야 흐림(>10%), 저혈압(1~10%), 지속발기증(<1%)을 초래할 수 있다. 블랙박스 경고문에는 trazodone이 어린이나 청소년에게 자살충동을 증가시킬 수도 있다고 명시되어 있다. 2006년에 trazodone은 미국 시장 내 최다 처방약 목록 중 71위를 차지했다.[5]

사례 요약

환자: 조지, 50세

1. 염증 조절 목적의 etodolac 300 mg 1일 1회
2. 고혈압 조절 목적의 amlodipine 5 mg 1일 1회
3. 불면증 조절 목적의 trazodone 50 mg 1일 1회 취침시

검사 결과

Scr: 3.2 mg/dL (정상 참고범위: 0.6~1.4 mg/dL)

X-선 검사 소견

해당사항 없음

초기 평가를 통해 조지의 증상이 기저질환에 의해 직접적으로 초래된 것은 아님을 파악할 수 있으며, 다음 내용이 검토되어야 한다.

- 조지는 최근 해마다 전립선 검사를 받았으며, 모든 것이 정상으로 보고되었고, 전립선 비대도 없었다.
- 조지는 얼마 전에 신기능 검사를 받았으며, 혈청 크레아티닌이 1.0 mg/dL로 정상이었다. 한 차례 독감을 앓은 후 이번에는 3.2 mg/dL로 측정되었다. 크레아티닌은 근육 파괴로 생성되는 단백질로, 보통은 정상적인 세포교체cell replacement로 인해

일정한 수준으로 혈류로 방출된다. 농도 상승은 신장이 정상 속도로 크레아티닌을 배출시키고 있지 않음을 나타낸다.

- 최근 독감 치료를 위한 약물의 병용으로 문제가 발생한 것일 수 있다.
- Amlodipine은 야뇨증, 혹은 야간의 배뇨증가와는 거의 관련이 없었는데, 이것이 문제가 될 수 있을까?
- 조지는 최근에 독감으로 인한 근육통 때문에 처방된 것보다 많은 etodolac을 복용하기 시작했다.
- 그의 증상(빈뇨)을 감안하여, 처음에 문제의 원인으로 생각한 전립선이 아니라면, 무엇이 문제약물일까? Etodolac 아니면 amlodipine?

문제 해결

고령의 남성들에서 전립선이 이런 증상들의 흔한 원인일지라도, 최근에 검진에서 정상이었으므로 전립선이 증상을 유발시키는 것은 아니다. 조지는 NSAID를 복용하고 있는데, 그것이 신부전의 원인일 수 있다. 또한 조지는 최근에 독감을 앓았는데, 그것이 영향을 미쳤을 수 있다. 본 문제를 해결하려면, 이전의 단서를 이용해야 하며, 이번 문제는 좀 까다로우니, 주의해야 한다!

1) 문제 원인: Etodolac과 탈수증의 결합

앞서 언급하였듯이, etodolac은 NSAID로 분류된다. NSAID는 신장으로 가는 혈류를 감소시켜 신장의 혈액여과 능력을 감소시킨다. 이것이 독감으로 인해 나타난 탈수증과 결합되면, 실제로 신장 손상의 가능성이 있다. 조지는 근육통 때문에 etodolac을 권장량보다 더 많이 복용하기 시작했고, 그것이 문제를 더 악화시켰다. NSAID는 체내에서 프로스타글란딘류prostaglandins의 생성을 감소시킨다. 프로스타글란딘류의 감소는 NSAID의 좋은 효과와 나쁜 효과 모두로 이어진다.[6] 이 사례에서, 프로스타글란딘류의 감소는 신장에 나쁜 영향을 끼쳤다. 일반적으로, 프로스타글란딘류는 신장에 더 많은 혈류를 보내기 위해 분비되는데, etodolac은 프로스타글란딘의 생성을 차단한다. 조지의 탈수증과 권장량 초과 NSAIDs 사용이 결합되어 신장으로 가는 혈액량을 더 감소시킨다. 따라서, 신장 관류(신장으로 가는 혈류)의 추가적인 감소가 나타나고, 그로 인해 신기능 부전renal insufficiency이 발생하였다. 이것은 혈액으로부터 노폐물을 제대로 걸러내기에 충분한 혈류가 신장으로 가지 않고 있음을 의미한다.[7]

2) 해결 방안

조지는 통증완화를 위해 다른 약을 처방받았다. Etodolac이 진통제 중 일반의약품인 actaminophen으로 변경되었다. 약물 유발 급성 신부전은 예방될 수 있으므로, 의료진은 신부전 유발과 관련이 있는 약물들의 병용을 피해야 한다. 이와 같은 약물은 저용량에서 시작하고,

계속해서 신기능을 모니터링하는 것도 필요할 수 있다.

위험성

급성 신부전으로 인한 입원의 20%가 약물에 원인이 있는 것으로 보고되었다. 급성 신부전의 원인별 발생률은 서로 다르지만, 병원에 입원하는 사람들의 수는 약 5%이다.[8] 이는 해마다 대략 76,000명의 사람들이 약물 유발 급성 신부전으로 입원한다는 것을 의미한다(38백만 건의 입원 x 1% = 38만명의 환자 x 20%의 발생률 = 76,000건의 신독성). NSAIDs는 미국에서 가장 널리 사용되는 약물이다.[9] 미국에서 최대 5천만 명의 사람들이 NSAIDs를 사용하고 있으며, 사용자의 약 1~3%가 신독성을 경험할 수 있다.[10] 만일 3% 환자가 독성을 경험할 수 있다면, 150만 명의 미국인이 신부전 진단을 받고 대부분 예방될 수 있는 약물 부작용에 대해 치료받고 있다는 결론이 나온다. 한 연구에서, ibuprofen을 투여받은 환자들 중 18%에서 급성 신부전이 발생했고, 또 다른 연구에서는 NSAIDs를 사용한 고령자 집단의 13%가 급성 신부전을 나타낸 것으로 밝혀졌고[11] etodolac을 복용하는 환자들에서는 신부전이 초래될 가능성이 1% 미만으로 보고되었다. 2007년도 4 분기에는, 단 3건의 etodolac 관련 급성 신부전이 MedWatch에 보고되었다.[12] 이 자료는 단지 etodolac에 대한 것이지만, 그 해에 미국에서 나타난 NSAIDs로 인한 전체 건수도 매우 과소평가된 것이다.

조언

약물 유발 질환은 드물게 발생하는 것이 아니므로, 치료시 신중해야 한다. NSAIDs는 치료 첫 달에 입원을 요하는 급성 신부전의 발생률을 4배까지 증가시킬 수 있다.[13] 여기서 주요 문제는 적합하지 않은 용량의 NSAIDs를 복용하는 환자들이다. 환자가 탈수 상태에서 신장 질환을 초래할 수 있는 약물의 복용을 시작하는 경우, 신부전이 발병할 위험성이 크게 증가한다. 조지가 자신의 신장 검사치와 모니터링 지표를 알고 지시대로 약물을 복용했다면, 응급실까지 가기 전에 문제가 해결되었을 수도 있다. Trazodone도 역시 신장으로 배설되지만, 다행히 조지는 적절한 용량을 복용하고 있었다.[14] Trazodone은 고령자들에게 선호되는 약물들의 목록에 속하고, 취침 시 50 mg의 용량은 적합하다.

이미 신장 질환이 있는 경우, 일반의약품도 신기능을 감소시킬 수 있으므로 복용 시 조심해야 한다. 만일 조지와 같이 신장 질환의 기왕력이 없는 경우라면, 신장 질환을 야기할 수 있는 약물을 한가지 이상을 복용할 때는 주의해야 하고, 어떠한 증상이라도 심해지는 것을 감지해야 한다. 또한, 몸이 아프고 탈수된 상태라면 신장에 더 많은 손상을 초래할 수 있으므로, 약물 복용을 지속하지 않아야 한다. 신장 전문의들은 약물을 중단하고 즉시 의사에게 진료를 받도록 제안한다.

만일 65세 이상이라면, NSAIDs를 복용하는 동안 신중을 기해야 한다. 신기능이 이미 저하되었을 수 있고, 이 약물을 복용하는 것이 더 큰 문제를 야기할 수도 있다. NSAIDs로 인한 급성 신부전에 이르게 하는 다른 위험 요인들에는 고령, 고용량의 NSAIDs 복용, 심혈관계 질환, 신장 질환이 아닌 다른 질환으로 인한 최근의 입원 경험 및 신장에 유해할 수 있는 다른 약물의 사용이 포함된다.[15] 이런 환자들에게는 NSAIDs 사용을 권장하지 않으며, acetaminophen과 같은 다른 대체 약물이 사용되어야 한다.

일반의약품 NSAIDs를 복용하는 경우, 신장의 손상 및 위장 궤양/출혈의 위험 때문에 10일 이상 복용해서는 안된다. 탈수상태이거나 신기능의 검사 결과가 손상을 나타내는 경우, NSAIDs를 복용해서는 안된다. NSAIDs를 복용하는 동안 물을 많이 마시는 것이 약물의 배설을 도울 수는 있지만 신기능 저하를 중단시키는데 도움이 되지는 않는다. NSAIDs를 복용하는 동안 카페인 음료를 마시는 경우, 신장에 추가 손상이 발생할 수 있으므로, 이러한 약물을 복용하는 동안에는 카페인이 함유된 모든 음료를 마시는 것을 피해야 한다.[16]

신기능장애를 초래할 수 있는 그 외 약물에는 안지오텐신 전환효소 저해제ACEIs, 안지오텐신 수용체 차단제ARBs, cyclosporine, tacrolimus, rifampin, 루프계 이뇨제, 티아자이드계 이뇨제, 프로톤펌프 저해제, phenytoin, lithium, aminoglycosides, amphotericin B, cisplatin, acyclovir, methotrexate 및 allopurinol이 포함된다.[17]

다음과 같은 급성 신부전 증상들 중 어느 것이라도 경험하게 된다면, 즉시 의사 및 약사에게 연락해야 한다: 다리와 발의 부종, 소변 배설량이 아주 적거나 없음, 요통, 착란/불안, 갈증, 빠른 심박동, 식욕상실, 졸음, 두통, 오심 및 구토, 어지러움,[18] 신독성이 나타났다고 생각되면 약물 복용을 중단하고, 반드시 의사 및 약사의 즉각적인 도움과 상담을 요청해야 한다.

약물사용 안전수칙 위반: 2. 자신의 신기능 검사 수치 알기

Naproxen과 ibuprofen 같은 일반의약품도 NSAIDs임을 기억해야 한다. 저용량의 일반의약품 ibuprofen이라도 신기능을 변화시킬 수 있다. 질병이 수분공급 상태를 변화시킬 수 있고, 따라서 신기능도 변화시킬 수 있다. 어떤 질병으로 인해 약용량을 증가시키거나 일반의약품을 복용하기 전에는 항상 의사 및 약사와 상담해야 한다. 가능하면, 신기능에 대한 검사를 받아 신장 검사치가 적절한 범위 내에 있는지를 확인해야 한다.

약물사용 안전수칙 위반: 6. 자신의 검사 일정 알아두기

조지가 자신의 신기능 검사 일정에 대해 방심하지 않았더라면, 그와 의사가 이 문제를 더 일찍 발견했을 것이다. NSAIDs를 복용 중이라면, 해당 약물의 복용을 시작하기 전에 요 배설량 및 CHEM-7 (Scr, BUN, Na, K+을 포함) 검사를 실시하도록 하고, 이후로는 3개월마다 해당 검사를 반복한다.

약물사용 안전수칙 위반:
7. 복용 중인 약에 대한 모니터링 지표 알아두기

당신이 혈청 크레아티닌(Scr) 농도 >1.7 mg/dL인 만성 신질환 또는 간질환 환자이며, 또 다른 고위험 집단(고령, 당뇨병, 심부전, 또는 탈수 환자)에 속한 경우, NSAIDs를 피해야 한다. NSAIDs를 꼭 사용해야만 한다면, 짧은 기간(3~5일) 동안 사용하거나 acetaminophen 같은 다른 제제를 사용해야 한다. Scr, BUN, 혹은 K^+ 수치가 증가하면, NSAIDs를 중단해야 한다. 특히, 고령이고 고혈압이나 심부전이 있는 경우에는 이뇨제 및 ACE 저해제, ARBs 등의 신장에 영향을 미칠 수 있는 약물을 사용하는 동안 NSAIDs의 병행사용을 피해야 한다.[19]

상황

약물 유발 고칼슘혈증(칼슘 과다)

다음은 일부의 약물들로 인해 고칼슘혈증이 생길 수 있음을 보여주는 사례이다. 고칼슘혈증은 혈액 속에 비정상적으로 높은 농도의 칼슘이 있는 것이다.

사례

짐Jim은 70세의 나이에도 불구하고 사회활동을 열심히 한다. 짐은 보통 노인복지회관에서 빙고게임을 하거나 그 밖의 활동에 참여한다. 짐은 의사가 콜레스테롤이 높으며 혈압이 높다고 말하는데도 불구하고, 자신을 나이에 비해 상당히 건강하다고 여긴다. 짐은 나이가 많아서 만성적 무릎 통증도 있다. 성실한 사람이라 짐은 의사가 처방한 대로 약물을 복용한다. 추가적으로, 하루 세 번 우유를 마시고, 매일 어유(오메가-3 지방산)와 종합비타민을 복용한다. 짐은 하루에 수 차례 속쓰림이 있어서 언제나 calcium carbonate 제산제를 가지고 다닌다. 짐은 하루에 적어도 5~10정의 calcium carbonate를 복용하는 것 같다.

1) 증상

최근에 짐은 일상생활이 이전과 같지 않고 자주 졸립다. 때때로, 일어설 때 약간 어지럽고 현기증이 난다. 최근에 불어난 체중도 좀 염려스럽다. 메스꺼움 때문에 많이 먹지 않고 있다. 계속해서 적어도 같은 양의 물을 마시려고 노력해 왔다. 속쓰림은 calcium carbonate의 과다 사용 덕분에 좀 나아지고 있지만, 무엇이 이 모든 다른 문제들을 유발하고 있는 것일까?

의심약물

가능성 있는 의심약물은 다음과 같다.

1) Simvastatin

Simvastatin은 인체가 만들어낼 수 있는 콜레스테롤 양을 감소시킴으로써 콜레스테롤을 감소시킨다. 긍정적인 효과가 있지만, 부정적인 영향도 있다. 변비(2%)와 두통(1%)이 가장 흔하다. 어떤 사람들은 근육 파괴를 동반하는 심각한 문제로 진전될 수 있는 근육통(근육병증)을 경험한다. 다른 콜레스테롤 약물들도 이러한 근육통의 발생율을 증가시킬 수 있다. Simvastatin은 복합제로 ezetimibe와 함께 사용할 수도 있다.[20]

2) Naproxen

Naproxen은 경도~중등도의 통증을 감소시킨다. 강직성 척추염(척추의 만성 염증), 골관절염(관절의 퇴화에 의한 대부분의 관절염 통증), 또는 류마티스성 질환(류마티스성 관절염, 관절의 면역반응에 의한 관절염)의 치료에도 사용될 수 있다. Naproxen은 또한 통풍, 건염, 윤활낭염, 월경불순으로 초래되는 통증을 치료하거나 해열 목적으로도 사용된다. 이 약물은 NSAID 계열의 약물에 속하며 통증과 염증을 감소시킨다. Naproxen은 사이클로옥시게나제cyclooxygenase, COX를 억제하여 통증과 염증의 원인인 프로스타글란딘의 합성을 저해함으로써 작용한다.

Naproxen은 복통(3~9%), 변비(3~9%), 속쓰림(3~9%), 두통(3~9%), 부종(3~9%), 위장관 궤양(위, 장, 또는 결장의 궤양) 및 출혈(<3%), 신장 질환(신부전 또는 기능부전; <1%)을 초래할 수 있다. 짐은 권장용량보다 많이 복용하고 있다. 일반의약품 naproxen의 1일 최대 권장용량은 하루에 naproxen으로 600 mg이다.[21]

3) Calcium carbonate

Calcium carbonate는 대중적인 일반의약품으로 속쓰림 약물의 제산제 및 골다공증에 대한 칼슘 보충제에 흔히 사용된다. 어떤 환자들은 속쓰림을 예방하기 위해 칼슘 보충제용 calcium carbonate를 복용한다. 최대 10%의 환자들이 변비, 오심, 구강건조, 식욕 감퇴, 고칼슘혈증(높은 혈중 칼슘 농도) 및 배뇨 빈도 증가를 경험할 수 있다. 짐은 속쓰림이 가라앉을 때까지 하루에 10정까지 복용하기도 한다.[22]

사례 요약

환자: 짐, 50세

1. 고콜레스테롤 조절 목적의 simvastatin 40 mg 1일 1회
2. 염증 조절 목적의 naproxen 440 mg 1일 3회
3. 속쓰림 조절 목적의 calcium carbonate 1000 mg 속쓰림 증상이 있을 때 마다

혈액 검사 결과

- Ca: 14.5 mg/dL (정상 참고범위: 8.5~10.2 mg/dL)
- Scr: 1.5 mg/dL (정상 참고범위: 0.6~1.4 mg/dL)

X-선 검사 소견

해당사항 없음

초기 평가를 통해 짐의 증상이 기저질환에 의해 직접적으로 초래된 것은 아님을 파악할 수 있으며, 다음 내용이 검토되어야 한다.

- 칼슘 검사치는 14.5 mg/dL로 비정상이며, 8.5~10 mg/dL로 유지되는 것이 좋다.

문제 해결

칼슘이 너무 높은 것으로 보고되었다. 문제의 원인이 거기에 있는 것이 분명하다.

1) 문제 약물: Calcium carbonate

또 하나의 과복용 사례이다. 문제의 원인은 몸이 처리하기엔 너무 많은 calcium carbonate이다. 피로와 오심 모두 고칼슘혈증으로도 불리는 체내의 칼슘 과다에 의해 유발되고 있다.

짐은 아마도 NSAIDs의 장기 사용에 의한 naproxen으로 인한 위 손상으로 유발된 속쓰림 때문에 calcium carbonate을 복용할 필요가 있었던 것이다(NSAIDs 및 aspirin과 소화관 손상 간의 연관성을 설명해주는 하나의 사례가 249 페이지에서 논의될 것이다).

2) 해결 방안

짐은 병원에 입원하여 칼슘 농도를 낮추는 약물을 투여받는다. 제산제 보다 더 효과적인 다른 속쓰림 약물도 투여받는다. Naproxen은 비-NSAID 진통제인 acetaminophen으로 변경된다.

위험성

5만 건의 고칼슘혈증 사례가 매년 미국에서 발생한다. 이들 사례의 대부분은 암환자들이다. 암환자의 대략 20~30%가 어느 시점에는 고칼슘혈증을 경험한다.[23] 하지만 조사결과상으로는 calcium carbonate에 기인한 고칼슘혈증 발생에 관한 보고는 없었다. 일반의약품이므로, 관련된 부작용 특히 흔하지 않은 부작용에 대한 자료를 찾기는 어렵다. 하지만, 2007년에 3건의 고칼슘혈증 사례가 FDA의 MedWatch 시스템에 보고되었다.[24] 고칼슘혈증은 초기에 치료되지 않을 경우, 심장질환에 이르게 할 수 있는 제산제 치료의 중대한 합병증이다.

조언

고칼슘혈증은 일반의약품 제산제 사용으로 발생할 수 있는 중대한 합병증이다. 많은 사람들이 심각한 합병증으로 생각하지 않고 매일같이 제산제를 사용한다. 하지만, 이러한 잠재적 합병증은 제대로 치료되지 않을 경우 매우 심각해질 수 있으므로 사람들은 제산제를 사용할 때 조심해야 한다. 앞으로 짐은 안전한 약물 사용을 위해 5번, 6번 및 10번 안전수칙에 대해 알아야 한다. 가장 쉬운 해결책은 사전에 예방하는 것이었다. 짐이 약병을 보고 지시사항을 따랐더라면 입원을 피했을 수도 있다. 일반의약품도 약물이며 사용 시 원칙이 준수되어야 한다.

항상 약물 표시사항에 있는 권장용량과 1일 최대용량을 살펴보아야 한다. 이 사례에서, calcium carbonate의 최대용량은 하루에 8정 이상을 초과하지 않는 것이다. 고용량의 calcium carbonate는 담당의사의 지시없이는 약 2주일 동안만 사용되어야 한다. 다른 부작용이 생기지 않도록, 고용량은 모니터링될 필요가 있다. 담당의사가 안전한 대체약을 제시해줄 수 있으므로 최대용량에 도달하거나 초과하는 것을 알게 되면 담당의사와 상의해야 한다.

오심, 구토, 정신상태의 변화, 복부 통증이나 요통, 변비, 탈진, 우울증, 근육/관절 통증, 두통, 또는 배뇨증가를 경험하는 경우, 담당의사에게 연락해야 한다. 이 증상들은 고칼슘혈증을 암시할 수 있는 비특이적 징후이다. 노인들은 젊은 사람들에 비해 보다 적은 칼슘 증가에도 이러한 증상들을 더 많이 나타낼 수 있다.[25]

지속적이거나 빈번한 속쓰림이 있으면 위나 식도 손상이 있을 가능성이 있으므로, 즉시 의사의 진료를 받아야 한다. 이 사례에서는 naproxen이 위궤양을 초래했을 수 있다. 이 합병증의 위험 때문에, NSAIDs를 피해야 함을 기억해야 한다. 필요한 경우, 최단기간 동안 가능한 최저용량을 사용해야 한다. 다른 약으로 문제를 덮어두기만 해서는 안된다. 이것은 근본적인 문제를 해결해주지 못하며, 중대한 손상이 발생할 수 있다. 짐의 경우, 일단 문제가 밝혀지자, acetaminophen으로 전환되었다.

약물 이외의 방법으로도 속쓰림을 도울 수 있다. 고지방 식품이나 속쓰림을 유발하는 식품 피하기, 식사량 줄이기, 식후에 바로 눕지 않기, 체중감량, 꽉 끼는 옷 피하기 및 alchohol 피하기가 포함된다. 이 방법들로 해결되지 않으면 속쓰림 치료를 위한 다른 약물을 선택할 수 있고 다른 유형의 약물에 대해 아는 것이 자신의 치료에 도움을 줄 수 있다.[26]

제산제는 위산을 신속하게 중화시킨다. 여러가지 다른 형태의 제산제들이 이용 가능하다. 한가지 유형은 나트륨을 함유한 제산제이다. 그러나 고혈압이 있거나, 나트륨 제한 식이요법 중이라면 최선이 아니다. 또 하나의 종류는 칼슘을 함유한 제산제이다. 그러나 calcium carbonate가 신장 결석의 위험을 증가시킬 수 있으므로, 변비에 걸리기 쉽거나 이미 신장 질환을 경험하고 있다면 칼슘 함유 제산제는 좋은 선택이 아니다. 장기간 사용될 경우, 마그네슘을 함유한 제산제도 신장 결석을 초래할 수 있다. 이러한 약물을 너무 많이 복용하면, 혈압이 저하되어 호흡이나 심장 억제(호흡이나 심박동수가 느려짐)가 초래될 수 있다. 마지막 유형의 제산제는 알류미늄을 함유한 제산제이다.

속쓰림에 2가지 이상 유형의 약물들이 처방될 수 있다. H2 차단제 및 프로톤 펌프 저해제[PPIs]다. H2 길항제는 위산의 생성을 막아준다; 몇 가지 예로는 cimetidine과 ranitidine이 포함된다. 신장과 간장애가 있는 경우, 이 약물들은 일반적으로 피해야 한다. 노인이며, 폐 질환이나 당뇨병이 있거나, 면역력이 약화된 경우 지역사회 획득 폐렴

community-acquired pneumonia, CAP이 발생할 위험이 있기 때문에 주의해야 한다.[27] PPIs는 보다 효과적이며 장시간 동안 위산의 생성을 차단한다. 이러한 약물들에는 omeprazole과 esomeprazole이 포함된다. 간 질환이 있으면 주의해서 사용해야 한다.

이제 속쓰림 약물에 관해 좀 더 많이 알게 되었으며 불행한 상황을 피할 수 있을 것이다. 어떤 약물이 자신에게 가장 좋을 지 궁금할 경우, 언제라도 담당의사나 약사와 상담해야 한다.

약물사용 안전수칙 위반: 5. 의사의 처방대로 복용하기

이 문제는 짐이 calcium carbonate를 너무 많이 복용함으로써 시작되었다. Calcium carbonate을 과잉 섭취함으로써 의료 문제가 일어났다. 항상 표시사항에 지시된 대로 일반의약품을 복용하고, 일반의약품의 복용을 시작하기 전에 담당의사와 상담해야 한다. 일반의약품에는 최대한 안전하게 사용할 수 있도록 표시사항이 제공되어 있다.

약물사용 안전수칙 위반: 7. 복용 중인 약에 대한 모니터링 지표 알아두기

짐이 자신이 복용하는 약물들에 대한 모니터링 지표를 알고 혈액 검사 일정(칼슘 농도 검사를 포함한)를 무시하지 않았더라면, 짐과 담당의사가 이 문제점을 좀 더 일찍 발견했을 것이다. 치료를 시작하기 전에 칼슘 농도를 점검해야 하며, 그 후로는 너무 많은 칼슘을 섭취하지 않기 위해 반드시 3개월 마다 칼슘농도를 점검해야 한다.

약물사용 안전수칙 위반:
10. 약 복용 시 일반의약품, 생약제제, 건강기능식품, 술 주의하기

Calcium carbonate와 같은 일반의약품도 약이라는 것을 기억해야 한다. 적절히 사용되지 않으면 일반의약품 제산제의 사용도 중대한 부작용을 야기할 수 있다. 모든 지시사항을 따르고, 자신에게 권장용량 보다 더 많이 필요하게 되는 경우, 진료를 봐야한다. 질병으로 인해 약물을 늘리거나 일반의약품을 시작하기 전에는 담당의사 및 약사와 상담해야 한다.

상황

약물 유발 간기능장애

다음은 일부의 약물들로 인해 간기능장애가 생길 수 있다는 것을 보여 주는 사례이다. 간기능장애란 간이 제대로 기능하지 못하는 상태이다.

사례

셜리[Shirley]는 55세이고, 하이킹을 좋아한다. 주말에 남편과 함께 새로운 하이킹 경로를 답사할 계획이다. 무릎이 괜찮다면, 몇 주 후에 옐로우스톤 국립공원[Yellowstone National Park]을 거쳐 긴 하이킹을 떠날 예정이다. 하이킹을 좋아했기 때문에 무릎 관절염으로 인한 통증이 가끔 있으며, acetaminophen으로 관리하고 있다. 셜리는 이 통증 때문에 행복하지 않다.

1) 증상

셜리는 최근에 무릎 통증 때문에 병원에 가서 hydrocodone/acetaminophen 복합제를 처방 받았다. 며칠 후, 셜리는 힘이 빠지는 것을 느끼기 시작했다. 식욕이 별로 없었고 구역질이 났다. 셜리는 컨디션이 좋아지는지 좀 기다려보기로 했다. 혹시 그냥 독감에 걸린 것일 수도 있고 중요한 여행을 망치는 것을 원치 않아서 제때에 회복되기를 바랐다. 다음 날, 상복부가 아프고, 증상이 사라지지 않으며, 가장 이상한 것은 피부가 노래지기 시작했다. 셜리는 걱정이 되었고, 무엇인가 잘못된 것 같아서 즉시 의사의 진료를 받아야겠다고 결정했다.

의심약물

가능성 있는 의심약물은 다음과 같다.

1) Acetaminophen

Acetaminophen은 경도~중등도의 통증, 두통, 발열, 골관절염 및 월경불순을 치료하는데 사용된다. 부작용으로는 발진, 위장관 출혈, 신장 및 간기능장애가 포함된다. Acetaminophen은 간에 손상을 초래할 수 있다. 이러한 부작용이 발생하는 것을 예방하기 위해, 환자들은 하루에 4,000 mg 이상을 사용하거나 acetaminophen을 사용하는 동안 술을 마셔서는 안된다. 다른 성분과 함께 acetaminophen을 함유한 복합제들을 조심해야 한다.[28]

2) Hydrocodone/Acetaminophen

Hydrocodone과 acetaminophen 복합제는 중등도~중증의 통증을 완화시키는데 사용된다. 이 약물의 몇 가지 부작용으로는 오심 및 구토, 시력 변화, 변비, 저혈압, 발진, 호흡억제 및 기억손상이 있다.

Hydrocodone은 남용 가능성이 있는 마약류이다. 금단증상이 일어날 수 있으므로 이 약을 복용하는 환자들은 갑자기 복용을 중단해서는 안 되며, 이 약물을 복용하는 동안 추가적인 acetaminophen의 복용을 피해야 한다. 강조하자면, acetaminophen의 최대용량은 간 손상 위험의 증가 때문에 하루에 4,000 mg이다.[29]

사례 요약

환자: 셜리, 55세

1. 관절통 조절 목적의 acetaminophen 500 mg 2정 4시간 마다
2. 관절통 조절 목적의 hydrocodone/acetaminophen 5/500 mg 1~2정 4~6시간 마다

혈액 검사 결과

- AST: 78 U/L (정상 참고범위: 5~40)
- ALT: 1,011 U/L (정상 참고범위: 7~56)

X-선 검사 소견

황달, 간 비대

초기 평가를 통해 셜리의 증상이 기저질환에 의해 직접적으로

초래된 것은 아님을 파악할 수 있으며, 다음 내용이 검토되어야 한다.

- 간에 대한 혈액 검사치가 상승되어 간 손상을 보여준다.
- 의사는 셜리에게 또 하나의 간 손상 징후인 황달이 있음을 알아차렸다.
- 셜리는 간 손상을 초래할 수 있는 2가지 약물을 복용 중이다.

문제 해결

셜리는 간 손상으로 병원에 입원한다. 무엇이 이런 상황을 초래했을까? 셜리는 간 손상을 일으킬 가능성이 있는 2가지 약물을 복용 중이다. 셜리는 이미 acetaminophen을 복용 중이었고, 무릎 통증 때문에 hydrocodone/acetaminophen을 복용하기 시작했다. 이 문제를 해결할 수 있을까?

1) 문제 약물: Acetaminophen 및 Hydrocodone/Acetaminophen

Acetaminophen을 단독으로 복용하는 것만으로도 간독성이 발생할 가능성을 증가시킬 수 있지만, acetaminophen을 함유한 또 다른 약물을 추가하는 것은 간독성 발생의 위험을 크게 증가시킨다. 셜리가 acetaminophen을 하루에 최대 4,000 mg만 복용하도록 되어 있는 것과 복합제제도 acetaminophen을 함유하고 있다는 것을 알았더라면, 옐로우스톤 공원 하이킹에 갈 수 있었을 것이다. 약물을 제거하기 위해 간에서 acetaminophen을 분해하는 과정에서 독성 화합물(NAPQI)이 만들어진다. 보통 또 하나의 화합물인 글루타티온(glutathione)이 이 독성 화합물과 결합하고, 그 결합 화합물이 신체에서 배설된다. 글루타티온의 농도가 충분히 높지 않거나, 너무 많은 acetaminophen을 복용할 경우 글루타티온과 결합하지 못한 NAPQI가 간세포와 결합하여 간세포를 죽게 한다.[30]

2) 해결 방안

셜리는 병원에 입원한다. 담당의사가 그녀의 황색 피부와 간 비대를 인지하고, 간에 대한 혈액 검사 및 약물 소변검사를 진행하기로 결정한다. 혈액 검사 결과, 간기능 혈액검사치(AST 및 ALT)의 상승뿐만 아니라 acetaminophen 독성에 대해 양성으로 나타났다. 담당의사는 NAPQI와 결합하여 간독성 감소를 도와줄 글루타티온 저장고를 보충하기 위해 n-acetylcysteine이라는 약물을 투여하기로 한다. 셜리에게 다행스럽게도, 간이식을 고려해야 할 정도로 간 손상이 심각하지는 않다.

위험성

900가지 이상의 약물, 독소 및 약초가 간 손상을 초래하는 것으로 알려져 있다. 흔치 않은 약물 반응의 약 75%는 간이식과 사망을 초래하며, 약물 유발 간독성이 약물을 시장에서 철회해야 하는 첫 번째 이

유이다. 미국에서는 해마다 2천 건 이상의 급성 간독성 사례가 발생하고, 반 이상이 약물에 기인한 것이며, 약물 관련 사례들 중 약 39%가 acetaminophen에 의해 초래된다(연간 acetaminophen 유발 급성 간독성 사례: 780건). 매년 2억 명 이상의 미국인들이 acetaminophen을 복용하고, 5만 6천 명 이상의 응급실 방문과 5백 명 이상의 사망이 acetaminophen 독성에서 기인한다. 1998년에 미국 독극물 관리센터American Association of Poison Control Centers에서는 10만 건 이상의 acetaminophen 등의 과량투여에 대한 보고서를 수합했다. 이 기관에 따르면, acetaminophen의 과다사용이 가장 흔한 경우이다. Acetaminophen 독성이 급성 간부전의 제 1 요인이며, 간이식의 두 번째로 가장 흔한 요인이다. 하루에 acetaminophen 2정을 하루 4번 이상 복용하는 것으로도 과량투여를 야기할 수 있으며 간 손상을 초래하게 된다. 사례 보고서에 따르면 간독성이 발생한 환자들 중 4%가 결국에는 간 부전으로 고통을 받으며 이 환자들 중 최대 50%가 간이식을 필요로 하거나 사망하게 된다. 2007년 3분기 동안 FDA의 MedWatch 보고에 따르면, 단지 acetaminophen을 복용하는 환자들에서 간 손상 보고가 86건, 간이식 보고가 9건으로 기록되었다. 간 손상 중 3건의 사례는 hydrocodone/acetaminophen을 복용하는 환자에게 발생했다. 이 결과에는 의도적이고 우발적인 과량투여는 포함되지 않았다. 간 손상은 이러한 상황들에서 발생했을 수도 있다.[31]

조언

Acetaminophen 유발 간 손상에는 4개의 단계가 있다. 조기에 발견된다면, 환자들은 심각한 간 손상 및 간이식이 필요한 상황을 예방할 수 있다.

- **제 1단계**는 우발적이거나 의도적인 과량투여 후 24시간 이내에 발생한다. 징후로는 오심 및 구토, 발한, 식욕감퇴가 포함된다. 환자들은 컨디션이 좋지 않아, 더 많은 acetaminophen을 복용할 수도 있다. 어떤 사람들은 어떠한 증상도 나타내지 않을 수 있으나, 여전히 간은 손상된다.

- **제 2단계**는 과량투여 후 24~72시간 사이에 발생한다. 1단계의 증상들이 약해지거나 완전히 해결될 수도 있다. 통증 및 압통이 복부의 우측 상부에 나타날 수 있다. 간 비대와 요 배설량 감소가 이 단계에 나타날 수 있다. 저혈압 및 심박동수 증가가 발생할 수 있다. 간기능 혈액검사치(AST 및 ALT)와 다른 검사치들(빌리루빈과 프로트롬빈 시간)도 증가될 수 있다.

- **제 3단계**는 과량투여 후 72~120시간 사이에 발생한다. 1단계의 증상이 다시 나타나고, 더 많은 간부전 증상들(황달, 출혈, 저혈당)이 나타날 수 있다. 신부전 및 심장비대가 이 단계에서 발생할 수 있다. 세포사[cell death]가 나타날 수 있으며, 이 단계 환자들의 4%는 전

격 간독성(중증 간부전)으로 진행될 수 있다. 수분 및 뇌압 증가와 다중기관 부전multiorgan failure으로 인해 사망 가능성이 있다.

- **제 4단계**는 과량투여 후 5~14일 사이에 발생하며, 21일 동안 지속될 수 있다. 환자들은 완전히 회복되거나 간부전으로 사망할 수 있다.[32]

Acetaminophen은 미국에서 가장 널리 사용되는 진통 및 해열제이며, 단일 성분 또는 복합제 200개 이상의 일반의약품 및 전문의약품에 포함되어 있다.[33] 반드시 하루에 acetaminophen 4,000 mg을 초과하지 않도록 하고, 복용 중인 약물에 acetaminophen이 함유되어 있는지 확인해야 한다. 연령, 불충분한 식사, 간 질환, 영양실조, 위장염, 만성 알코올중독, HIV와 같은 일부 요인들이 acetaminophen 유발 간독성을 야기 할 수 있다. 이 요인들은 인체의 글루타티온 저장에 영향을 미친다. 이러한 질병상태들 중 어느 것이라도 있다면, 반드시 acetaminophen 섭취를 모니터링하고 있어야 한다. Acetaminophen 용량을 제한하거나 완전히 피해야 한다. 어떤 약물들은 간 효소가 더 많은 유독성 acetaminophen 부산물NAPQI 생산을 촉진하기도 한다. 이러한 약물들은 isoniazid, rifampicin, phenytoin, phenobarbital, barbiturate 제제 및 carbamazepine이다. 이 약물들 중 하나라도 복용하고 있다면, acetaminophen 복용량을 모니터링하거나 남용을 피해야 한다. Acetaminophen 복용 중의 음주로 간독성이 발생할 확률이 크게 증가될 수 있으므로, 술을 마셔서는 안된다. 장기간 acetaminophen을 복용하는 경우, 정기적으로(예를 들어, 3개월마다) 간 효소를 점검할 필요가 있다. Acetaminophen 유발 간독성은 심각한 결과를 낳는 주요 문제이다. Acetaminophen 유발 간독성은 예방할 수 있으므로, 복용 중인 모든 약물에 acetaminophen이 함유되어 있는지의 여부를 확인해야 한다. 많은 일반의약품에 acetaminophen이 함유되어 있으므로 어떤 제품을 선택할 것인지 조심해야 한다.[34]

약물사용 안전수칙 위반: 1. 응급실 방문을 초래하는 대표적인 원인 약물 알기

많은 사람들이 acetaminophen 독성으로 응급실에 가며 간이식을 필요로 한다. 이 상황은 예방하기 쉽다. 자신이 복용 중인 약물들과 복용량에 대해 앎으로써, 이 심각한 문제를 쉽게 피할 수 있다.

약물사용 안전수칙 위반: 3. 자신의 간기능 검사 수치 알기

FDA가 시장에서 약물을 철수시키는 주요한 이유들 중 하나가 그 약물이 간에 문제를 초래하기 때문이다. 자신의 간에 대한 혈액 검사치를 알고 기록할 필요가 있는데, 그 이유는 수치들이 증가하면 독성의 위험이 더 크기 때문이다.

약물사용 안전수칙 위반:
10. 약 복용 시 일반의약품, 생약제제, 건강기능식품, 술 주의하기

Acetaminophen은 대중적인 일반의약품이며, 복합제제에도 포함되어있다. 이 사례에서 알 수 있듯이, 누구나 뜻하지 않은 과량투여로 중대한 간 질환을 초래하기가 쉽다. 이러한 문제가 있으므로 acetaminophen이 기침 및 감기용 일반의약품에 함유되어 있다는 것을 아는 것이 중요하다. 표시사항에 해당 약물에 함유되어 있는 유효 성분과 함유된 acetaminophen이 양이 기재되어있다. 복용량과 관계없이 acetaminophen을 복용하는 동안 술을 마시는 것은 간독성의 위험을 크게 증가시킨다. 술을 마시는 동안 "안전한" 용량의 acetaminophen을 복용하는 것도 손상을 일으킬 수 있다. 술을 마실 계획이 있다면, 통증이나 발열에 ibuprofen과 같은 NSAID를 복용해야 한다.

약물사용 안전수칙 위반:
16. 약 관련된 광고 무조건 맹신하지 않기

Acetaminophen 광고는 자주 방송되지만, 어디에도 부작용의 발생에 대해 언급하지 않는다. 한 광고에서는 대중에게 aspirin과 NSAIDs와 비교하여 위 자극의 위험성이 더 작다고 알리지만 acetaminophen의 사용과 관련된 어떠한 부작용도 열거하지 않는다. 화면 하단의 작은 글씨로 "acetaminophen을 acetaminophen이 함유된 다른 약품과 복용하지 마세요"라고 쓰여 있지만, 간독성 비율에 관한 정보는 전혀 제공되지 않는다. 이러한 광고들은 대중에게 간독성이 발생할 가능성에 대해 분명하게 알려주지 않는다. 이제 간독성이 약물 유발 부작용의 주요 근원이며 간독성이 발생할 위험과 이 상황의 발생을 예방하는 방법에 대해 알게 되었다.

상황

약물 유발 췌장염

췌장에 염증이 생기는 질환인 췌장염은 다음의 사례에서 보여주는 바와 같이 특정 약물들에 의해 악화될 수 있다.

사례

네드Ned는 일주일 내내 맥주를 마실 정도로 맥주를 매우 좋아한다. 하루에 6~7잔이던 것이 50살이 된 후로는 2~3잔으로 바뀌었다. 지난주에 트랙터에서 떨어져 엉덩이를 다친 때 말고는, 술이 건강에 영향을 끼친 적이 없다고 주장한다. 네드는 71세의 나이에 비해서 건강 상태가 아주 좋아 보이지만 고혈압 진단을 받았다.

1) 증상

네드가 텔레비전을 보면서 점심을 먹는 동안 복부에 예리한 통증을 느꼈다. 구역질이 심하게 나고 두 번 토한다. 네드는 췌장염으로 병원에 입원한다. 네드는 지금 도대체 자신이 어떻게 췌장염에 걸렸는지 알고 싶어한다.

의심약물

가능성 있는 의심약물은 다음과 같다.

1) Alchohol(술)

술은 기분전환용 음료로 중독을 초래하여 복통, 구토, 흐린 시력, 혹은 정신적 변화에 이르게 할 수 있다.[35] 술 소비에 대해 질문 시, 대부분의 사람들은 실제 소비량을 과소평가했다.[36] 2004년에 미국 성인의 61%가 술을 마셨다; 술을 마신 사람들의 32%가 1년에 걸쳐 하루에 적어도 5잔을 마신다고 보고했다.[37] 술은 췌장염의 주요 원인들 중 하나이다.

2) Tramadol

Tramadol은 중등도~중증의 통증을 완화하는데 사용되며, 어지러움(33%), 두통(32%), 졸음(25%), 불면증(11%), 홍조(16%), 가려움(12%), 변비(46%), 또는 오심(40%)을 초래할 수 있다. 진정효과 증가 때문에 tramadol은 술과 함께 복용해서는 안된다.[38]

3) Losartan

Losartan은 고혈압을 치료하는데 사용되며, 피로(14%), 설사(15%), 요로감염(16%), 빈혈(14%), 또는 복통을 초래할 수 있다. Losartan은 안지오텐신 수용체 차단제[ARBs]라는 약물계열에 속하는 약물이다. ARBs도 안지오텐신의 작용을 억제한다. 블랙박스 경고에 임신한 여성은 이 약물을 피해야 한다고 언급되어 있다. ACE 저해제와 마찬가지로, ARBs도 태아 발달에 해로울 수 있다. 이 약물은 임신이 확인되자마자 중단되어야 한다.[39]

사례 요약

환자: 네드, 71세

1. 술: 맥주 1일 2~3잔
2. 통증 조절 목적의 tramadol 50 mg 4~6시간 마다(통증 시 필요에 따라)
3. 고혈압 조절 목적의 losartan 50 mg 1일 1회

혈액 검사 결과

모두 정상 참고범위 내

X-선 검사 소견

CT 스캔에서 간 비대가 보임

초기 평가를 통해 다음의 정보에 따라 췌장염으로 의심된다.

- 복부 CT 스캔 및 단층면 X-선 검사가 실시되었다. 췌장은 보통 분명한 윤곽이 있는 회색 부분으로 보이며, 외견상 단단해

보인다. 네드의 경우 CT 스캔에서 분산되고 비대해진, 얼룩이 있는 췌장이 보인다.

- 췌장은 소화에 관여하는 효소를 분비하는 기능을 한다. 췌장염의 경우, 모양에서 보여주듯이 췌장이 효소에 의해 부식되어있다.

문제 해결

1) 문제 약물: Alchohol(술)

장기적인 음주는 만성 췌장염 사례의 70% 및 급성 췌장염 사례의 35% 원인으로, 담석폐쇄에 이어 두 번째로 가장 흔한 췌장염의 원인이다.[40] 가설에서는 장기적인 음주가 췌장액[pancreatic fluid]을 변화시켜 췌장 세관의 폐쇄를 촉진시킨다고 제안하지만, alchohol 유발 췌장염의 기전 또한 불분명하다.[41] 어떤 기전에 의한 것인지 밝혀지지는 않았지만 사례 보고서에서 losartan 및 그 밖의 ARBs[candesartan, valsartan, telmisartan]가 췌장염 유발과 연관이 있다고 제시했다.[42] 사례 보고서들에 의하면 losartan이 췌장염과 연관되었지만 그 연관성이 임상시험에서 분명하게 입증된 적은 없다. 그러므로, losartan을 네드의 췌장염의 원인으로 확정할 수는 없다. Losartan은 이 사례에서 원인 약물에서 제외된다.

2) 해결 방안

네드는 병원에 입원하여, 수액, 진통제 및 오심에 대한 약물을 투여받는다. 췌장은 음식물을 소화시키는 효소의 생산을 돕기 때문에, 며칠 동안 금식하면서 정맥주입으로 영양Total Parenteral Nutrition, TPN을 공급받는다. 췌장 주변의 감염 위험을 최소화하기 위해, 항생제도 투여된다. 담당의사는 술이 어떻게 췌장염을 유발했고, 술을 일주일에 한 두 잔으로 줄일 필요가 있음을 설명한다.

위험성

단독으로 약물에 의해 유발되는 급성 췌장염은 매우 드문 것으로 간주되며, 급성 췌장염 사례의 약 1.4%에 이른다.[43] 입증될 수는 없지만, 네드의 losartan 사용이 췌장염에 기여했을 수도 있다. 매년 10만 명당 40건의 췌장염이 발생한다.[44] 이는 미국에서 매년 12만 건의 급성 췌장염이 발생하며, 1,700건만이 약물에 의해 유발된다는 것을 의미한다. 술이 전체 사례의 70~80%에 달하는 췌장염의 가장 큰 요인이다. 1999년에는 췌장염이 3,289건 사망의 원인이었다; 급성 췌장염이 해당 건수의 84%를 차지했다.[45]

조언

약물로 인한 췌장염이 발생할 위험은 극히 드물다. Losartan과

hydrochlorothiazide로 치료 중인 보통의 환자들은 치료로 인해 이러한 문제가 발생하는 것에 대해 염려하지 않아도 된다; 하지만, alchohol이 개입되면, 췌장염의 위험이 매우 증가한다. 환자들은 alchohol이 일종의 약물이며 다른 약물들과 결합될 경우 추가적인 유해효과를 나타낼 수 있음을 인식해야 한다. 향후에 10번 안전수칙을 준수하는 것이 재발의 위험을 없애는데 도움이 될 것이다.

고용량이 아니라면, 한가지 약물만으로 췌장염을 유발하는 것은 드물지만 alchohol 중독(또는 과다 지속된 음주) 및 다른 질환과 같은 요인들이 췌장염을 일으킬 수 있음을 명심해야 한다. 췌장염과 관련 있는 약물을 복용하고 있다면, 오심, 심한 복통, 또는 구토를 경험할 경우 진료를 받아야 한다. 췌장염과 관련된 약물을 중단해야 할 수도 있다. 많은 요인들이 복통을 일으킬 수 있으며, 혈액 및 방사선 검사를 받아 실제로 췌장염이 문제인지의 여부를 판단할 수 있다. 췌장염에 대한 몇 가지 위험인자에는 높은 칼슘농도, 면역억제, 크론병과 같은 자가면역 질환, 높은 지방수치가 포함된다.[46]

모든 문제의 원인이 단순한 것은 아니다. 일부의 약물관련 문제는 다른 약물의 필요로 이어져, 더 많은 약물관련 문제에 대한 위험을 증가시킨다.

몇 가지 약물들은 췌장염의 위험을 증가시킬 수 있다. 약물로 유발된 췌장염은 전체 췌장염 사례의 약 5%를 차지한다. 다음의 약물들이 췌장염을 초래하는 것으로 알려져 있다: Tiazide계 약물[hydrochlorothiazide]; pentamidine; tetracycline계 및 sulfonamide계와 같은 항생제; valproic acid; estrogens; azathioprine 및 6-mercaptopurine과 같은 면역체계를 억제하는 약물, corticosteroids, NSAIDs, acetaminophen, erythromycin, methyldopa, metronidazole, nitrofurantoin, ACE 저해제[lisinopril, enalapril] 및 aspirin과 같은 몇몇 다른 약물들은 위험성 증가와 관련이 있을 수 있다, 다른 위험인자들에는 만성 음주 및 아프리카계 미국인, 담낭질환, 낭성 섬유증 및 남성이 포함된다. 이 약물들 중에 하나라도 복용하고 있거나, 이 위험인자가 있다면, 다음 증상들 중 하나라도 경험할 경우 진료를 받아야 한다: 오심 및 구토, 강렬하고 지속적으로 부어오른 복통, 지방변 또는 이유를 알 수 없는 체중 감소

췌장염 예방하기 위해, 지나친 음주를 피하고, 금연을 하며, 고지방식을 피하고, 탄수화물이 많이 함유된 음식을 줄이고, 다량의 물을 마셔야 한다.[47]

약물사용 안전수칙 위반:
10. 약 복용 시 일반의약품, 생약제제, 건강기능식품, 술 주의하기

네드는 술이 췌장염과 같은 의료문제를 야기하지 않을거라고 잘못

생각한 것이다. 만성적인 음주 환자들은 alchohol과 관련된 중대한 건강상의 위험을 알고 있어야 한다. Alchohol은 인체의 많은 기관에 영향을 미친다. 가장 흔히 영향을 받는 기관으로는 간, 위장관, 심장, 신경계 및 췌장이 포함된다. Alchohol은 암에도 기여할 수 있다. 또한, alchohol은 정신 상태를 변화시키므로, 술을 마시고자 한다면, 하루에 남성은 2잔, 여성은 1잔만 마셔야 한다. 술 한잔이란 맥주는 350ml, 포도주는 120ml, 80도의 술은 45ml로 간주된다. 췌장염과 같은 장기적인 건강 문제를 피하려면 반드시 권장량을 지켜야 한다.

상황

약물 유발 당뇨병 합병증

다음은 일부의 약물들에 의해 당뇨병 합병증이 증가할 수 있음을 보여주는 사례이다. 당뇨병 합병증에 저혈당증이나 고혈당증이 포함될 수 있다.

사례

크리스티 조[Kristi Jo]는 67세의 여성이다. 크리스티 조는 어떤 일로도 도움을 청하는 것을 싫어하지만, 건강이 아주 좋지는 않다. 고혈압과 불면증이 있고 몇 년 전에는 제 2형 당뇨병 진단도 받았으며, 혈당치 조절이 잘 되지 않고 있다. 하지만 크리스티 조는 건강상태가 좋아서 자주 병원에 갈 필요가 없다고 생각한다. 의사가 지시한 검사를 받으러 병원에 가는 일은 드물다. 크리스티 조는 빈번하고 고통스러운 화장실 출입으로 고생하기 때문에, 정기적으로 병원를 방문한다. 담당의사는 크리스티 조에게 이 증상이 멈추게 하려면 혈당을 조절하라고 한다. 크리스티 조는 담당의사에게 자주 진료를 받으러 오지 않도록 재발성 요로감염에 복용하는 항생제[nitrofurantoin]를 재처방 해달라고 요청한다. 담당의사는 마지못해 크리스티 조가 말한 대로 해준다.

1) 증상

최근에, 크리스티 조는 자가 혈당 측정기로 검사한 혈당치가 매우 높은 수치를 나타냈다. 크리스티 조는 의사가 준 약물의 용량을 두 배로 늘리기로 스스로 결정한다. 크리스티 조 생각에는, 혈당 수치를 반으로 줄여야 할 필요가 있으므로 용량을 두 배로 늘리면 안될 이유가 없는 것이다. 며칠이 지난 후, 크리스티 조는 계속 혼동과 불안 증상을 호소하였다. 그러던 어느 날 아침에, 이웃이 크리스티 조의 집에 들러 바닥에 쓰러진 크리스티 조를 발견하고, 즉시 구급차를 부른다.

의심약물

가능성 있는 의심약물은 다음과 같다.

1) Nitrofurantoin

Nitrofurantoin은 세균을 죽이는 항생제이지만, 또한 오심(8%), 두통(6%), 복부팽만감, 설사 및 배탈을 초래할 수도 있다. Nitrofurantoin 부작용 중에 폐와 관련된 중증 반응도 있다. 이러한 사례들은 생명을 위협할 수는 있지만 매우 드문 것으로 간주된다. 장기 치료 시, 말초 신경병증이나 손가락 및 발가락 저림이 발생할 수 있다.[48]

2) Temazepam

Temazepam은 수면제로 사용되며, 졸림(<10%) 및 두통(<10%), 어

지러움(<10%), 신경과민증(<10%) 및 극심한 피로(<10%)를 초래할 수 있다. 임신한 여성은 temazepam을 복용해서는 안된다. Temazepam과 유사한 다른 약물들이 약간의 태아발달 문제를 초래하는 것으로 밝혀졌다. 절대로 temazepam을 alchohol과 함께 복용해서는 안된다. Alchohol과 temazepam의 병용으로 극심한 진정상태를 초래할 수 있다. Temazepam은 다음날의 "숙취"와 관련이 있다.[49]

3) Glibenclamide

Glibenclamide는 제 2형 당뇨병의 경구 치료제로 사용되며, 인슐린 분비를 자극함으로써 작용한다. Glibenclamide에 대해 보고된 부작용들 중 일부로 두통, 어지러움, 발진, 오심/구토, 저혈당증, 빈혈 및 속쓰림이 포함된다. 저혈당증은 속효성 인슐린insulin regular뿐만 아니라 glibenclamide로도 발생 가능하며, 증상은 동일하다.[50]

사례 요약

환자: 크리스티 조, 67세

1. 요로감염으로 인한 nitrofurantoin 100 mg 1일 2회
2. 불면증 조절 목적의 temazepam 15 mg 1일 1회
3. 제 2형 당뇨병으로 인한 glibenclamide 10 mg 1일 2회

혈액 검사 결과

- HbA1C: 11.8% (정상적으로 < 7%)
- 혈당: 18 mg/dL (정상 참고범위: 90~130 mg/dL)
- BUN: 37 mg/dL (정상 참고범위: 7~18 mg/dL)
- Scr: 3.2 mg/dL (정상 참고범위: 0.6~1.4 mg/dL)

기타 검사

- 요분석: 백혈구 및 세균에 대해 양성(+) 결과

초기 평가를 통해 크리스티 조의 증상이 기저질환에 의해 직접적으로 초래된 것은 아님을 파악할 수 있으며, 다음 내용이 검토되어야 한다.

- HbA1c (혈중 당화혈색소량의 측정; 수개월에 걸친 혈당조절을 측정)는 11.8%이다. 이는 평균혈당이 극도로 높다(약 330 mg/dL)는 의미이다. 정상범위와 비교해보면, 혈당치 변동이 심하다는 것을 암시한다. 혈당수치는 안정적으로 유지되어야 한다.
- 구급차에서 측정되었을 때 혈당치는 18 mg/dL이었다(위험하게 낮은 수치로, 90~130 mg/dL이 정상 범위이다). 저혈당은 생명을 위협하는 상태일 수 있다.
- 병원에서의 신기능 검사에서 상승된 수치를 보여준다. 이는 신장이 정상 수준으로 기능하고 있지 않다는 의미이다. Scr은 3.2이며, 정상적으로는 이 수치가 0.6~1.4여야 한다.

• 항생제 복용 후에도 소변 검사에서 여전히 요로 감염[UTI]이 있는 것으로 나타난다.

문제 해결

최근 크리스티 조에게 혼란과 불안의 감정이 생겼으며, 저혈당으로 인해 유발된 것 같다. 이는 장기간 복용하고 있는 temazepam과 glibenclamide와 같은 약물은 배제시킬 수 있음을 의미한다. 최근에 가장 유력한 의심약물로 보이는 nitrofurantoin이 투여된다. 하지만, nitrofurantoin이 문제약물일 수 없었을 것으로 보인다. 최근에 glibenclamide의 용량을 두 배로 늘린 것이 바로 문제의 원인이다.

1) 문제 약물: Glibenclamide

Glibenclamide는 인슐린 분비를 증가시켜, 궁극적으로 혈당을 감소시킨다. 크리스티 조의 혈당이 그렇게 낮아진 이유는 두 가지 요인의 결과였다. 첫째, 크리스티 조는 검사 상의 결과치가 높아서 용량을 두 배로 늘렸다. Glibenclamide는 고혈당 정도에 따라서 이를 조절하기 위해서 투여할 수는 없다. Glibenclamide는 식후 혈당 감소를 돕기 위해 식전에 복용하도록 되어 있다. 용량을 두 배로 늘리는 것이 혈당이 반으로 감소될 것임을 의미하지 않는다. 둘째, 혈류로부터 glibenclamide를 제거하는 신기능이 좋지 않다. 이는 보다 장시간 동안 체내에 남아 있는 glibenclamide가 더 많다는 것을 의미한다. 우선

약물을 두 배로 복용한 것 외에도, 이러한 상황으로 저혈당이 일어난 것이다.[51]

신기능의 감소는 크리스티 조가 복용한 항생제가 효과를 나타내지 않았던 이유이기도 하다. 약물은 혈액에서 여과되어 감염이 있는 방광 내로 들어가야 작용을 하지만, 크리스티 조의 몸은 이 작용을 할 수 없어서 항생제의 효과가 없었던 것이다. 크리스티 조의 담당의사는 신기능 저하에도 작용을 나타내는 항생제를 선택해야 할 것이다.

2) 해결 방안

최근의 신장에 대한 검사로 크리스티 조는 glibenclamide를 중단한다. 크리스티 조의 신장이 그 약물을 효율적으로 제거할 수 없기 때문이다. 크리스티 조는 보다 나은 혈당조절을 위해 인슐린으로 전환된다. 또한, 크리스티 조는 혈당수치가 낮을 경우 음식물을 섭취하거나, 너무 높으면 인슐린을 투여할 수 있도록 정기적인 혈액검사를 할 필요가 있다.

위험성

저혈당증, 혹은 낮은 혈당은 병원에선 흔한 문제이다. 하지만, 보통 원인을 즉시 알기 때문에, 대체로 FDA에 보고되지 않는다(처방 660,000건/환자-년당 처방 12건 = 55,000명의 환자 x 저혈당증 16% = 년간 8,800건).

2007년에는 단 23명의 glibenclamide 환자들만 저혈당증을 나타낸 것으로 FDA에 보고되었다.[52] 연구 결과, 비율은 낮지만 특정 요인들이 위험을 증가시킬 수 있다는 것이 확인되었다. 투약 후 음식을 먹지 않는 것, 과용량 복용 및 신기능 감소 모두 저혈당증의 위험요소들이다.[53]

조언

저혈당증은 당뇨병 치료의 흔한 합병증이다. 환자와 가족 구성원 모두 저혈당증을 진단하고 치료하는 적절한 방법을 알고 있어야 하지만, 앞서 언급한 대로 2번 및 5번 안전수칙을 따랐더라면 크리스티 조에게 도움이 되었을 것이다.

효과가 없는 것처럼 보여도 약물의 용량을 마음대로 조절해서는 안 된다. 이 사례가 입증하듯이, 약물의 용량을 자체 조절하는 것은 위험할 수 있다. 크리스티 조의 담당의사 및 약사는 크리스티 조에게 glibenclamide가 어떻게 작용을 하는지 알려주었어야 했다. 크리스티 조는 스스로 자신을 돌보았고, 그로 인해 생명을 잃을 뻔했다. 크리스티 조는 담당의사 및 약사를 신뢰하면서 이 책의 안전수칙들은 물론 그들의 조언을 따를 필요가 있다. 크리스티 조의 UTI 재발 문제에 관해 말하자면, 혈당이 근본적인 문제인 것이다. 높은 혈당치는 소변에 포도당이 포함될 가능성이 있다는 것을 의미한다. 포도당은 세균의 완벽한 먹이이며, 번성하기 위한 이상적인 환경이다. 의사가 크리스티 조에게 다른 항생제로 전환하면 UTI는 조절될 것이다. 크리스티 조는 당뇨병 관리를 더 잘할 필요도 있다. 최소한 하루에 두 번 혈당검사를 해야 하고, 저혈당증을 관리하기 위해 무엇을 해야 할 지 이해해야 한다. 신장 질환, 시력 상실, 심혈관 질환 및 절단 수술의 가능성과 같은 당뇨병을 제대로 관리하지 못해 나타나는 장기적인 합병증들에 대해서도 알고 있어야 한다. 당뇨병을 조절하고, 식이요법 및 약물을 관리하기 위해 더 열심히 노력할 필요가 있다. 위험율이 비록 낮을지라도, 여러 요인들이 결합될 경우엔 누구라도 그 영향을 받게 되는 환자가 될 수 있다.[54]

약물사용 안전수칙 위반: 2. 자신의 신기능 검사 수치 알기

크리스티 조는 신장에 대한 혈액 검사치를 알고, 신기능에 대해서도 더 많이 알았어야 했다. 신장이 제대로 기능을 하고 있지 않아서, glibenclamide의 수치가 너무 높아졌던 것이다. 크리스티 조가 약물을 복용하는 동안 담당의사는 신장을 3개월 마다 검사해야 한다. 크리스티 조는 당뇨병을 조절하기 위해서 매일 혈당 수치를 최소 2회 검사해야 하며, 포도당 조절을 얼마나 잘하고 있는지 확인하기 위해 3개월마다 HbA1C를 검사받아야 한다.

약물사용 안전수칙 위반:
5. 의사의 처방대로 복용하기

크리스티 조는 안전한 약물사용을 위한 기본 안전수칙들 중 하나를 위반했다 - 크리스티 조는 담당의사 및 약사와 상의하지 않고 스스로 약을 조절하여 복용하였다. 약물은 대부분의 사람들이 생각하는 것처럼 작용하지 않는다. 약물은 아주 까다로워서, 담당의사 및 약사만이 어느 용량이 환자에게 적합한지 알 것이다. 질병에 대한 약물 조절로 고심하는 것이 매우 짜증스러울 수 있다; 하지만, 의사만이 환자의 약물요법에 대한 변경을 권고해야 한다는 것을 기억해야 한다. 처방된 요법을 반드시 지키고, 약물 관련하여 발생하는 어떠한 문제라도 담당의사 및 약사에게 상담해야 한다.

제4장

약물에 의한 정신신경계 질환

약물은 뇌에 여러 가지 위험한 영향을 미쳐 사람의 정신상태를 변화시킬 수 있다. 정신상태 변화로 착란, 기억상실 및 경각심 저하가 초래될 수 있다. 약물이 판단력, 기억, 기분 및 손의 민첩성에 미치는 영향을 과소평가하지 않는 것이 중요하다.

상황

약물 유발 정신병 - 사례 1

다음의 사례는 일부의 약물들이 현실과의 접촉이 상실되거나 크게 왜곡된 중증 정신질환인 정신병을 초래할 수 있다는 것을 보여준다.

사례

에드나Edna는 모두가 좋아하는 이웃이다. 그녀는 올해 78세로, '이웃 모두의 할머니'가 되는 것을 자신의 의무로 느끼고 있다. 맛있는 과자를 굽고, 작은 물건들을 동네 아이들에게 나누어주는 것이 그녀의 일상이다. 동네에서 제일 맛있는 초콜릿 과자를 먹으려면 어디로 가야 하는지를 모두가 알고 있다! 아이들 모두 그녀를 매우 좋아하고, 가장 멋진 할머니로 생각한다. 하지만, 사람들은 어느 날 에드나가 잠옷차림으로 횡설수설하며 밖에서 헤매고 돌아다니는 모습을 발견한다. 도대체 에드나에게 무슨 문제가 생긴 걸까? 정신이 나가버린 걸까?

1) 증상

이웃들 중 한 명이 에드나가 평소 같지 않다는 것을 알아차리고, 그녀를 응급실로 데리고 간다. 에드나는 숨을 잘 쉴 수 없고, 속이 좋지 않으며, 항상 피곤하다며 증상을 토로한다. 이웃이 의사에게 에드나의 평소 정신상태가 매우 또렷하다고 말한다. 의사는 에드나의 의학적 배경을 검토하고, 그녀에게 만성 폐쇄성 폐질환, 우울증 및 발작으로 진단받은 이력이 있음을 밝혀낸다. 그녀는 현재 우울증 완화 및 발작 억제를 위해 몇 가지 약물을 복용하고 있다. 그녀의 기왕력에는 뇌동맥류(출혈) 및 55년 이상의 흡연(하루에 담배 약 1갑)이 포함된다. 상냥한 이 노인에게 무슨 일이 일어난 것일까?

의심약물

가능성 있는 의심약물은 다음과 같다.

1) Phenytoin

Phenytoin은 발작의 치료 및 예방에 사용된다. 부작용에는 오심, 구토, 어지러움, 착란, 졸림 및 잇몸증식이 포함된다. 신체 변화가 phenytoin 농도에 영향을 미칠 수 있고, 어떤 부작용이라도 더 악화시킬 수 있다. 2006년에, phenytoin은 미국 시장에서 상위 200개 처방약들 중 하나였다.[1]

2) Mirtazapine

Mirtazapine은 우울증 치료에 사용되고, 졸림(54%), 구강건조(25%), 식욕증가(17%), 어지러움(7%) 및 비정상적 사고(3%)를 초래할 수 있다. 미국의 블랙박스 경고에는 mirtazapine이 어린이 또는 청소년의 경우 자살 사고(생각)를 증가시킬 수 있다고 언급되어 있다. 이 약물은 진정 작용을 나타내는 부작용으로 인해 취침 시에 복용한다.

3) Duloxetine

Duloxetine은 우울증 및 당뇨병성 신경통의 치료에 사용된다. 부작용으로 졸림(21%), 어지러움(17%), 두통(15%), 발한 증가(6%), 오심(38%) 및 구강건조(15%)가 있다. Duloxetine 또한 어린이 또는 청소년에서 자살 사고를 증가시킬 수 있다고 언급한 블랙박스 경고가 있다. Duloxetine은 2006년 미국에서 상위 처방약물 75위였다.[2]

사례 요약

환자: 에드나, 78세

1. 발작으로 인한 phenytoin 100 mg-200 mg-200 mg 1일 3회
2. 우울증으로 인한 mirtazapine 15 mg 1일 1회
3. 우울증으로 인한 mirtazapine 15 mg 1일 1회

검사 결과

- Phenytoin: 17 mcg/mL (정상 참고범위: 10~20 mcg/mL)
- 알부민: 1.2 g/dL (정상 참고범위: 3.4~5.4 g/dL)

X-선 검사 소견

해당사항 없음

초기 평가를 통해 에드나의 증상이 기저질환에 의해 직접적으로 초래된 것은 아님을 파악할 수 있으며, 다음 내용이 검토되어야 한다.

- Phenytoin의 혈중 농도가 높을 경우에는 기면증 및 정신상태 변화 증상의 발생이 높아질 수 있으므로, 용량이 너무 많거나 적지 않도록 혈중 농도를 모니터링 해야한다.
- 혈액검사 결과 에드나의 체내 phenytoin의 양은 17 mcg/mL로, 바람직한 치료 범위인 10~20 mcg/mL 내에 속한다. 효과를 나타내기에 충분하지만 에드나가 겪는 문제의 원인이 될 만큼 높지는 않다.
- 에드나의 알부민 농도는 1.2 g/dL로 매우 낮게 나타났다. 혈중 phenytoin 중 일부는 알부민과 결합하기 때문에, 혈중 활성phenytoin 양을 측정하고자 할 경우 이것이 문제가 될 수 있다.

문제 해결

에드나가 복용하는 phenytoin, mirtazapine 및 duloxetine과 같은 약물들은 특히 고령자들에서 졸음을 유발할 수 있다. 특히

mirtazapine은 진정작용이 있지만, 오심이나 호흡곤란을 초래하지는 않는다. 따라서, mirtazapine은 배제될 수 있다. Duloxetine도 졸림과 약간의 오심을 초래할 수 있지만, 에드나가 이 정도로 분별력을 잃을 정도의 영향을 끼치지는 않으므로, duloxetine도 배제되어야 한다. 우리는 phenytoin의 모니터링에 관련된 정보를 많이 가지고 있다. Phenytoin이 문제약물일까?

1) 문제 약물: Phenytoin

Phenytoin은 알부민과 90% 이상의 높은 비율로 단백결합을 이루기 때문에, phenytoin을 복용하는 사람은 반드시 알부민 농도를 모니터링 해야한다.[3] Phenytoin분자가 알부민에 결합하면, 혈액을 벗어나 작용부위인 '뇌'로 이동할 수 없지만, 결합되지 않은 약물은 막을 통과해 뇌에 도달하여 발작활동을 막기 위해 작용한다. 만약, 혈중 알부민 농도가 phenytoin과의 단백결합에 필요한 농도보다 낮을 경우, 뇌에서 작용 가능한 유리 phenytoin이 더 많아질 것 이다. 예를 들어, 90%의 phenytoin이 알부민과 결합하고, 알부민 농도가 정상인 사람의 phenytoin 농도가 15 mcg/mL인 경우, 1.5 mcg/mL만이 뇌에 도달할 수 있다. 그러나, 알부민 농도가 정상이 아니고, 20%만 결합할 수 있다면, 12 mcg/mL이 뇌에 도달할 수 있다. 알부민 보정공식을 사용하면, 에드나의 혈중농도는 약 50 mg/dL로 나오며 이는 정상 범위를 훨씬 벗어나는 수치이다.

2) 해결 방안

Phenytoin이 몸에서 배설되도록 하기 위해, 에드나는 이틀 간 phenytoin 복용을 중단한다. 보정된 phenytoin 농도가 정상수준으로 돌아오면, 그녀의 담당 의사는 phenytoin을 저용량에서 다시 시작한다. 보정된 농도가 높은지 확인하기 위해, 에드나는 앞으로 몇주간 혈액검사를 위해 병원을 다시 방문해야 한다.

위험성

알부민 농도가 낮은 환자들의 경우에는 보다 낮은 용량의 phenytoin이 사용되어야 한다. 미국독극물통제센터협회의 독성물질 노출 감시시스템American Association of Poison Control Centers' Toxic Exposure Surveillance System, AAPCC TESS의 2003년 연간 보고서에 따르면 미국에서 의도치 않은 2,173건의 phenytoin 중독이 발생하였으며, 이로 인해 98건의 심각한 질환과 10건의 사망이 초래되었다고 보고되었다.[4] 한 연구에 따르면 5,000곳 이상의 도심 병원을 살펴본 결과, 25,000명 이상의 환자들이 phenytoin 중독으로 응급실에 오는 것으로 나타났다.[5] 과량투여로 인한 실조(균형상실), 현기증 또는 불분명한 발음과 같은 phenytoin 중독의 발생률은 보고된 바 없다. 미국 FDA의 MedWatch 데이터베이스에 따르면, 어지러움, 실조, 현기증, 정신상태 변화 및 낙상에 대한 28건의 보고가 phenytoin에 기인한 것이었다.[6]

환자의 식사가 부실하다면, phenytoin 중독이 발생할 가능성이 높아질 수 있다.[7] 알부민 농도는 환자의 적절한 영양상태를 반영하므로, 충분히 먹지 않으면 알부민이 저하되어 phenytoin 중독의 가능성이 높아질 수 있다.

조언

Phenytoin 치료에 따른 이 특정 유해효과가 다른 합병증만큼 흔히 발생하지는 않을 수 있다. 하지만 환자의 정신상태에 변화가 생긴다면, 이는 매우 중대한 문제이다. 환자가 phenytoin의 혈중 농도를 평가하기 위해 정해진 혈액검사를 받지 않는다면, 이러한 독성이 흔해질 수 있다.

Phenytoin에는 의사의 투약을 매우 까다롭게 하는 특징이 있다. Phenytoin의 용량 대비 효과율dose-to-effect ratio이 다른 일반적인 치료제들과 달라 치료 효과와 독성효과 사이에는 종이 한장의 차이만 존재할 뿐이므로 과량투여의 가능성이 분명히 있다. 영양실조와 같은 다른 문제들도 이러한 독성의 위험을 크게 증가시킨다. 이런 일의 재발을 막으려면, 에드나는 4번 및 6번 규칙에 대해 알고 있어야 한다. 적절한 용량이 투여되고 있는지를 확인하기 위해 정기적으로 phenytoin 농도를 검사해야 한다. 에드나의 연령을 감안하면, 그녀는 이번과 같은 사건으로 고통받을 가능성이 더 크다. 그녀에 대한 모니터링 빈도를 증가시키는 것이 관리에 좋을 것이다.

잠재적 독성을 피하기 위해서는, phenytoin을 복용 중인 사람은 자신의 발작 빈도 및 중증도를 모니터링하고 독성의 징후 및 증상에 대해 알고 있어야 한다: 안구진탕 (무의식적인 안구의 좌우 움직임), 조정능력 감소, 보행 변화(걷기 어려움), 불분명한 발음, 오심 및 구토, 착란 및/또는 졸음증, 이 중 어느 하나라도 경험하게 된다면 즉시 의사와 상담해야 한다. 낮은 알부민 농도는 phenytoin 독성을 증가시키고, 매우 높은 phenytoin 농도는 혼수, 발작 및 사망에 이르게 할 수 있다.

혈액검사를 요하는 약물을 복용하고 있다면, 검사를 소홀히 해서는 안된다. 다른 약물들이 이 약물의 농도를 변화시킬 수 있으므로, 새로운 약을 처방하는 의사 누구에게든 복용하고 있는 모든 약물에 대해 알리는 것이 중요하다. Phenytoin의 정상 농도는 10~20 mcg/mL이며, 이 농도 이상에서는 언제라도 독성이 나타날 수 있다. 6개월마다 phenytoin 농도를 검사할 것을 권한다.

어떤 약물들은 phenytoin 농도를 증가시킬 수 있으므로 반드시 피해야 한다. 그래도 필요하다면, phenytoin 용량이 상황에 맞게 조절되어야 한다. 이러한 약물들에는 amiodarone, ethosuximide, fluconazole, valproic acid 및 warfarin과 같은 경구용 항응고제가 포함된다.[8] 이 약물들은 phenytoin의 농도를 증가시켜 독성을 초래할 수 있으므로, 시작 전에 담당의사 또는 약사에게 알려야 한다.

약물사용 안전수칙 위반:
4. 노인과 젊은 사람 간의 차이를 알기

에드나가 고령자라는데서 이 문제가 시작된다. 만일 에드나의 담당의사가 다른 고령의 환자들과 마찬가지로 자신의 체내 알부민 양이 감소되었다는 것을 알았더라면, 그녀는 이 문제를 피할 수 있었을 것이다. 그녀는 아마 식사를 통해 단백질을 충분히 섭취하지 않아서 알부민 농도가 감소되었을 것으로 생각된다. 고령의 환자라면, 환자 자신과 담당의사에게 같은 약물을 복용하더라도 젊은 사람들과 다르게 작용할 수 있다는 점을 상기시켜야 한다. 담당의사로 하여금 반드시 약물의 처방용도, 용량 및 적응증이 고령의 환자에게 올바른 것인지 확인하도록 해야 한다.

약물사용 안전수칙 위반:
6. 자신의 검사 일정 알아두기

에드나가 알부민에 대한 검사가 포함된 자신의 검사일정에 대해 신경썼더라면, 그녀와 그녀의 담당의사는 이 문제를 더 일찍 발견했을 것이다. Phenytoin을 복용 중 이라면, 치료를 시작할 때 phenytoin 농도와 함께 알부민 농도를 확인해야 하고, 용량을 변경(증량 및 감량 모두)한 후에 다시 확인한다; 발작이 조절된다면, phenytoin 농도가 독성을 나타내지 않으면서 치료효과를 나타내도록 6개월마다 확인한다. 간기능 검사도 치료 전에 실시되어야 하고, 이후 6개월마다 반복되어야 한다. Phenytoin의 대사 및 배설이 간에서 이루어지므로, 간이 제대로 기능하지 않을 경우 phenytoin의 독성이 나타날 수 있다.

약물사용 안전수칙 위반:
12. 적합한 용량을 사용하기

정신상태 변화, 복시, 불분명한 발음, 균형상실, 또는 어지러움 중 어느 하나라도 인지하게 된다면, 처방된 용량이 너무 많다는 신호일 수 있다. 즉시 담당의사나 약사에게 연락해야 한다.

상황

약물 유발 정신병 - 사례 2

다음의 사례는 환자의 연령에 상관없이 어떻게 약물이 정신병을 초래할 수 있는가에 대한 또 하나의 예이다.

사례

자크Zach는 평범한 18세 소년이다. 그는 집에서는 주로 TV 시청, 비디오게임 및 숙제를 하면서 시간을 보낸다. 더 많은 시간을 밖에서 친구들과 운동을 하면서 보내고 싶지만, 대부분 천식으로 인해 활동이 제한을 받는다. 그는 또한 몇 년 전에 담배도 피우기 시작했고, 대략 하루에 한 갑쯤 피우는 것 같다.

1) 증상

최근 자크는 천식과 관련하여 문제가 생겼고, 한 주 넘게 기침을 하면서 녹색 가래를 뱉어내고 있었다. 자크는 천식발작asthma attack이 나타나기 시작해 응급실에 실려 갔고 병원에 입원하여 기관지염 치료를 받는다. 염증을 가라앉히고 호흡을 용이하게 하기 위해, 자크에게 prednisone이 투약되기 시작한다. 병원에서 하루가 지난 후, 자크는 기이한 정신적 문제를 경험하기 시작한다. 현실감을 잃고, 실제로 존재하지 않는 것들을 보기 시작한다. 불안하고, 초조하며, 짜증이 난다. 자크는 자신이 미쳐가고 있다고 생각된다.

의심약물

가능성 있는 의심약물은 다음과 같다.

1) Salbutamol (Albuterol)

Albuterol은 기관지의 근육을 이완시킴으로써 천식 증상의 완화를 돕는다. 이 약물의 부작용들에는 어지러움, 두통, 오심, 빠른 심박동, 수면장애, 진전 및 불안정이 있다. 이 약물은 천식이 있는 사람에게 증상이 나타날 때 "구제용" 흡입기"rescue" inhaler로 사용된다. 천식환자들은 발작시 증상 완화를 위해 salbutamol 같은 종류의 흡입기를 항상 휴대해야 한다.

2) Prednisone

Prednisone은 여러 가지 질환에 대한 염증 감소를 위해 사용된다. Prednisone의 부작용에는 오심 및 구토, 위장장애, 식욕변화, 부종, 두통, 불면증, 불안 및 감정기복이 포함된다.[9] Prednisone은 여러 질환에 광범위하게 사용되며, 장기간 사용시 면역억제를 초래할 수 있다. 고용량을 복용할 경우에는 약 27.6%의 환자들에서 어떤 형태로든 정신적인 변화가 나타날 수 있다.[10]

3) Nicotin (담배)

자크는 기분전환을 위해 '담배'의 형태로 nicotin을 사용한다. 담배의 부정적인 효과로는 미각변화, 위장장애, 고혈압, 빠른 심박동 및 기관지염이 있다.[11] 2005년에는 미국 국민의 약 20.6%가 담배를 피웠다.[12] 흡연은 폐에 유해하고, 만성염증, 조직손상 및 기도협착을 초래할 수 있으며 기류가 제한되고 호흡이 곤란해질 수 있다.

사례 요약

환자: 자크, 18세

1. 천식 조절 목적의 salbutamol 4~6시간마다 1~2회 분무, 필요시
2. 중증 천식 조절 목적의 prednisone 40 mg 1일 2회
3. Nicotin 1일 담배 한 갑

검사 결과

모두 정상 참고범위 내

X-선 검사 소견

해당사항 없음

초기 평가를 통해 자크의 증상이 기저질환에 의해 직접적으로

초래된 것은 아님을 파악할 수 있다. Salbutamol은 불안과 신경 과민을 초래할 수도 있으나 환각을 유발시키지는 않는다.

문제 해결

무엇이 원인일까? 누군가는 흡연자들은 흡연이 암을 유발할 수 있다는 것을 알면서도 계속 담배를 피우므로 어리석다고 말할 수 있지만, 담배를 피우는 것은 확실히 환각을 초래하진 않는다! Salbutamol로 인해 자크가 안절부절하고, 불안정하거나 불안해질 수는 있지만, 다시 말하건대, 그로 인해 자크가 사물이 벽에 기어다니는 환상을 보게되진 않는다. 무엇이 남았는가?

1) 문제 약물: Prednisone

다른 글루코코르티코이드(당질 부신피질호르몬)와 마찬가지로, prednisone은 거의 1/3의 사람들에서 정신적 변화를 초래할 수 있지만, 보통 감정변화와 불면증으로 나타난다. Prednisone이 환각을 초래하는 경우는 드물다. Prednisone이 초래할 수 있는 다른 정신적 변화에는 우울, 불안, 불면, 초조, 기억장애 및 망상이 포함된다.[13]

2) 해결 방안

자크에게 그를 진정시키기 위한 약물이 투여되고, 담당의사는 prednisone의 용량을 줄이기 시작한다. Prednisone은 천식이 다시 문제를 일으키지 않도록 서서히 중단시킬 필요가 있다.

위험성

고용량의 prednisone을 복용 중인 환자들 중, 자크와 같은 문제를 나타낼 가능성은 3~6%이며[14] 2,500명 이상의 환자들에서 중증의 정신 의학적 증후군의 발생률은 약 5.7%이다. 여성이 스테로이드 정신병(steroid psychosis)에 걸릴 가능성은 남성의 2 배이지만, 스테로이드를 복용하는 여성의 높은 비율을 고려했을 때, 여성의 우위는 미미하다. 정신병이 발생하는 경우, 증상은 대개 복용 후 처음 6일 이내에 나타나고 급성으로 발현된다. 이전에 이 약물을 복용한 이력이 있을지라도, 이러한 약물 부작용이 발생할 위험은 여전히 동일하다. 문헌을 참고했을 때, 스테로이드 정신병이 발생한 환자들 중 약 20%는 정신질환의 기왕력이 있었다.[15] 정신질환의 기왕력이 반드시 스테로이드 정신병 발생률을 높이는 것은 아니지만, 정신질환의 기왕력이 없다는 것이 스테로이드 정신병이 발생하지 않을 것임을 의미하지도 않는다. 2007년에는 2억 3천만 건의 prednisone 처방되었다. 모든 환자들이 장기 스테로이드 요법을 받는다고 가정한다면, 대다수가 그렇지 않지만, 매년 57,500~115,000명의 환자들이 영향을 받을 받았을 것이다(23,000,000건의 처방/환자-년 당 처방 12건 = 1,916,667 명의 환자 × 발생률 3-6% = 57,500-115,000건/년). 2007년에는 단 1건의 환각이 미국 FDA의 MedWatch 시스템에 보고 되었다.[16] 앞에 언급된 것처럼, 자크가 경험한 prednisone에 의한 환각 및 뚜렷한 정신적 변화 발생은 극히 드물다. 하지만, 새로운 약물을 시작할 때 환자들이 담당의사 및 약사에게 자신이 경험한 평범하지 않은 부작용에 대해 알린다면, 이러한 부작용을 인식하고 대처할 수 있다.

조언

코르티코스테로이드를 복용할 때, 이 부작용의 발생 가능성에 대해서 걱정할 필요는 없다. 비록 발생할지라도, 대개의 치료과정은 짧으므로 증상은 신속하게 해결될 것이다. 대부분의 문제는 장기적인 코르티코스테로이드 치료로 인해 발생하며, 예측 불가능한 감정기복은 가족들에게 문제가 될 수 있으므로 심각한 경우는 의사와 함께 추적 관리되어야 한다. 전체적으로, 약 40%의 환자들이 우울증, 25%가 조증(증상에는 급속한 행동변화, 수면감소 및 과장이 포함됨), 5%가 양극성 장애(우울증과 조증이 번갈아 나타남), 15%가 초조성 정신분열증/편집정신병(현실도피, 망상/환각), 그리고 10%가 급성 발병 섬망(정신적 착란)을 나타낸다. 스테로이드 정신병의 완치율이 90%이긴 하지만, 5~7%는 지속적으로 문제를 나타내고, 3%는 자살을 시도하기도 한다. 그러므로, 가능한 한 빨리 증상을 인지하여, 중대한 결과를 예방하기 위한 도움을 얻을 수 있도록 하는 것이 중요하다.[17]

스테로이드 정신병의 발생에 있어 스테로이드의 용량 및 종류가 중요한 역할을 한다. 이 증상에 영향을 미치는 가장 흔한 3가지 코르티코스테로이드는 부신피질자극호르몬adrenocorticotropic hormone, ACTH와 코르티손cortisone 및 prednisone이지만, 모든 코르티코스테로이드가 어느 정도는 정신병을 유발할 가능성을 가지고 있다.[18] 보스턴 약물감시 공동연구Boston Collaborative Drug Surveillance Study 결과, 60 mg/day미만의 prednisone을 복용한 환자들 중 1.3%에서 정신병 증상을 나타낸 반면, 41~80 mg/day의 prednisone을 복용한 환자들에서는 4.6%의 비율로 증상을 나타냈다. 환자들이 80mg/day 이상을 복용한 경우, 이 비율은 18.4%까지 증가했고, 정신병이 나타난 경우의 1일 평균 용량은 prednisone을 기준으로 59.5 mg/day였다.[19] 이 용량은 약효에 영향을 나타내지는 않는다.[20] 이번 사례에서는 안전한 약물사용을 위한 11번 규칙이 도움이 되었을 수 있다. 이 약물은 예측이 불가능하고, 사람마다 서로 다른 방식으로 영향을 미친다.

본 사례에서, 자크는 prednisone을 복용하는 동안 일종의 정신병을 경험했다. 특정 위험인자들이 약물유발 정신병에 취약하게 할 수 있는데, 여기에는 40세 이상의 연령, 유아 또는 어린이, 고용량, 간/신기능 변화, 정신병을 초래할 수 있는 약물남용, 두부 손상 및 기저질환 상태(루푸스, 파킨슨병 및 HIV)가 있다.[21] 코르티코스테로이드 치료가 필요한 경우에는 가능한 한 최저용량을 사용하고, 빨리 중단해야 한다. 감정변화의 징후를 살피고 다른 변화를 발견하면 곧 바로 도움을 구해야 한다. 스테로이드 유발 정신병으로 진단받은 사람들의 말에 따르면, 발병을 느낄 수 있다고 한다. 증상에는 흥분성 증가, 급속한 감정변화, 불안, 우울, 걱정 및 소리에 대한 과민성이 포함된다. 종종, 72~96시간 이내에 주의 산만, 중증 불면증, 극도의 감정변화, 우울, 착란, 환청 및 환시, 초조, 기억장애 및 망상 등의 보다 중대한 증상이 나타날 수 있다.[22] 일부의 약물 부작용들은 약물 복용 시작 후 상당히 빨리 나타난다. 약물로 인한 부작용을 경험하는 경우, 의사나 약사에게 즉시 알려야 한다. 심각한 경우에는 즉시 긴급 지원을 요청해야 한다. 중요한 것은 변화를 인지하여 정신병이 완전히 진행되기 전에 빨리 도움을 구하는 것이다. 담당의사는 가능하다면 점진적으로 스테로이드 약물을 감량하거나 다른 약물로 치료할 수 있을 것이다. 자신이 느끼고 있는 증상들과 그런 증상들이 코르티코스테로이드 치료와 관련될 수 있다고 생각한 이유를 담당의사에게 설명할 수 있어야 한다.

약물사용 안전수칙 위반: 11. 새로운 약이 추가되면 복용 이후 건강상 변화 확인하기

약물 유발 질환의 일부 사례들은 예측이 불가능하여 예방할 수 없다. 이 사례가 바로 그렇다. 자크는 기관지염을 치료하고 천식 증상을 완화시키기 위해 prednisone을 복용했다. 불행하게도, 글루코코르티코스테로이드를 복용하는 환자들에게는 정신상태 변화가 발생할 수 있다. 자크와 담당의사는 드물지만 약물의 부작용이 나타날 수 있다는 것을 알아야 한다. 약물을 시작한 후에 흔치 않은 증상 또는 부작용을 경험한다면 담당의사 또는 약사에게 그것이 흔히 나타나는 것인지 또는 우려해야 상황인지를 문의해야 한다.

상황

약물 유발 낙상

다음의 사례는 몇몇 약물이 낙상을 초래할 수 있다는 것을 나타낸다. 다양한 약물 복용과 관련된 낙상은 약물이 균형유지에 영향을 미치거나, 복용하는 환자를 졸리게 할 경우에 발생한다.

사례

릴리안[Lillian]은 건강상태가 온전한 적이 없었던 60세 여성이다. 목과 척추 수술, 고혈압, 갑상선 호르몬 감소(갑상선 기능저하), 손발 통증 및 우울증의 오랜 병력을 가지고 있다. 릴리안은 건강을 지키기 위해 술을 끊고 담배를 피우지 않는 등 최선을 다하고 있다.

1) 증상

릴리안은 원래 움직임이 원활한 사람은 아니었으나, 요즈음은 자신의 움직임이 어설프다고 생각하고 있다. 그녀는 방향감각을 잃고 아무 때나 넘어지는 경향이 있다는 것을 의식하게 되었고, 넘어지는 바람에 생긴 멍이든 것을 발견하였다. 어느 날은 깨어났는데 넘어졌던 사실을 기억하지 못한일을 경험하게 되었고, 마침내 그러한 증상들을 심각하게 받아들여 담당의사와 상담키로 결정한다.

의심약물

가능성 있는 의심약물은 다음과 같다.

1) Zolpidem

Zolpidem은 불면증에 수면제로 사용되지만, 언제나 부작용을 동반한다. 이러한 부작용에는 쇠약, 어지러움 및 실조(균형을 유지하기 어려움)가 포함된다. 이 약은 뇌의 활동속도를 늦춰서 작용을 나타내지만, 보통은 권장 수면시간인 8시간을 초과하여 지속되지는 않는다. Zolpidem은 수면 중에 음식을 먹거나 걸어 다니는 행동과 관련하여 매체에 보도된 약물이다. 릴리안은 효과가 밤새 지속되도록 서방형 제제zolpidem CR 12.5 mg를 복용하고, 복용량을 상용량의 두 배로 늘렸다.[23]

2) Lorazepam

Lorazepam은 주로 불안증에 처방되지만, 진정제나 불면증 및 오심 치료제로도 사용될 수 있다. 이 약은 어지러움 및 졸음(<10%), 현기증 또는 전반적인 자세 불안정 및 우울증(1-10%)을 초래할 수 있다. Lorazepam은 benzodiazepine 계열로, 중독 가능성이 있다.

3) Carisoprodol

Carisoprodol은 근육통에 사용되는 근육 이완제다. 이 약은 저혈압, 근긴장 저하, 실신(기절), 어지러움, 두통, 초조 및 우울증을 초래할 수 있다. 이 약물은 항상 복용한 것은 아니고 근육통이 심할 때만 복용하였다.

사례 요약

환자: 릴리안, 60세

1. 불면증 조절 목적의 zolpidem(CR 제형) 25 mg 1일 1회 취침 전
2. 불안증 조절 목적의 lorazepam 1 mg 1일 3회 필요 시
3. 근육이완제로 carisoprodol 350 mg 1일 4회 근육통에 필요 시

혈액 검사 결과

모두 정상 참고범위 내

X-선 검사 소견

낙상으로 인한 골절

초기 평가를 통해 릴리안의 증상이 기저질환에 의해 직접적으로 초래된 것은 아님을 파악할 수 있으며, 다음 내용이 검토되어야 한다.

- 한 가지 이상의 약물이 문제의 원인이다.
- 일어설 때 릴리안의 혈압은 안정적이다. 만일 혈압이 낮았다면, 넘어졌을 수 있다(특히 너무 급히 일어서거나 몸을 앞으로 숙일 때).

- 릴리안의 심박동은 정상이다. 의사가 릴리안의 부정맥에 대해 심장을 검사했는데, 그 이유는 부정맥이 혈류장애로 인해 사람들이 실신하는 흔한 원인이기 때문이다.
- 유일한 진찰 소견은 낙상으로 인한 X-선 검사 상의 골절이다.

문제 해결

릴리안은 졸음을 초래할 수 있는 3가지 약물을 복용하고 있다. 당신은 어떻게 생각할지 모르겠지만, 나는 다음의 두가지 사실이 의아하다고 생각한다.

1. 도대체 누가 이 모든 약물을 처방해주고 있는 것일까?
2. 릴리안은 아침에 잠자리에서 빠져나오기는 하는 것일까?

1) 문제 약물: Lorazepam, Zolpidem 및 Carisoprodol

이 세 가지 약물 모두 이따금씩 어지러움을 초래할 수 있다. 이 약물들 중 단독 사용으로 사람을 어지럽게 하는 약물은 없을지라도, 세 가지를 병용하게 되면 가능성은 더 커진다. Lorazepam의 자세 불안정 및 어지러움 유발 가능성은 각각 3.4%와 6.9%이다. Zolpidem의 어지러움 유발 가능성은 겨우 1%이지만, 보통 상용량 복용 후 낮 동안에 발생한다.[24]

Lorazepam과 carisoprol 모두 필요 시에만 복용하도록 할 의도로 처방되었지만, 릴리안은 대부분의 경우에 복용한다고 한다. 릴리안이 상용량의 2배의 서방형 zolpidem을 복용하고 있다는 사실을 감안하면, 그 효과는 하루 종일 지속되었을 것이며, 그녀가 경험한 어지러움을 유의하게 증가시켰을 것이다.

2) 해결 방안

릴리안의 약물이 변경되었다. Zolpidem은 서방형이 아닌 제형의 상용량으로 변경되었다. 의사는 그녀의 lorazepam을 지속시간이 길지 않은 다른 항불안제로 변경한다.

위험성

노인에게 낙상은 꽤 흔한 일이다. 65세 이상의 사람들 중 3분의 1이 매년 낙상을 경험하고 낙상 중 10~20%가 약물과 관련이 있다.[25] 미국에서는 2004년에 약 180만 명의 노인이 낙상 때문에 치료를 받았다.[26] 릴리안은 65세를 넘진 않았지만, 균형 유지에 영향을 미쳐 낙상 위험을 증가시키기에 충분한 약물을 복용하고 있다. 사람들이 복용하는 약물의 갯수는 낙상 위험과 직접적으로 관련이 있다. 근긴장 저하, 척추 문제 및 전반적인 안정성을 감소시키는 약물 등의 몇 가지 요인이 노인의 낙상 위험을 증가시킨다. 약물 사용이 낙상의 약 13%를 초래한다.[27] 즉, 약물로 인한 낙상이 미국에서 약 234,000건이라는 것을 의미한다(1,800,000건의 낙상 × 약물로 초래되는 13% = 약물유발 낙상

234,000건). 2006년 마지막 분기와 2007년 첫 3분기에 걸쳐 미국 FDA의 MedWatch 시스템에 보고된 zolpidem으로 인한 낙상은 겨우 12건이었다.[28] 하지만 어지러움을 유발하는 다수의 약물이 함께 추가될 경우 처참한 결과를 초래할 수 있다.

조언

약물 유발 낙상은 노인에게 특히 중대한 문제이다. 낙상은 수많은 건강의 문제를 초래하고 심지어는 사망에 이르게 할 수 있으므로, 위험이 있는 환자들은 면밀히 관찰되어야 한다. 릴리안은 낙상 위험의 증가로 인해 고령자에게 피해야 하는 두 가지 약물(lorazepam 및 carisoprodol)을 복용 중이다. 일반적으로, benzodiazepine계 약물은 고령자에서 피해야 하지만, 반드시 복용해야 할 경우엔 triazolam과 같이 작용시간이 짧은 약물을 사용하는 것이 낙상 감소에 도움이 될 수 있다. 이 약물들은 고령의 환자에게는 보다 저용량으로 사용되어야 한다.

이 문제의 잠재적인 심각성 때문에 약물 유발 낙상은 위험성에 비해서 널리 알려지지 않은 처방약의 부작용이다. 이 상황에서는 9번, 12번 및 15번 수칙을 준수했어야 한다. 릴리안이 이 약물들을 모두 복용한다는 사실을 그녀의 담당 약사가 알았다면 이번에 발생한 낙상을 막을 수 있었을 것이다. 이 약물들은 특히 고령자에서 반응 예측이 불가능하므로 주의해서 처방되어야 한다.

약물로 인해 초래되는 낙상으로부터 자신을 보호하기 위한 방법은 여러 가지이다. 낙상의 가능성을 증가시키는 가장 흔한 약물들에는 항우울제, 항정신병약 및 benzodiazepine계 약물이 포함된다. 항콜린 효과(구강건조, 기억력 장애, 심박동 증가, 변비, 시야흐림 또는 운동조화능력 상실)를 나타내는 약물들이 최악의 문제약물이다. 항콜린 효과를 가진 약물로는 삼환계 항우울제, 항히스타민제, 위장관 진경제, 파킨슨병 치료제 및 요실금 치료제 등이 있다. 다음은 낙상 위험을 증가시키는 것으로 알려진 약물한 목록이다.[29]

■ 낙상 위험을 증가키는 것으로 알려진 약물

약물 계열	약물
알코올 함유 약물 또는 음료	기침약, 감기약
항알레르기 약물 (진정작용이 있는 항히스타민제)	diphenhydramine, doxylamine
항불안제	alprazolam, buspirone, clorazepate, diazepam, hydroxyzine, lorazepam
항우울제(삼환계 항우울제)	amitriptyline, desipramine, doxepine, imipramine, nortriptyline, protriptyline
항경련제	carbamazepine, divalproex sodium, ethosuximide, felbamate, gabapentin, phenytoin, valproic acid
위장관 진경제	atropine, clidinium, dicyclomine, hyoscyamine, metoclopramide, propantheline, scopolamine
고혈압 치료제/심혈관질환 치료제	atenolol, captopril, clonidine, diltiazem, enalapril, fosinopril, lisinopril, nifedipine, nitroglycerine, propranolol, quinapril, verapamil
혈당강하제	glibenclamide, insulin, metformin,
과민성 방광 치료제	oxybutynin, tolterodine
진통제/골격근 이완제	codeine, cyclobenzaprine, hydrocodone, metaxalone, morphine
파킨슨병 치료제	bromocriptine, pramipexole, rasagiline, ropinirole, rotigotine, trihexyphenidyl
수면제(수면진정제)	flurazepam, pentobarbital, secobarbital, temazepam
진정제(정신신경용제)	chlorpromazine, clozapine, fluphenazine, haloperidol, loxapine, perphenazine prochlorperazine, risperidone, thioridazine, thiothixene, trifluoperazine
수분 저류 치료제(이뇨제)	furosemide, hydrochlorothiazide, metolazone, torsemide, triamterene

낙상 위험이 있는 환자라면 위의 약물들을 피해야 한다. 약물을 꼭 복용해야 한다면 최소 용량으로 최단기간 사용해야 한다. 위의 목록에 모든 약물이 포함되진 않았지만, 낙상 위험을 증가시킬 수 있는 약물의 유형을 파악하는 데 도움이 될 것이다.

기본적인 몇 가지 조언이 위의 약물을 복용하는 동안 낙상을 피하는 데 도움이 될 것이다: 일을 처리하는데 여유를 가진다, 잠자리에 들기 전에 화장실에 다녀온다, 알코올 함유 음료를 피한다, 규칙적으로 운동한다, 집을 보다 안전하게 만든다(조명을 추가하고, 어지러진 물건을 치우며, 물건을 손이 닿는 곳에 두고, 난간 및 욕조 내 미끄럼 방지 매트를 설치한다), 그리고 시력 및 골다공증 검사를 받는다.[30] 또, 담당의사 또는 약사로 하여금 복용 중인 약물의 필요성을 평가토록 하고, 반드시 최저 유효용량lowest effective dose을 사용하거나 서서히 증량토록 한다.[31]

만일 당신에게 낙상과 관련된 문제가 있음을 알게 된다면, 즉시 담당의사에게 알려야 한다. 또한 이와 관련된 증상들의 경향을 살펴 피하도록 노력해야 한다. 예를 들어, 어지러움을 초래하는 것으로 알려진 약물을 복용하기 시작한다면, 자신이 이 새로운 약물을 시작한 후에 더 빈번하게 걸려 넘어질 뻔 하는지 주의를 기울이고 주시해야 한다. 특히, 고령이거나, 골다공증이 있는 경우, 또는 골절의 위험이 증가된 경우라면 그러한 문제를 초래하는 약물 중 하나 이상을 중단하는 것이 필요할 수 있다.

상황

약물 유발 세로토닌 증후군

세로토닌은 다수의 신체기능을 조절하도록 도와주는 신경전달물질이다. 다음의 사례는 일부 약물에 의해 세로토닌이 체내에 높은 농도로 축적될 때 발생하는 상태인 세로토닌 증후군이 초래될 수 있다는 것을 보여준다.

사례

조지아[Georgia]는 성인이 되고나서 삶의 대부분을 전업주부와 엄마로서 지내왔다. 그녀는 20세에 양극성 장애[bipolar disorder]로 진단을 받아 다른 일을 할 수 없게 됨에 따라 전업주부가 되었다. 조지아는 매우 사랑스럽고 온화한 사람이지만 증상이 나타나면 딴판이 된다. 양극성 장애로 밤잠을 설치고 끝내지 못할 많은 일들을 시작하거나 반복적으로 하게 되고(조증), 이러한 사건들은 우울한 기분으로 이어진다(우울증). 지난주에 조지아는 큰 슬픔에 빠졌었고, 이러한 감정이 명백한 이유 없이 나타나서 진료를 받으러 갔다. 해당 의사는 그녀에게 escitalopram이라는 새로운 약을 처방해주었다.

1) 증상

조지아는 지난 이틀 동안 매우 혼란스러워 했고, 그녀의 남편은 응급실로 데리고 간다. 조지아의 인식기능이 떨어져 보였기 때문에 담당의사는 무슨 일이 진행되고 있는지 알기 위해 그녀의 남편과 면담을 한다. 조지아의 남편은 조지아가 손을 떨고(간대성 움직임), 허공을 응시하며 매우 혼란스러워했다고 말한다. 그녀는 과도하게 땀을 흘리고, 가슴이 마구 뛴다고 호소했다. 남편은 조지아가 양극성 장애, 고혈압 및 갑상선기능 저하증을 앓고 있다는 것도 언급한다.

의심약물

가능성 있는 의심약물은 다음과 같다.

1) Escitalopram

Escitalopram은 우울증 치료에 사용된다. 이 약물은 두통(24%), 불면증(9~12%), 오심(15%) 및 어지러움/피로(5%)의 문제를 초래할 수 있다. Escitalopram은 선택적 세로토닌 재흡수 저해제selective serotonin reuptake inhibitors, SSRIs로 불리는 계열의 항우울제에 속한다.[32] 이 약물은 세로토닌이 뇌로 재흡수 되는 것을 차단함으로써, 보다 많은 세로토닌이 시냅스(하나의 신경 말단과 다른 신경의 시작점이 만나는 지점) 내에 존재하도록 하여 정상보다 낮은 세로토닌 농도와 관련된 질환에 도움이 될 수 있다. 최근 들어 이 계열 약물 사용이 증가하고 있다. 2006년에, 렉사프로®는 미국에서 총 320만 건의 처방되어 상위 200개 처방약 중 9위를 차지했다.[33] 이 약물에 대한 블랙박스 경고에는 이 약물이 어린이 및 청소년의 자살 사고suicidal thoughts를 증가시킬 수 있다고 언급되어 있다.

2) Levothyroxine

Levothyroxine은 몸에서 갑상선 호르몬을 충분히 생성하지 못하거나 생성할 수 없는 환자에게 처방된다(갑상선기능저하). 갑상선호르몬의 역할은 대사를 조절하는 것이다. Levothyroxine은 인체에 의해 자연 생산되는 호르몬과 본질적으로 동일하기 때문에, 해당 환자가 너무 많거나 너무 적은 양을 복용하고 있는 것이 아니라면, 부작용이 심하지 않다. 의사는 환자의 갑상선호르몬 농도(T3, T4 및 갑상선자극호르몬(thyroid stimulating hormone, TSH))를 확인함으로써 이러한 가능성에 대해 관찰한다. 부작용에는 불면증, 피로, 불안 및 심박동 증가가 포함될 수 있다. 발생하는 부작용은 갑상선 수치가 너무 높은지 또는 낮은지의 여부에 따라 다르게 나타난다.[34]

갑상선 질환은 미국에서 수백만의 사람들에게 영향을 미친다. Levothyroxine은 미국에서 2006년에 309억 1,400만 건의 처방되어 그 해의 상위 최다 처방약 10개 중 하나였다.[35] 여성이 남성에 비해 더 빈번하게 갑상선호르몬 결핍을 경험한다. 충분한 갑상선호르몬을 체내에 흡수시켜 효과를 최대화하기 위해 약물을 적어도 아침 식사 30분 전(공복)에 복용해야 한다.

3) Lithium

Lithium은 양극성 장애, 특히 조증 단계에 있는 환자에게 도움이 된다. Lithium carbonate는 진전, 오심, 과도한 배뇨 등을 초래할 수 있다. 의사의 lithium 처방을 돕기 위해 혈중농도를 측정하는데, 올바른 용량인지를 확인하고 유해한 부작용을 초래할 수 있는 과량투여를 막기 위해 시행한다. 이러한 부작용의 정확한 빈도는 규명되어 있지 않고 혈중 농도에 따라 다르지만, 약 30%의 환자가 lithium을 복용하지 못하게 된다. Lithium 혈중농도의 정상 참고범위는 0.6~1.2 mEq/L이다. 부작용 중 2가지(갑상선기능저하증 및 신기능 감소)는 단순한 혈액검사를 통해 알 수 있다.[36]

약 570만 명의 18세 이상 미국인들에게 어느 정도의 양극성 장애가 있으며, 미국에서 상위 6번째의 장애 형태이다.[37] 매년 정확한 처방 건수는 알 수 없지만, lithium은 단독 또는 다른 약물들과 병용하여 양극성 장애에 흔히 사용된다.

사례 요약

환자: 조지아, 56세

1. 우울증 조절 목적으로 escitalopram 10 mg 1일 1회
2. 갑상선호르몬저하 치료 목적으로 levothyroxine 150 mcg 1

일 1회

3. 양극성 장애 조절 목적으로 lithium 300 mg 1일 3회

검사 결과

- Lithium: 1.0 mEq/L (약물 복용 전 채혈, 정상 참고범위: 0.8~1.2 mEq/L)
- Scr: 0.4 mg/dL (정상 참고범위: 0.6~1.4 mg/dL)
- TSH: 0.95 (정상 참고범위: 0.5~4.7)

X-선 검사 소견

해당사항 없음

초기 평가를 통해 조지아의 증상이 기저질환에 의해 직접적으로 초래된 것은 아님을 파악할 수 있으며, 다음 내용이 검토되어야 한다.

- 의심약물 목록에 따르면 각 약물의 용량은 정상 참고범위 이내인 것으로 생각된다.
- Levothyroxine이 심박동 증가 및 발한을 초래할 수 있지만, 조지아는 오랫동안 하루 150 mcg 용량에 안정적이었고, 이전에는 문제를 겪은 적이 없었다.
- 환자가 복용 중인 약물 중 두 가지는 정신질환에 사용되고 있다.

- 증거에 따르면 lithium이 세로토닌에 간접적으로 영향을 미칠 수도 있다.
- 조지아의 신기능은 정상이다.
- 의사에 의해 모니터링된 혈중 lithium 및 갑상선호르몬 농도는 정상이다.
- Escitalopram이 유일하게 새롭게 복용 중인 약물이다.

문제 해결

퍼즐을 맞춰 보자. Levothyroxine이 문제약물일 가능성은 적다. 따라서 escitalopram과 lithium이 남는다. 이 두가지 의심약물이 본 약물유발 질환 문제와 연관되어 있을 수 있을까?

1) 문제 약물: Escitalopram과 Lithium

착란, 간대성 움직임(손 떨림)의 발현, 고혈압, 경미한 체온 증가, 발한(땀 분비 증가) 및 빈맥(심박수 증가)의 증상은 세로토닌 증후군serotonin syndrome을 가리킨다.[38] escitalopram과 lithium은 환자에게 부정적으로 작용한다. Escitalopram이 보다 많은 세로토닌이 시냅스 내에 존재토록 하는 반면, lithium은 신경 시냅스가 세로토닌에 더 민감해지도록 한다.[39] 이로 인해 시냅스 부위에서 세로토닌 과잉이 초래되어 조지아가 겪고 있는 문제가 유발된다. Lithium과 escitalopram이 중추신경계에 작용한다고 해서 혈관과 나머지 신체부위에 영향을 미치지 않는 것은 아니다.

세로토닌 증후군을 명확하게 진단하는 검사는 존재하지 않는다. 병력 및 철저한 신체검사를 근거로 진단이 이루어진다. 이 사례의 환자는 세로토닌 시스템에 작용하는 약물을 사용한 기왕력이 있다. 세로토닌 증후군은 치료되지 않으면 사망을 초래할 수 있어 주의해야 한다.

2) 해결 방안

세로토닌 증후군이 의심되는 경우, 이를 해결하기 위한 가장 효과적인 방법은 세로토닌 불균형에 영향을 미치는 약물을 중단하는 것이다. 활력징후의 변화는 지지적 치료supportive treatment로 관리되는데, 여기에는 적절한 심장관리, 수분공급, 혈압 관찰 및 발생된 불균형을 바로잡기 위한 조치를 취하는 것이 포함된다. 문제 약물이 몸에서 빠져나감에 따라 조지아의 상태는 정상으로 돌아올 것이다. 근경직 및 경련을 완화시키기 위해 benzodiazepine 계열 약물이 투여될 수 있다.[40]

위험성

의사가 점점 많이 세로토닌 농도에 영향을 미치는 약물을 처방하고 있기 때문에, 세로토닌 증후군의 발생률이 증가했다. 2004년, 독성물질 노출 감시체계Toxic Exposure Surveillance System, TESS에 따르면, 48,204건의

SSRIs노출로 8,187명의 환자들에서 경도~ 중등도의 부작용이 초래되었고, 103명이 사망했다. 대부분의 사망은 상호작용을 나타내거나 유사한 작용을 가진 두가지 제제를 함께 복용한 결과였다.[41] 또 다른 자료에서는 환자가 세로토닌 시스템을 변화시키는 서로 다른 두가지 약물을 복용하는 경우, 1,000명 중 약 4명의 환자가 세로토닌 증후군을 경험할 것이라고 추산했고,[42] 이는 250명 중 1명으로 추정된다.[43] 2007년 미국 FDA의 MedWatch 시스템 상 escitalopram을 복용하는 환자들에서 세로토닌 증후군이 나타난 경우는 단 1건이었다.[44] 이는 대부분의 사례들이 세로토닌 작용을 하는 다수의 약물을 복용 중인 환자들에 관한 것이어서, escitalopram에 특정하여 관련된 건수를 파악하기가 어렵기 때문이다.

조언

세로토닌은 뇌에서 사람의 기분, 행동, 주의력 및 체온조절을 도우며, 혈관수축(혈압조절) 및 소화와 같은 다수의 다른 신체기능 조절도 돕는다. 세로토닌은 혈액 중의 혈소판(혈전생성을 담당)과 세기관지(폐 안의 기도)에도 영향을 미친다. 세로토닌 증후군은 생명을 위협할 수도 있는 중대한 질환이다. 세로토닌 증후군은 정신상태의 변화로 나타나는데, 이는 보통 조기에 발견되지 않을 경우 심각한 상황을 일으키는 문제와 동반되어 있다. 많은 사람들이 다수의 일반의약품이나 건강기능식품(예: 세인트존스워트)에 의해 이러한 문제가 악화될 수 있다는 가능성에 대해 알지 못한다. 하지만, 세로토닌 작용을 증가시키는 다수의 약물을 복용하는 사람들에서도 이 문제의 위험성은 비교적 낮다. 만일 조지아가 9번 수칙을 준수했더라면, 그녀에게 이 문제가 나타나지 않았을 수 있다. 즉, 복용하는 약물의 약물상호작용에 대한 의료 전문적 평가를 받아야 한다.[45]

■ 세로토닌 증후군의 원인이 되는 약물들[46]

약물 계열	약물
진통제	codeine, fentanyl, meperidine, tramadol
항생제	linezolid, ritonavir
도파민 작용제	amantadine, bromocriptine, levodopa
생약제제 또는 식이보충제	*Hypericum perforatum* (St. John's wort), Panax ginseng, tryptophan
모노아민산화효소 저해제	isocarboxazid, phenelzine, tranylcypromine
기타 항우울제	bupropion, nefazodone, trazodone, venlafaxine
SSRIs (선택적 세로토닌 재흡수 저해제)	citalopram, fluoxetine, fluvoxamine, prosetine, sertraline
불법적인 약물(Street drugs)	amphetamine, cocaine, LSD
삼환계 항우울제	amitriptyline, clomipramine, desipramine, imipramine, nortriptyline, protriptyline
기타 일반의약품	dextromethorphan
기타 의약품	buspirone, lithium

이 목록에 모든약이 포함된 것은 아니지만, 세로토닌 증후군에 이르게 할 수 있는 약물의 일부를 보여준다. 이 중 어느 한가지 약물이라도 복용하고 있다면, 이상반응의 징후 및 증상에 대해 반드시 알고 있어

야 한다. 관찰 대상 증상에는 근육경련, 진전, 떨림, 발한 및 착란이 있다.[47] 이러한 증상 중 하나라도 경험하기 시작하면 가능한 한 빨리 도움을 구하고 이 약물 중 하나를 복용 중임을 의사에게 알려야 한다. 이미 이 목록에 있는 약물을 한 가지 복용 중이고, 담당의사가 또 다른 약물을 처방하고자 한다면, 세로토닌 증후군에 대해 논의하고 그 약물에 대한 다른 대안을 고려해 보아야 한다.

약물사용 안전수칙 위반:
9. 약물간 상호작용에 대해 알아두기

담당의사 및 약사와 함께 조지아가 자신의 약물요법에 escitalopram을 추가하는 것과 관련된 위험에 대해 알고 있었다면, 병원에 입원하는 것을 예방했을 수도 있다. Escitalopram은 SSRIs로 알려져 있다. 이 계열의 약물이 세로토닌 시스템에 영향을 미칠 수 있다는 것 자체가 결정적인 증거이다. Lithium과의 조합은 조지아에게 중대한 문제가 된다는 것이 밝혀졌다. 심장 문제로 인한 사망에 이를 수 있는 세로토닌 증후군의 심각한 영향을 겪지 않았으므로, 조지아는 운이 좋다. 생약을 포함한 많은 약물이 세로토닌 시스템에 변화를 줄 수 있다. 만일 조지아가 자신이 복용 중인 약물들의 상호작용에 대해 알아보았다면, 이 실수를 잡아낼 수 있었다. 위험한 조합을 예방하는 것 외에 별로 할 수있는 것이 많지 않아서 예방 및 조기 발견이 대단히 중요하다. 새로운 약물이 추가될 경우 언제나 담당의사나 약사에게 현재 복 중인 약물과 상호작용을 일으키는지 여부에 대해 문의해야 한다. 생약 제제를 복용하기 전에도 재확인해야 한다. 우울증 또는 기분 변화에 대한 새로운 약물 투여로 인해 정신상태 변화, 심장박동수 증가, 혈압상승, 발한증가 및 체온상승의 증상 중 어느 하나라도 알게 되는 경우에는 즉시 의사의 진료를 받아야 한다.

상황

약물 유발 발작

다음의 사례에서 보여주는 바와 같이, 약물은 뇌에서의 비정상적인 전기적 활동에 의한 사건인 발작을 촉발시킬 수 있다.

사례

루시Ruthie는 79세의 여성으로, 고양이 다섯 마리를 돌보고 지역 요양원에서 빙고 게임을 하면서 주로 시간을 보낸다. 루시에게는 저 건너 캘리포니아에 사는 아들이 하나 있다. 그녀는 자신의 아들 및 손주들과 연락하며 지내기 위해 편지를 많이 보낸다. 루시는 컴퓨터 시대의 일원이 되고 싶지는 않아서 예전 방식으로 연락을 주고받고 있다. 루시는 몇 년 전에 발작장애로 진단을 받았고, 지금까지 2가지 약물의 사용으로 그 질환을 관리해왔다.

1) 증상

빙고 게임을 하던 도중에 루시가 갑자기 뭔가를 응시하더니, 이어서 발작이 나타난다. 발작이 그치자, 그녀는 매우 쇠약하고 혼란스러운 상태였다. 동년배의 빙고 친구가 루시를 응급실로 데려간다. 병원에 있는 동안, 뇌가 어떻게 기능하는지를 판단하기 위한 검사(뇌전도

(electroencephalogram, EEG) 포함)가 시행되지만, 의사는 이러한 검사들로부터 어떠한 결론도 도출할 수 없다. EEG는 뇌파를 측정하는 것이며, 발작 중에 뇌에서 일어나는 활동의 위치 및 유형을 파악하기 위해 흔히 실시된다. 그렇다면 루시에게 무슨 문제가 생긴 걸까?

의심약물

가능성 있는 의심약물은 다음과 같다.

1) Phenytoin

Phenytoin은 발작의 치료 및 예방에 사용된다. 이 약물은 오심, 구토, 어지러움, 착란, 졸음, 또는 치육증식(잇몸 조직의 과도한 발육)을 초래할 수 있다. 이러한 부작용 중 일부는 체내 약물 농도에 의존하여 나타난다.[48] 2006년에, phenytoin은 미국에서 상위 200개 처방 약물의 목록에 속했다.[49]

2) Carbamazepine

Carbamazepine은 특정 유형의 발작, 턱관절장애temporomandibular joint disorder, TMJ로 불리는 질환과 관련된 안면 또는 턱의 통증 및 제 1형 양극성 장애의 조증을 치료하는데 사용된다. 부작용에는 어지러움(44%), 졸음(32%), 균형상실(15%), 오심 또는 구토, 안구진탕(조절되지 않는 안구의 좌우측 움직임), 착란, 간효소 증가(aspartate aminotransferase(AST) 및 alanine transaminase(ALT)) 및 저나트륨혈증이 포함된다. Carbamazepine은 정확한 용량 및 독성 예방을 위해 혈중 농도 모니터링을 요하는 약물이다. 혈중농도 검사의 참고범위는 4~12 mcg/mL이다. 참고범위란 의사가 환자를 위한 치료제를 처방할 때, 혈액 검사로부터 얻은 자료를 해석하기 위해 이용하는 일련의 측정 기준치이다.

이 약물은 중증의 혈구수 이상 및 드물게 발생하는 중증의 발진에 대한 블랙박스 경고가 있다. 이러한 부작용을 조기에 발견하기 위해서는 그것의 초기 징후에 대해 알아야 한다. 의사는 백혈구 이상 발생 여부를 확인하기 위해 혈소판수 및 전체혈구수(complete blood count, CBC; 혈액 내 세포 수 및 유형을 측정하기 위한 혈액검사)를 확인한다. 가능성 있는 부작용에는 무과립구증, 재생불량성빈혈, 호중구감소증, 백혈구감소증, 혈소판감소증, 범혈구감소증 및 빈혈이 포함된다. 이러한 문제들은 혈구세포의 기능과 이 혈구들의 신체보호 측면에서 고려할 때 심각한 결과를 초래할 수 있다. 의사는 치료 전, 10~16주와 12개월 시점, 그리고 이후로는 12개월마다 위에서 언급된 혈액검사를 실시한다. 환자는 carbamazepine의 사용으로 인해 중대한 문제가 발생하지 않도록 이러한 검사를 요구해야 한다.[50]

3) Ramipril

Ramipril은 고혈압 치료에 사용된다. 이 약물은 기침(7~12%), 저혈압(11%), 두통(1~5%) 및 고칼륨혈증(1~10%)을 초래하는 것으로 알려져 있다.[51] Ramipril은 안지오텐신 전환효소angiotensing converting enzyme, ACE 저해제로 불리는 흔히 사용되는 항고혈압제 계열에 속한다. 다른 ACE 저해제와 마찬가지로 ramipril은 흔히 처방되고 있고, 2006년에는 상위 200개 처방 약물 중 43위를 차지했다.[52] ACE 저해제가 임신 제 2기 및 3기에 사용될 경우 발달 중인 태아에 손상 및 사망을 초래할 수 있으므로, ramipril에도 임신 중의 사용에 관한 블랙박스 경고가 따른다. 환자들은 임신이 확인되자마자 ACE 저해제를 중단해야 한다.

사례 요약

환자: 루시, 79세

1. 뇌전증 조절 목적의 phenytoin 월,수,금 300 mg 1일 1회, 화, 목, 토,일 200 mg 1일 1회
2. 뇌전증 조절 목적의 carbamazepine 300 mg 1일 3회
3. 고혈압 조절 목적의 ramipril 5 mg 1일 1회

혈액 검사 결과

- Carbamazepine: 14 mcg/mL (약물 복용 전 채혈, 정상 참고범위: 4~12 mcg/mL)
- Phenytoin: 17.2 mcg/mL (약물 복용 전 채혈, 정상 참고범위: 10~20

mcg/mL)

- 칼륨(K): 3.7 mEq/L (정상 참고범위: 3.5~5.2 mEq/L)

- 나트륨(Na): 124 mEq/L (정상 참고범위: 135~145 mEq/L)

X-선 검사 소견 및 EEG

정상 소견

초기 평가를 통해 루시의 증상이 기저질환에 의해 직접적으로 초래된 것은 아님을 파악할 수 있으며, 다음 내용이 검토되어야 한다.

- 의심약물 목록에 따르면, 각 약물의 용량은 상용량 이내인 것으로 생각된다.
- Phenytoin 농도는 치료농도 범위이내이다. Phenytoin의 정상 참고범위는 10~20 mcg/mL이다.
- Carbamazepine의 농도는 14 mcg/m로 다소 높게 측정되었다. Carbamazepine의 정상 참고범위는 4~12 mcg/mL이다.
- 비정상인 검사 수치는 나트륨이다. 나트륨의 정상 참고범위는 135~145 mEq/L이다.
- 루시의 발작은 현재의 항경련제 요법으로 조절되고 있었다.

문제 해결

상황에 대해 종합해보자. 이 책은 약물 유발 질환에 대한 참고서인 만큼 이 문제를 초래하고 있는 것은 약물임에 틀림없다. 혈압조절 약물은 발작을 유발하는 것으로 알려져 있지 않다. 루시의 phenytoin은 치료효과를 나타내는 범위(적절한 농도)로, 효과를 나타내고 있었다. 루시의 나트륨 농도가 낮아 발작을 초래할 수 있는데, 그녀가 복용 중인 어떤 약물에 의해 저나트륨혈증이 유발될 수 있는 것일까?

1) 문제 약물: Carbamazepine

어떻게 된 영문인지, carbamazepine에 대한 루시의 혈중농도 검사 결과치가 다소 높게 나왔다. Carbamazepine에 관한 정보를 살펴본 결과, 이 약물이 저나트륨혈증을 초래하는 것으로 알려져 있다. 저나트륨혈증은 혈청 나트륨 농도가 135 mEq/L 미만으로 떨어질 때 나타나는 상태이다. 오심 및 쇠약이 가장 먼저 나타날 수 있는 증상이지만, 저나트륨혈증은 일반적으로는 증상이 없다. 증상이 나타난다면, 혈중 나트륨 농도가 흔히 130 mEq/L 미만일 때 이다. 나트륨 농도가 125 mEq/L 미만인 가장 심각한 경우에는, 환자들이 두통, 기면, 발작, 혼수 및 호흡곤란을 경험하게 된다.[53]

2) 해결 방안

불균형을 바로잡기 위해, 루시에게 고농도의 나트륨이 포함되어 있는 정맥수액이 투여된다. 다른 합병증(뇌부종 및 추가적인 신경계 문제)을 예방하기 위해 나트륨은 천천히 보충되어야 한다. 만일 루시가 carbamazepine 치료를 지속한다면 앞으로는 나트륨 농도가 면밀히 관찰되어야 한다. 다행히도, valproic acid 및 levetiracetam과 같이 발작장애의 치료를 위해 carbamazepine을 대체할 수 있는 효과적인 약물들이 다수 이용 가능하다.

위험성

대략 250만 명의 미국인이 발작장애를 앓고 있다. 또한, 미국인의 약 10%가 어느 시점에는 발작을 일으킬 것으로 추정된다.[54] Carbamazepine을 이용한 치료와 관련된 저나트륨혈증은 잘 알려져 있다. 저나트륨혈증은 환자 중 1.8~40%에서 발생하는데, 환자 연령에 따라 다양하다.[55] 중증 저나트륨혈증 환자를 대상으로 한 연구에 의하면 23%가 발작을 경험했다.[56] 일반적으로 저나트륨혈증의 발생 위험을 증가시킬 수 있는 몇 가지 위험인자가 규명되었다. 위험인자에는 연령(40세 이상), 저나트륨혈증을 초래할 수 있는 약물의 동시 복용(이뇨제와 carbamazepine의 병용 등), 월경, 정신질환, 수술 및 여성이 포함된다.[57] 이런 유형의 발작의 정확한 발생률은 알려져 있지 않다: FDA에서도 정확한 수치를 제공하지 못했다(2,070,000건의 처방 / 환자-연당 처방 12건 = 172,500명의 환자 × 1.8~40% = 저나트륨혈증 환자 3,105~69,000명). 미국 FDA의 MedWatch 시스템을 조사한 결과, 2007년에 보고된 20건의 저나트륨혈증의 원인이 carbamazepine이었던 것으로 밝혀졌다.[58]

조언

저나트륨혈증은 carbamazepine 치료의 흔한 합병증이다. 저나트륨혈증의 치료는 그 원인에 따라 다르다. 이 경우엔, 루시의 약물 용량을 조정하는 것이 치료에 포함되었다. Carbamazepine으로 치료를 받는 환자들은 발작의 위험을 감소시키기 위해 저나트륨혈증의 징후 및 증상에 대해 알아야 한다. 이 환자들에게서는 나트륨 농도 저하가 흔히 나타날 수 있지만, 저나트륨혈증에 의해 발생하는 발작은 발생할 가능성이 낮고, 대개 발작 전에 다른 징후도 나타나는 중증인 경우에만 발생한다. 6번 수칙을 준수했다면, 나트륨 농도가 낮다는 것을 보다 일찍 발견함으로써 루시의 발작을 예방할 수 있었을 것이다.

SSRIs 및 이뇨제와 같은 몇 가지 약물들이 저나트륨혈증을 초래할 수 있다. 자신이 복용 하는 약물 중 어느 것이 저나트륨혈증을 초래할 수 있는지 알고 알아야 하고 지시대로 혈액검사를 해야 한다. 특히 나트륨 농도를 감소시키는 약물을 복용 중인 경우에는, 나트륨 저하의 징후 및 증상들에 대해 알아야 한다. 그 징후 및 증상에는 두통, 착란, 과민성, 피로, 발작 및 근육경련이 포함된다.[59]

일반적으로 약물 유발 발작은 흔히 예방 가능하다. 신장 및/또는 간 기능장애의 경우에는 용량 조정이 필요할 수 있다. 특히 위험성이 있는 경우에는 발작을 초래할 가능성이 있는 약물을 피해야 한다. 몇몇 위험인자에는 중추신경계(central nerve system, CNS) 이상(감염 또는 두부 외상), 영아 또는 고령자, 발작의 기왕력, 신장 또는 간기능장애, 대사 이상(나트륨, 칼슘, 포도당, 마그네슘, 인산염 및 알부민 농도의 변화), 급격한 증량, 고농도의 약물, 약물상호작용 및 빠른 투약이 포함된다. 혹시 항경련제, lidocaine, procainamide, lithium 및 theophylline과 같은 발작을 초래할 가능성이 있는 약물을 시작하게 되는 경우, 저용량으로 시작하고 서서히 증량해야 한다. 몇몇 약물은 혈중 약물농도 관찰이 필요하다.[60]

몇가지 계열의 약물이 고령의 환자에서 발작을 초래하는 것으로 알려져 있다. 항정신병약이 한가지 예이다. 약물 유발 발작의 기왕력, EEG 이상, 또는 이전의 CNS 합병증 또는 두부 외상이 있는 사람이라면, 발작의 위험이 증가한다. 발작은 보통 항정신병 약물을 시작할 때, 또는 약물이 고용량으로 사용되거나 급격하게 증량되는 경우에 발생한다. Clozapine과 chlorpromazine이 모든 항정신병약 중에서 발작 위험성이 가장 크다. 항정신병약 복용 중이라면 발작 유발 가능성이 낮은 약물(예: risperidone)을 사용해야 한다. 항우울제는 발작을 초래하는 것으로 알려진 또 하나의 약물계열이다. Bupropion이 발작의 위험을 증가시키는 것으로 알려진 항우울제이며 발작의 기왕력이 있는 것으로 알려진 환자에게는 금기이다. 다른 약물로는 술, 인슐린, isoniazid, lidocaine, theophylline, tramadol 및 meperidine이 있다. 연령이 증가함에 따라 많은 고령자가 발작의 위험을 증가시키는 신경계 질환으로 고통을 받게되고 뇌혈관 사고를 겪었거나, 약물상호

작용의 위험을 증가시킬 수 있는 경우에는 발작의 위험이 더욱 증가한다.[61]

약물사용 안전수칙 위반: 6. 자신의 검사 일정 알아두기

루시가 혈액검사를 받으러 갔다면, 이 합병증을 훨씬 일찍 알게 되었을 것이다. Carbamazepine을 복용하려면, 치료를 시작하기 전에 혈소판과 함께 전혈구수[CBC]를 검사하고, 간기능 검사, 뇨검사 및 전해질 검사(나트륨 농도 포함)도 받아야 한다. Carbamazepine에 의해 초래된 체내 혈구수 감소를 발견하기 위해 혈소판 포함 CBC는 치료를 시작하고 10~16주 후에 다시, 그리고 나서는 1년에 한 번씩 확인되어야 한다. 나트륨 농도가 정상임을 확인하기 위해, 6개월마다 반드시 뇨검사, carbamazepine 농도 및 전해질 검사를 받아야 한다.

상황

심장질환 환자에서의 약물 유발 digoxin 독성

Digoxin은 다양한 형태의 빈맥을 포함한 불규칙한 심박동을 경험하는 몇몇 환자에게 처방되는 약물이다. 용량이 철저하게 관찰되지 않으면, 다음의 사례에서 보여주는 것처럼 digoxin은 체내에서 독성 농도에 이를 수 있다.

사례

래리[Larry]는 67세의 은퇴한 트럭운전기사이다. 건강이 나빠지기 시작하여 약 8년 전에 어쩔 수 없이 은퇴하게 되었다. 그는 미국을 횡단하며 여행할 때 본 넓게 펼쳐진 도로와 광경들을 참 좋아했다. 8년 전 래리는 심부전 및 신부전 초기로 진단을 받았다. 그는 건강 때문에 대형 트럭의 운전을 그만두기로 결정을 내렸다. 약 1주일 전에 래리는 심부전 때문에 병원에 입원했고, 다른 사람들과 마찬가지로 퇴원하면서 새로운 약물을 시작하게 되었다.

1) 증상

래리의 아내 돌리[Dolly]는 래리가 하루 중 어느 때도 식사를 충분히 하지 못하고 있음을 눈치챘다. 돌리의 요리솜씨는 매우 좋아서, 래리는 보통 그녀가 부엌에서 뚝딱 준비해주는 모든 음식을 아주 좋아했다. 그는 구역감도 느꼈지만 가장 괴로운 것은 모든 빛 주변에 녹황색 후

광이 보인다는 점이었다. 래리는 확실히 뭔가 잘못되었음을 깨닫고, 아내에게 자신을 응급실로 데려가 달라고 청하였다.

의심약물

가능성 있는 의심약물은 다음과 같다.

1) Furosemide

이뇨제는 신장을 통해 과잉의 수분을 배설시킴으로써 붓기 및 체액 저류(부종)를 감소시키는데 사용된다. 이뇨제는 체액을 감소시킴으로써 고혈압도 치료할 수 있다. 이 약물은 많은 염분과 수분을 소변을 통해 배설시킴으로써 작용한다. 몇가지 부작용에는 복용 후 최대 6시간 동안의 빈뇨(몇 주간 furosemide를 복용한 후에는 감소), 전해질 불균형, 시야장애, 발진 및 어지러움이 포함된다. Furosemide에는 설파 화합물이 포함되어 있어 설파제 알레르기가 있는 일부의 환자들은 이 약물에 반응을 나타낼 수도 있다. 이 약물은 20,145,000건의 처방으로 2006년에 미국에서 조제된 상위 200개 제품 목록에서 20위를 차지했다.[62]

2) Digoxin

Digoxin은 울혈성심부전을 치료하고, 심방세동, 심방조동 및 심실상성빈맥(심인성 쇼크)과 같은 빈맥성 부정맥(빠르고 불규칙한 심박동)의 심실 속도를 늦추는 데 사용된다. 이 약물은 근본적으로 심박동을 늦춘다.

Digoxin에는 심장차단(심장 박동을 유발하는 전기신호의 전달 지연), 심실빈맥 또는 심실세동, ST절 하강(심전도(electrocardiography, EKG)상의 변화), 두통(3%), 어지러움(5%), 정신장애(4%), 발진(2%), 오심, 구토, 설사(2~3%) 및 약간의 전신 쇠약을 초래할 수 있는 부작용이 있다.

Digoxin은 치료지수therapeutic index가 좁은 약물로, 이는 약물의 농도가 엄격한 범위 내에서 유지될 필요가 있다는 것을 의미한다. 그 범위가 매우 제한적이라서 약물의 농도가 이 범위를 벗어나는 상황이 쉽게 생길 수 있는데, 이 경우 환자는 digoxin 독성을 경험할 수 있다. 잘 알려진 부작용 중 한가지가 환각이다. 과거 digoxin 혈액검사의 정상 참고범위는 부정맥의 경우에는 1.5~2.5 ng/mL이고, 심부전의 경우에는 0.8~2.0 ng/mL이었으나,[63] 최근에는 예후 관련 근거로 인해 낮은 참고범위가 추천되고 있고, 심부전의 경우에는 추천 참고범위가 0.5~0.9 ng/mL 수준이다. *, **

3) Isosorbide mononitrate

Isosorbide mononitrate는 흉통의 예방 치료제로 사용되며 혈관의 확장을 돕는다. 이 약물은 두통(19~38%), 어지러움(3~5%) 및 오심/구토(2~4%)를 초래할 수 있다.[64]

Isosorbide mononitrate는 질산염으로 알려진 약물 계열에 속하며,

이 약물들은 혈관을 확장시킴으로써 흉통 완화에 도움이 되나, 일부의 질산염은 저혈압 또는 심부전 악화에 기여할 수도 있다. 몇몇 약물상호작용은 CYP3A4 효소가 관련된 것으로 그 영향이 크므로, 환자들은 담당의사 및 약사에게 자신이 복용 중인 다른 약물을 알려야 한다.

사례 요약

환자: 래리, 67세

1. 울혈성 심부전에 의한 체액저류 조절 목적의 furosemide 40 mg 1일 2회
2. 심부전 조절 목적의 digoxin 0.25 mg 1일 1회
3. 혈관확장 목적의 isosorbide mononitrate 60 mg 1일 1회

혈액 검사 결과

- Scr: 2.4 mg/dL (정상 참고범위: 0.6~1.4 mg/dL)
- digoxin: 2.2 ng/mL(마지막 약물 복용 16시간 경과시점에 채혈, 심부전에 사용 시 정상 참고범위: 과거 0.8~2.0 ng/mL => 최근 0.5~0.9 ng/mL)

X-선 검사 소견

X-선 검사 상에 일관되게 심장비대가 나타남

초기 평가를 통해 래리의 증상이 기저질환에 의해 직접적으로 초래된 것은 아님을 파악할 수 있으며, 다음 내용이 검토되어야 한다.

- 래리는 8년 전에 진단을 받은 이후로 계속 furosemide를 복용해 왔다.
- Digoxin은 최근에 래리가 심부전 때문에 병원에 입원한 후에 추가된 새로운 약물이다.
- 래리의 약물처방은 저하된 신장기능 때문에 주의해서 이루어져야 한다. Digoxin을 제외하고 신기능에 적합하다.
- Furosemide와 isosorbide mononitrate의 부작용은 래리에게 일어나고 있는 증상에는 맞지 않다.

문제 해결

앞의 실마리를 따라가 보면 실제로 digoxin이 래리에게 이러한 문제를 초래하고 있다는 결론에 도달하게 된다. 특히, 래리의 혈중 digoxin 농도가 2.2 ng/mL이다. 어떻게 생각하는가? 무엇이 문제일까?

1) 문제 약물: Digoxin

오심 및 구토, 식욕부진, 시야장애, 불규칙한 맥박 및 심계항진이 래리가 digoxin 독성을 경험하고 있다는 신호이다.[65] 나타날 수 있는 다른 증상에는 전반적인 부종, 누운 상태에서의 호흡곤란, 의식장애, 배뇨감소 및 과도한 야간 배뇨가 포함된다. 래리에게는 digoxin 독성의 특징적인 지표인 "후광(halos)"이 보인다. 래리는 잘 먹지도 못하는 상태인데, 이는 digoxin 과잉으로 인한 또 하나의 증상이다. Digoxin 독성은 환자들이 과잉의 digoxin을 섭취하여 체내에 축적되었을 때 발생하며, 앞에 서술된 증상들을 초래한다. 심부전 환자에서 digoxin의 정상 참고범위가 0.5~0.9 ng/mL인데, 래리의 digoxin 농도는 2.2 ng/m이다.

상황을 더욱 어렵게 만드는 것은 래리의 신기능이 심각하게 감소되어 있다는 것이다. 추측한 것처럼, digoxin을 체내에서 제거하기 위해서는 원활한 신기능을 필요로 한다. 따라서, 래리의 몸은 정상적인 신기능을 가진 사람만큼 신속하게 또는 효과적으로 digoxin을 제거하지 못한다. 래리의 digoxin 용량은 저하된 신기능을 감안하여 조절되었어야 했다.[66]

2) 해결 방안

래리를 위한 가장 좋은 해결책은 digoxin 투약을 중단하고 증상이 해결되도록 하는 것이다. 불규칙한 심박동이 나타나기 시작할 경우에는 래리의 심장을 관찰해야 한다. Digoxin을 재투여할때는 이후 또 다른 부작용을 예방하기 위해 래리의 신기능에 따라 용량이 조절되어야 한다. 의사의 입장에서는 digoxin은 적절하게 투약하기에 까다로운 약물 중 하나이다. 의사가 주의하지 않으면 과량투여가 일어날 수 있다. 이 경우 전해질(혈청 칼륨, 마그네슘 및 칼슘 농도) 불균형으로 digoxin 사용에 더 많은 문제가 초래될 수 있으므로, 의사는 래리의 전해질을 모니터링해야 한다.

중증 digoxin 독성의 경우 규정된 프로토콜에 따라 해독제가 사용된다. 또한 독성 부작용의 중증도에 따라, 산소 또는 항부정맥약물과 같이 많은 지지적 치료 조치 및 약물이 필요할 수도 있다.[67]

위험성

한 자료에서는 미국 인구의 1~5%, 또는 약 300만~1,500만 명의 사람들이 digoxin을 복용 중이고, 이들 중 대략 75%가 75세 이상인 것으로 추정하고 있다. Digoxin 치료받은 35%의 사람들에게 독성이 나타났다고 보고되었지만, 대부분의 사례가 보고되지 않아 digoxin 독성의 실제 발생률을 규정하기는 어렵다. 입원 환자 중 보고된 발생률은 15~20%이다.[68]

전체 입원환자의 약 0.4%가 digoxin 독성에 기인한 것이고, 외래환자 및 요양원 환자들의 각각 1.1%와 10~18%도 digoxin 독성을 경험했다.[69] 특정환자군, 특히 래리와 같이 신기능이 감소된 사람들은 다른 사람들보다 digoxin 독성의 위험이 더 크다. Digoxin 독성의 위험을 증가시키는 다른 요인으로는 연령 증가, 심부전, 탈수, 칼륨 또는 마그네슘 농도 저하, 칼슘 농도 증가 및 갑상선 호르몬 저하가 있다.[70] Digoxin 독성의 또 다른 주요 요인은 긴 목록의 유해한 약물상호작용이 있다. 치료를 시작하기 전에 가능성 있는 모든 상호작용이 인지될 수 있도록 환자, 담당 의사 및 약사가 환자가 복용 중인 모든 약물을 아는 것이 중요하다. 따라서 환자가 어떤 약물을 복용 중인지에 따라 digoxin 독성의 위험이 더 클 수 있다(3,569,000 건의 처방 / 환자-1인당 연간 처방 12건 = 297,417 × 발생률 35% = 104,095건의 digoxin 독성/년).

다수의 병원을 대상으로 한 후향적 연구에서 digoxin 독성으로 입원하는 경우가 이 약물을 복용하는 전체 환자의 4.8%인 것으로 보고하였다.[71] 미국 FDA의 MedWatch 시스템에서는 digoxin 독성에 대한 정보를 찾아보기가 어렵다. Digoxin 독성은 다수의 증상 및 부작용으로 나타나지만, 2007년에 FDA의 MedWatch 시스템에 치료 농도 이상의 digoxin 농도, 약물 독성, 또는 과량투여로 보고된 것은 겨우 74건이었다.[72]

조언

위에 설명된 바와 같이, digoxin을 복용 중인 사람들에게 digoxin 독성은 흔한 일이다. 치료기간이 길어서 많은 사람들이 어느 시점에는 이 문제를 경험하게 될 것으로 보인다. 다수의 유해한 약물상호작용이 digoxin 독성의 주요 촉발인자이므로, 새로운 약물이 추가될 때에는 독성을 검사하기 위해 환자의 digoxin 농도를 재확인해야 한다. 많은 환자들의 경우 신기능 저하도 digoxin 독성의 원인 중 하나일 수 있다. Digoxin을 복용 중인 모든 환자들은 이 합병증의 고위험을 감소시키기 위해 자신의 digoxin 농도를 자주 확인해야 한다. 1번, 2번, 및 6번 수칙을 준수했다면, 래리가 입원하는 것을 막을 수 있었을 것이다.

Digoxin에 대해서는 담당의사, 약사 및 환자가 어떤 약물을 복용하고 있는지를 반드시 알고 그것을 주기적으로 검토하는 것이 특히 중요하다. Digoxin 농도를 증가시킬 수 있는 약물에는 verapamil, quinidine, ritonavir 및 amiodarone이 포함되지만, 이에 국한되지는 않는다.[73] 이 약물 중 하나를 처방받게 되면, 담당의사에게 digoxin 농도를 면밀하게 관찰하고 필요하다면 digoxin 용량을 낮추도록 요청해야 한다.

고령자인 경우 신기능 저하로 인해 digoxin의 독성에 보다 더 취약하게 된다. 그런 독성의 위험성 때문에, digoxin 농도 및 신기능을 6개월마다 평가받도록 권장한다. Digoxin을 복용한다면, 심박동수 저하(집에서 맥박을 관찰), 오심, 구토, 시야 변화(빛 주변의 "후광"), 어지러움 및 착란을 포함한 digoxin 독성의 징후에 대해 알고 있어야 한다.[74] 응급실 방문의 주된 원인이 digoxin 부작용이다. Digoxin 사용과 관련된 부작용 및 독성에 대해 잘 알아야 하고 이들 중 어느 것이라도 경험하면 즉시 응급실에 가야 한다. 고령자라면 담당의사는 반드시 환자의 낙상 위험에 대해 평가해야 한다. 고령자에서의 digoxin 사용은 보다 많은 합병증에 이르게 할 수 있는 낙상의 증가와 관련이 있었다.

약물사용 안전수칙 위반:
1. 응급실 방문을 초래하는 대표적인 원인 약물 알기

래리와 그의 담당의사는 여러가지 수칙을 위반했다. 우선 digoxin은 부작용으로 인한 입원 및 응급실 방문의 주요 원인 중 하나이다. 래리는 digoxin 사용과 관련된 합병증에 대해처음부터 알고 있어야 했다. 래리에게 "부하용량(loading dose)"(래리의 체내 digoxin의 양을 치료 수준으로 끌어올리기 위한 용량)을 투여한 후, 그의 담당의사는 12~24시간 내에 래리의 digoxin 농도를 확인했어야 했다. 만일 담당의사가 부하용량을 투여하지 않았다면 digoxin 농도는 래리가 digoxin 복용을 시작한 후 3~5일 시점에 확인되었어야 했다. 그 다음에 담당의사는 모든 증량 또는 감량 시 5~7일 시점에 다시 농도를 확인해야 한다. Digoxin 농도는 적어도 1년에 한 번은 확인되어야 한다.

약물사용 안전수칙 위반: 2. 자신의 신기능 검사 수치 알기

신기능 및 전해질(칼륨, 칼슘 및 마그네슘 농도)은 digoxin 독성을 평가하는데 매우 중요하기 때문에 래리의 담당의사는 래리의 신기능 및 전해질도 확인했어야 했다. 래리의 경우 신기능이 적절한지 신장의 능력을 평가하지 않은 것이 과량투여로 이어졌다. 만일 래리가 담당의사의 관찰에 대해 주의를 기울이고 자신의 신장에 대한 혈액 검사치를 알았다면 과량투여는 예방될 수 있었을 것이다.

약물사용 안전수칙 위반: 11. 새로운 약이 추가되면 건강 변화 확인하기

래리는 새로운 약물을 시작했을 때 무엇인가 문제가 있다는 것을 알아차리고 즉시 담당의사에게 조언을 구했어야 했다.

약물 유발 난청

복용 중인 약물이 청력에 영향을 미칠 수 있다. 다음의 사례는 일부의 약물들이 난청을 초래할 수 있다는 것을 보여준다.

사례

샘[Sam]은 49세의 남성으로 오디오 애호가이다. 오래된 음반을 올려놓고 자신이 좋아하는 음악 듣기를 즐긴다. 예를 들자면, 핑크 플로이드[Pink Floyd]의 음반 'The Wall'과 'Comfortably Numb'이 있다. 샘은 음악을 많이 좋아하고, 음악은 샘의 휴식을 진정 돕지만, 최근 일과 관련하여 약간의 불편함이 생겼다. 샘은 근무시간 동안 서 있어서 퇴근 시에는 다리의 붓기로 힘들었다. 그는 무릎의 관절염으로도 고통받고 있다. 그래서 샘은 저녁에 발을 올려놓고 음악을 듣는 것을 좋아한다.

1) 증상

최근 샘은 음반의 고음을 감상하는 문제가 있었다. 또한 모든 것이 어수선하고 불분명하게 들린다. 샘이 전자 기기 매장에 전화를 걸어 고객 서비스 담당자가 샘의 스테레오를 점검했다. 그 담당자는 모든 것이 제대로 작동하고 있다고 했으나 샘의 생각은 다르다. 샘의 부인은 샘이 완전히 청력을 잃어가고 있다고 생각한다. 난청은 꽤나 방해가 되어 진료를 보기로 결정한다. 샘과 그의 청력에 무슨 일이 일어나고 있는 것일까?

의심약물

가능성 있는 의심약물은 다음과 같다.

1) Celecoxib

Celecoxib는 골관절염으로 인해 초래되는 염증을 완화시키는 COX-II 저해제이다. 부작용으로는 고혈압(<13%) 두통(10~16%), 설사(4~11%), 피부 발진(2%), 부종/부기(2%), 소화불량(배탈, 9%), 오심 및 복통(4~8%)이 포함된다.[75] 드물게 궤양 및 위장관 출혈 등의 중증 위장관 문제도 발생 가능하다. 협심증, 뇌졸중 및 심장마비 등의 심혈관 문제들 또한 나타날 수 있다. 중대한 위장관 문제나 심장문제의 기왕력이 있는 환자들은 주의해야 한다. 이 약물은 2006년에 처방으로 발생된 총 매출액에서 35위를 차지했다.[76]

2) Furosemide

Furosemide는 체액저류나 붓기(부종)을 완화하는데 사용되는 이뇨제이며, 고혈압을 치료하는데도 사용된다. 이 약물은 많은 염분과 수분이 소변을 통해 배설되도록 한다. 부작용으로는 복용 후 최대 6시간 동안의 빈뇨(그러나, 2~3주간 furosemide를 복용한 후에는 이러한 효과가 감소됨), 전해질 불균형, 시력저하, 발진, 어지러움 및 난청이 있다.[77] Furosemide에는 설파기가 포함되어 있어 설파제 알레르기가 있는 환자들은 이 약물에 반응을 나타낼 수 있다. 이 약물은 20,145,000건의 처방으로 2006년에 미국 시장에서 조제된 상위 200개 제품 목록에서 20위를 차지했다.[78]

3) Acetaminophen

Acetaminophen은 통증, 관절염, 근육통 및 두통에 사용되는 진통제이면서 해열제이다. 부작용에는 발진, 간기능장애(간기능 저하) 및 알레르기 반응이 있다. 그러나, 이러한 약물부작용은 드물고 심각한 문제들을 일으키지 않아 광범위하게 사용된다. 알코올을 섭취함과 동시에 acetaminophen을 복용하면 간에 중대한 손상을 초래할 가능성이 있으므로 간기능이 저하되었거나 손상된 사람들은 이 약물을 사용해서는 안되며 이 약물을 복용 중인 사람은 술을 마셔서는 안된다. Acetaminophen은 발열, 관절염 및 통증에 약사와 의사가 가장 흔히 권하는 일반의약품 중 하나이다.[79]

사례 요약

환자: 샘, 49세

1. 관절염/통증 조절 목적의 celecoxib 200 mg 1일 1회
2. 붓기/부종 조절 목적의 furosemide 40 mg 1일 1회(아침)
3. 관절염/통증 조절 목적의 acetaminophen 500 mg 1일 3~4회

검사 결과

모두 정상 참고범위 내

기타 검사

양측성 난청

초기 평가를 통해 샘의 증상이 기저질환에 의해 직접적으로 초래된 것은 아님을 파악할 수 있으며, 다음 내용이 검토되어야 한다.

- 하루 종일 서 있어 부종을 호소하는 샘에게 그의 담당의사는 부종을 조절할 수 있는 furosemide를 처방하였다. 한 달여 전부터 샘은 난청 증상을 감지하였다.
- 샘이 acetaminophen으로는 진통작용이 충분하지 않다고 호소하여 담당의사는 관절염에 도움이 되는 celecoxib를 처방하였다.

- Acetaminophen이 난청에 미치는 영향에 대하여 알려진 바는 없다.

문제 해결

샘은 최근에 자신의 직업과 관련한 통증과 붓기를 방지하기 위해 두 가지 새로운 약물들을 복용하기 시작했다. 그는 최근에 자신의 청력에 문제가 있음을 알고 상당히 염려하고 있다. 난청을 초래하였다는 보고가 없으므로 acetaminophen을 의심약물에서 배제할 수 있다. 다른 두 약물 모두 의심할 만 하나, 어느 약물이 더 문제가 되었을까?

1) 문제 약물: Furosemide

Furosemide는 "루프 이뇨제loop diuretic"로 불리는 종류의 이뇨제로 체내에서 과잉의 체액을 줄이는데 효과적이다. Furosemide를 복용하는 사람들은 많은 체액을 소변으로 배출함으로써 다리의 부종을 줄인다. 이 약물은 고혈압 및 심부전의 경우에도 도움이 된다. 샘의 경우에는 하루 종일 서 있는 데서 비롯된 하지 부종을 개선하기 위하여 furosemide를 사용하고 있다. 그는 자신의 난청이 약물에 의해 초래될 수 있다고는 생각하지 못했다. 루프 이뇨제에는 난청 또는 이독성(약물 또는 화학물질에 의해 유발된 내이 손상)을 초래할 가능성이 있다. 이런 부작용은 주사 이뇨제의 사용에서 발생하지만 샘의 경우에는 표준 용량으로 복용 중인 경구 이뇨제에서 나타났다. 루프 이뇨제는 약간의 칼륨도 추가로 제거하므로 과잉의 체액을 배출시킬 때 체내의 칼륨 농도에 영향을 미친다. 소리를 뇌로 전달하는 데 있어 귓속에 위치한 신경세포 안팎의 칼륨 농도 구배가 적절하게 유지되는 것이 중요하다. 칼륨 농도가 약간이라도 벗어나게 되면 청력에 영향을 미칠 수 있다.[80]

2) 동반위험요인: Celecoxib

Celecoxib도 샘의 난청을 유발할 수 있다. Celecoxib와 관련된 구체적인 자료는 제한적이지만 청력장애가 발생 가능한 부작용 목록에 포함되어 있다. 환자들은 celecoxib와 같은 COX-II 저해제가 난청을 유발할 수 있음을 알고 있어야 한다. 이와 유사한 작용기전을 가진 NSAIDs도 난청과 관련이 있으므로 COX-II 저해제가 샘의 문제에 기여했을 가능성이 있다.

3) 해결 방안

담당의사가 샘에게 furosemide와 celecoxib를 복용하게 하자, 약간의 난청을 경험하게 된다. 그의 담당의사는 문제약물의 가능성이 있기 때문에 furosemide와 celecoxib를 중단시킨다. 샘은 완전히 회복되어, 청력이 되돌아온다. 이젠 음반을 제대로 들을 수 있기 때문에 샘은 운이 좋다. 담당의사는 샘의 acetaminophen 용량을 늘리고 낮 동안의 다리 부종을 줄이기 위해 압박 스타킹support stocking을 착용하도록 제안한다.

위험성

난청은 대부분의 약물에서 보기 드문 부작용이다. Furosemide의 경우 대부분의 보고된 사례들은 고용량으로 초래된 것이다. 한 자료에는 루프 이뇨제를 복용하는 환자들 중 6~8%가 난청을 경험할 수 있다고 언급되어 있다. 이는 대부분이 신부전이 있는 환자들에서 고용량의 furosemide를 정맥 내 투여한 사례들이었다. Furosemide를 경구로 복용한 환자들에서 난청이 보고된 경우는 거의 없었다.[81] 영향을 받은 환자들의 수를 볼 때, 어느 해에라도 대략 십만 건의 furosemide로 인한 이독성 사례가 가능하다(20,145,000 건의 처방/환자-년당 12건의 처방 = 1,678,750건의 처방 × 난청 발생률 6~8% = 난청을 경험하는 환자 100,725~134,300 명/년). 하지만 이 수치는 과장되었을 가능성이 있다. Furosemide 투여로 인해 난청을 경험하는 환자들 거의 대부분은 고용량의 주사 치료 중이었다. 미국 FDA의 MedWatch 웹사이트에는 2007년에 furosemide로 인해 이독성이 나타난 2건의 사례가 목록에 포함되어 있다.[82] Celecoxib 복용에서 기인한 난청으로 문헌 보고된 사례는 없었다.

조언

앞서 언급했듯이, 난청은 furosemide 경구제 사용 시 흔하게 나타나는 이상반응이 아니다. 루프이뇨제는 고용량에서 정맥 내로 투여될 경우에만 난청을 초래한다. Furosemide로 인한 난청은 역시 난청을 유발하는 다른 약물과 병용될 때 발생할 가능성이 가장 크다. 두 가지의 이독성 약물이 치료를 위해 함께 사용할 때, 난청의 위험이 얼마나 더 높아지는지는 확실히 알지 못한다. 그럼에도 불구하고 환자와 가족들은 그러한 반응의 가능성에 대해 알고 있어야 한다. 환자들은 제공된 유인물을 참조하고, 담당의사 및 약사에게 자신들이 알아야 하는 모든 부작용에 대한 정보를 요청해야 한다. 새로운 약물을 추가한 후에 자신의 건강에 어떠한 변화가 생긴다면 약물 유발 질환을 의심해야 한다. 11번 안전수칙을 준수했다면, 샘이 이 문제를 빨리 깨닫는데 도움이 될 수 있었을 것이다.[83]

루프 이뇨제로 인한 난청은 극히 드물지만, 그 가능성에 대해 알고 있어야 한다. 이는 새로운 약물이 추가될 때 청력과 같은 변화가 생긴다면 약물 유발 질환을 의심해 보아야 한다. 불행하게도 샘은 우연히 이상반응의 피해자이지만 그 사실을 조기에 깨달아서 충분히 도움을 구할 수 있었다. Furosemide가 일찍이 중단되지 않았더라면, 난청은 비가역적일 수 있다. 진정한 음악 광에게, 이는 청천벽력이었을 것이다.

난청을 초래하는 것으로 알려진 다른 약물들은 다음의 도표에 제시되어 있다. 이 약물들 중 어느 것이라도 복용하고 있다면 그 약물이 청력을 변화시킬 수도 있다는 점을 알고 있어야 한다. 난청을 판단하기 위한 한 가지 쉬운 방법은 모든 약물 관련 치료를 시작하기 전에 베이

스라인 청력 검사를 시행하는 것이다. 이렇게 함으로써 환자와 담당 의사 모두가 청력 변화에 민감하게 대응할 수 있다.[84]

약물사용 안전수칙 위반:
11. 새로운 약이 추가되면 건강 변화 확인하기

만일 샘이 자신의 건강에 일어나는 변화에 주의를 기울였다면, 자신의 난청을 좀더 일찍 감지했을 것이다. 청력이 되돌아왔으므로 샘은 운이 좋다. 일부의 환자들은 그렇게 운이 좋지는 않다. 약물부작용의 징후일 수 있으므로 새로운 약물을 사용함에 뒤따라서 일어나는 모든 변화에 유의해야 한다. 일단 새로운 약물을 시작하면, 모든 흔치 않은 부작용들에 대해 담당의사 및 약사와 상의해야 한다. 이러한 부작용들은 중대할 수 있으나 조기에 발견하면 최선의 상태로 회복된다. 이 독성을 초래할 수 있는 약물들에 대해 알고 있어야 한다.

■ 청력을 손상시킬 수 있는 이독성 약물[85]

아래의 표에 청력에 해로운 영향을 미칠 수 있는 약물의 목록이 제공되어 있다. 약물 복용을 시작하기 전 베이스라인 청력 검사를 시행하고, 약물로 인해 청력에 문제가 생기지 않았는지를 확인하기 위해 주기적으로 청력검사가 실시되도록 한다

약물 계열	약물
아미노글리코시드계 항생제	amikacin, gentamicin, kanamycin, neomycin, streptomycin, tobramycin
항악성종양제 (화학요법 약물)	carboplatin, cisplatin
루프 이뇨제	bumetanide, ethacrynic acid, furosemide
NSAIDs	diclofenac, etodolac, fenoprofen, ibuprofen, naproxen, piroxicam, sulindac
퀴닌계 약물	chloroquine, quinine
살리실레이트계 약물	aspirin

제5장

약물에 의한 출혈성 질환

약물에 의한 가장 위협적인 이상반응 중 하나로 잇몸 출혈, 소변 및 대변 내 출혈, 타박상 등을 아우르는 출혈을 꼽을 수 있다. 출혈은 뇌, 위장관, 요로 및 복부 등 어디에서든지 발생할 수 있다.

상황

약물 유발 피하 출혈(타박상)

다음의 사례는 우리에게 일부의 약물이 타박상을 초래할 수 있다는 것을 보여준다.

사례

마티Marty는 어린 손주들과 시간 보내기를 즐기는 은퇴한 71세의 노인이다. 그에게는 심장문제뿐만 아니라 비만, 고콜레스테롤혈증 및 고혈압 문제가 있었다. 또한, 그에게는 심방 세동(불규칙한 심장박동)으로 알려진 심장질환이 있어 지난 2년 동안 혈전 형성(심방 세동으로 인한)을 예방하기 위해 warfarin을 복용해오고 있다. 그는 식이조절을 더 잘 하고 활동량을 늘릴 필요가 있음을 알고 있다. 그는 자신의 혈액응고검사international normalized ration, INR를 꽤 규칙적으로 확인받고 있지만, 아직까지 변동이 심하다. INR은 혈액이 얼마나 잘 응고되고 있는지를 알려주는 수치이다. 높은 INR 값은 혈액이 묽은 상태임을 의미하고, 3보다 큰 INR의 경우엔 출혈 위험이 있다고 간주한다. 마티의 INR은 지난번 진료 시점에 약간 낮은 것으로 나타나서, 담당의사가 일주일 중 이틀의 warfarin 용량을 약간 증량하였다.

1) 증상

마티는 최근 손주들과 노는 동안에 보다 쉽게 멍이 든다는 점을 알아차렸다. 그는 일전에 야구를 하면서 아이들에게 공을 던졌고, 그 때 아이들 중 한 명이 날린 직선 타구가 그의 정강이 바로 뒤를 우연히 때렸다. 그는 그 이후로 자신의 아래 다리 전체가 멍이 든 것을 발견하였고 지금은 약간 부어 있다. 그는 야구공에 맞은 이후 지난 하루 이틀 동안 어지러움과 메슥거림을 느끼기도 했다. 두 번 정도는 토하기까지 했다. 토한 후에는 코피가 흐르기 시작하였다. 마티는 단지 독감에 걸렸을 수도 있다고 생각하며 멍든 사실에 대해 크게 겁을 내고 싶지 않았다. 그러나 그의 부인이 걱정하여 병원에 가보기로 한다.

의심약물

가능성 있는 의심약물은 다음과 같다.

1) Furosemide

Furosemide는 체액저류나 붓기(부종)을 완화하는데 사용되는 이뇨제이며 고혈압을 치료하는데도 사용된다. 이 약물은 보다 많은 염분과 수분이 소변을 통해 배설되도록 한다. 부작용으로는 복용 후 최대 6시간 동안의 빈뇨(그러나, 2~3주간 furosemide를 복용한 후에는 이러한 효과가 감소됨), 전해질 불균형, 시력저하, 발진 및 어지러움이 있다. Furosemide에는 설파기가 포함되어 있어 설파제 알레르기가 있는 환자들은 이 약물에 반응을 나타낼 수도 있다.[1] 이 약물은 20,145,000건의 처방으로 2006년에 미국 시장에서 조제된 상위 200개 제품 목록에서 20위를 차지했다.[2]

2) Digoxin

Digoxin은 울혈성 심부전의 치료 및 심방세동, 심방조동 및 심실상성 빈맥(심장성 쇼크)과 같은 빈박성 부정맥(빠르고 불규칙한 심장박동)에서 심실 박동율을 낮추기 위해 사용된다. Digoxin은 심박동 속도를 늦춰서 적절한 속도 및 리듬으로 뛰도록 한다.

이 약물은 "심차단heart block" (심장박동을 초래하는 전기적 신호 전달의 지연으로 심박동이 매우 느려지게 함), 심실성 빈맥 또는 세동, ST 분절 하강(심전도 검사 상의 변화), 두통(3%), 어지러움(5%), 정신장애(4%), 발진(2%), 오심, 구토, 설사(2~3%) 및 때때로 전신 쇠약감과 같은 많은 부작용을 나타낸다. Digoxin은 약물농도를 엄격한 범위 내에서 유지가 필요한 좁은 치료역therapeutic index을 가진 약물이다. 약효를 나타내는 최소농도와 약으로 인한 독성을 나타내는 농도의 차이는 근소하기 때문에 체내 약물의 농도가 약효를 나타내는 데 필요한 유효농도를 넘게되면 환자는 digoxin 독성을 경험할 수 있다. Digoxin 독성에는 심장독성에 앞서 나타나는 초기 반응으로 오심 및 구토가 있다. 또한 환자는 두통, 시력장애(빛 주변의 "광륜"), 착란 및 방향감각 상실도 경험할 수 있다.[3]

3) Warfarin

Warfarin은 혈전색전 (혈액응고) 질환 및 심방세동 또는 심장판막 교체에 의해 초래 가능한 혈액응고 합병증 예방을 위해 사용된다; 심장마비 이후의 전신성 혈전의 위험을 감소시키기 위한 보조약으로 사용될 수 있다. Warfarin은 주로 비타민 K 의존성 혈액응고 인자에 작용한다. Warfarin은 이들 혈액응고인자들을 억제하여 혈액이 빠르게 혈전을 생성할 수 없게 함으로써 그에 따른 혈전 및 합병증을 예방한다.[4]

출혈은 warfarin의 주요 부작용이다. 다른 부작용으로는 흉통, 저혈압, 어지러움, 피로, 발열, 두통, 발진, 가려움, 관절 또는 근육통 및 쇠약감이 포함된다. 출혈은 warfarin의 가장 흔한 이상반응이며 다양한 증상으로 나타날 수 있다. Warfarin을 복용 중인 사람들은 15~20분 동안 압박을 가한 후에도 상처, 잇몸 또는 코에서 출혈이 멈추지 않거나, 전에 없던 부종 또는 통증, 또는 흔치 않은 두통 및 복통 등의 이상 징후가 있는지 잘 살펴야 한다. 환자들은 복용을 시작하기 전에 이 약에 대해 잘 알고 있어야 한다.

FDA 블랙박스 경고에는 warfarin이 주요 출혈major bleeding 또는 치명적인 출혈을 초래할 수 있다고 언급되어 있다. 출혈의 위험인자에는 고용량의 항응고 치료(INR≥4), 고령(≥65세), 변동이 심한 INRs, 위장관 출혈의 기왕력, 고혈압, 중증 당뇨병, 외상 및 신장문제가 포함된다. 피부 괴사/괴저가 발생할 수 있지만 이는 매우 드물다(≤0.1%). 미세

색전microembolization에서 기인한 "자색 발가락" 증후군"purple toe" syndrome이 warfarin과 연관되어 있다고 기술된 적이 있다(미세색전에는 동맥혈류를 감소시키는 작은 혈전의 생성이 수반된다.). 자색 발가락 증후군이 흔한 부작용은 아니지만, 여기서 언급하는 목적은 드문 반응의 가능성도 염두하고자 것이다. Warfarin은 또한 임신 중에 사용되어서는 안되는 임부카테고리 X 약물이다. 환자들은 치료 및 시술이 시행되기 전에 자신이 warfarin을 복용 중이라는 사실을 담당의사 및/또는 치과의사에게 알려야 하며, INR을 점검하기 위한 검사를 놓쳐서는 안 된다.

사례 요약

환자: 마티, 70세

1. 수분저류 조절 목적의 furosemide 1일 2회 80 mg(아침), 40 mg(저녁)
2. 심박동수 조절 목적의 digoxin 1일 1회 0.25 mg
3. 항응고제 warfarin 1일 1회 5 mg (월, 화, 목, 금, 토요일), 7.5 mg (수, 일요일)

검사 결과

- Digoxin: 정상범위 내 (정상 참고범위: 0.8~2.0 ng/mL)
- INR: 9.1 (정상 참고범위: 2~3)

- 칼륨 (K): 4.2 mEq/L (정상 참고범위: 3.5~5.2 mEq/L)

X-선 검사 소견

해당사항 없음

초기 평가를 통해 마티의 증상이 기저질환에 의해 직접적으로 초래된 것은 아님을 파악할 수 있으며, 다음 내용이 검토되어야 한다.

- 마티의 digoxin 혈중 농도를 응급실에서 검사하였더니, 정상 치료범위 (일반적으로 0.8~2.0 ng/mL)이다. 마티에게 오심 및 구토가 나타났으므로 초기에는 digoxin 독성이 나타난 것으로 의심할 수 있었다.
- 마티의 칼륨 농도 역시 정상 범위 (정상범위는 3.5~5.2 mEq/L인데, 4.2 mEq/L임)이다. 따라서 위장 문제와 몸의 이상반응이 칼륨의 영향이 아닐 가능성이 매우 크다.
- 출혈은 furosemide 또는 digoxin의 잘 알려진 부작용이 아니다.
- 마티의 INR은 9.1 (INR의 정상범위는 2~3이어야 함)로 보고되었다. INR은 warfarin 작용을 확인하는 검사 수치이다. INR은 의사에게 혈액응고 및 출혈 간의 균형을 가늠하는 척도로써, 혈액응고 또는 출혈의 위험성 때문에 어느 쪽으로도 치우쳐서는 안된다. 의사는 적어도 4주에 한 번은 환자의 INR을 확인해야 한다.

문제 해결

Digoxin과 furosemide의 부작용으로는 출혈 또는 타박상이 없으며, 이 약물들과 관련된 검사 결과가 정상이기 때문에 이 약물들은 배제할 수 있다. 그렇다면, 무엇이 문제약물일지 생각해 보자.

1) 문제 약물: Warfarin

Warfarin의 위험성은 그것의 유익성에 따른 것이라는 것에 특히 유의해야 한다. 앞에서 언급된 바와 같이, warfarin의 주요 부작용 중 하나가 출혈이다. 담당의가 용량을 증량한 후에 마티가 검사를 누락하였기 때문에, 본인의 INR이 높았을 것을 상상할 수 없었다. 마티는 INR에 대한 검사 예약을 했었어야 했고 그랬다면 출혈에 이르게 하는 INR 증가를 미리 알아차렸을 것이다. 마티의 경우에는 검사를 하지 않는 동안 담당의가 용량을 증량하자, INR이 아주 위험한 수준인 9.1로 증가하였다. 마티의 출혈사건의 중요한 시발점은 야구공에 맞은 일이다. 중대한 출혈이 발생한 이후로 그는 식욕을 잃었으며, 쇠약감(빈혈의 증상)도 느끼기 시작하였다. INR 검사는 warfarin을 복용하는 환자들의 약물요법 관리에 결정적인 역할을 하므로 절대 임의로 건너뛰어서는 안 된다.

2) 해결 방안

Warfarin은 비타민 K에 의존적인 혈액응고인자들에 작용하여 혈액이 응고되는 것을 막는다; 따라서 INR을 감소시키기 위해 마티에게 비타민 K가 투여된다. 그의 INR 및 모든 출혈 관련 증상들을 이후 48시간에 걸쳐, 이후로는 2~3일마다 모니터링 한다. 마티에게는 INR이 정상범위(보통 2~3)로 돌아올 때까지 warfarin 복용을 중단하도록 지시한다. 일단 INR이 정상범위 내로 돌아오면 마티에게 보다 낮은 용량의 warfarin으로 복용을 투여하도록 권한다.

위험성

보고된 사례들에 따르면 warfarin 관련 출혈 부작용의 건수가 최근 2~3년에 걸쳐 증가한 것으로 파악되었다. 하버드 의대에서 실시한 한 연구에서 해당 연구의 62%의 환자들이 warfarin의 (항응고)효과를 증대시킬 수 있는 잠재력을 가진 다른 약물을 함께 투여 받았다고 발표하였다.[5] 다른 자료들은 warfarin 관련 출혈 발생률의 증가는 또한 warfarin 사용의 전반적인 증가를 반영하는 결과라 이야기한다 - 즉 많은 사람들이 복용한다면 부작용이 나타날 확률이 더 높아지는 것이다.

한 연구에서 최초의 중대한 출혈 발생률이 100 환자-년patient-year 당 2.3임을 밝혔다.[6] British Journal of General Practice에 발표된 연구에서는 치명적인/입원을 요하는 출혈과 전문의에게 의뢰된 출혈의 발생률이 각각 100 환자-년 당 3.5와 2.6임을 알아냈다.[7] Annals of Internal Medicine에 발표된 또 다른 논문에서는 warfarin 사용에 대한 33건의 이미 완료된 연구들을 조사한 결과, 연구된 10,757명의 환자들 중 276명 (2.5%)에게 주요 출혈major bleeding이 발생하였음을 알게 되었다.[8] 이것은 대략 39명 중 1명에서 주요 출혈major bleeding이 발생할 가능성이 있는 것으로 계산된다. 이를 미국에서 번개에 맞을 가능성과 비교해보자. 1년 중 언젠가 당신이 번개에 맞을 가능성은 7십만 번에 한 번이다.[9] (21,111,000건의 처방/1 환자-년 당 12건의 처방 = 1,759,250명의 환자 x 2.5% = 43,981건의 주요 출혈/1년). 2007년에 약 311건의 INR 상승이 FDA의 MedWatch 시스템에 보고되었다.[10] 이 수치에는 복합 출혈multiple hemorrhages 또는 INR 증가에서 기인했을 가능성이 있는 다른 합병증들을 포함되어 있지 않다.

> **환자-년(patient-year): 역학자들이 임상역학 자료의 비교를 위해 사용하는 개념; 환자의 수와 각 환자의 질환이 모니터링된 연수(the number of years)를 곱한 값이다. 예를 들어, 10년 동안 추적관찰된 1명 또는 1년 동안 추적관찰된 10명의 사람들은 각각 10 환자-년과 같다**

조언

식이요법을 비롯한 다른 약물들과의 병용은 warfarin 관련 출혈의 큰 위험인자가 될 수 있다. 일부 연구들에서는 출혈이 발생할 위험이 환자의 연령에 따라 다르고, 80세 이상의 노인들은 더 큰 위험에 놓일 수 있다는 결론을 내기도 하였다.[11] Warfarin은 매우 신중하게 복용해야 할 약물인 것이다. Warfarin을 적절하게 복용하고, INR을 정기적으로 재검토하며 일관성 있는 식단으로 식사하고 복용 중인 다른 약물들을 지속적으로 모니터링 한다면, 출혈반응이 나타날 위험은 그리 높지 않다. 그러나 복용 중인 약물에 주의를 기울이지 않는다면, 출혈이 나타날 가능성이 크게 증가할 수 있다. 마티는 이러한 합병증이 재발하는 것을 방지하기 위해 약물사용 안전수칙 1번, 6번 그리고 7번을 준수해야 한다.

흔히 나타나는 출혈의 징후를 알고 관찰해야 한다. 몇 가지 흔한 징후에는 혈뇨(암적색 또는 갈색의 소변), 혈변(검거나 붉은 변), 또는 혈담(가래 속의 혈액); 큰 멍 또는 하단에 혹이 있는 것 같은 멍; 빈번한 코피; 그리고 지혈되지 않는 상처(즉, 15분 이상 출혈)가 있다.

비타민 K 의존적 혈액응고인자들(비타민 K와 칼륨의 화학 약어인 K+와 혼동하지 말것)은 warfarin이 혈액응고를 막기 위해 작용하는 지표이다. Warfarin을 복용하는 동안, 브로콜리, 시금치, 상추 및 케일 등의 녹색잎 채소와 같이 비타민 K 함량이 높은 음식을 일정하게 섭취하는 것이 중요하다. 다수의 비타민과 영양소를 제공해주므로 이러한 채소들은 섭취하도록 권장되어야 하고 반드시 섭취해야 한다. 하지만, 큰 변화 없이 늘 비슷한 양으로 식사를 하는 것이 중요함을 기억해야 한다. 특히, 비타민 K 함량이 높은 식품이 다량 포함된 식단으로 즉각적으로 바꾸는 것은 피해야 한다. 왜냐하면, 이것이 당신의 INR을 극적으로 감소시킬 것이기 때문이다. 그러한 식이요법을 시작하고자 한다면 먼저 담당의사와 상의해야 한다.

다양한 약물을 복용할 때는 언제나 기록해야 한다. 여러 약을 복용하는 일부의 환자들은 각각의 약을 복용할 시간을 기억하는 것이 힘들다는 것을 알게 된다; 알약 통pillbox 또는 일주일 단위 알약 복용 플래너weekly pill planner를 통한 관리는 환자들이 올바른 시간에 올바른 약물을 복용할 수 있는 손쉬운 방법 중 하나이다. 만일 약을 복용하는 것을 잊어버렸다면, 같은 날인 경우엔 놓친 용량을 복용하면 되지만, 다음 날 전일 놓친 용량까지 두 배로 복용해서는 안된다. 또한, 몇몇 약물들은 warfarin의 항응고 효과에 영향을 미쳐 출혈 부작용을 초래할 수 있다. Acetaminophen, aspirin, NSAIDs, sulfamethoxazole/trimethoprim, erythromycin, amiodarone, propafenone, ketoconazole, itraconazole 및 metronidazole과의 병용은 되도록 피하는 것이 좋으나, 병용할 수 밖에 없는 경우 주의 깊은 모니터링이 필수적이다. 퀴놀론계 약물ciprofloxacin, levofloxacin, omeprazole, clarithromycin 및 azithromycin과 같은 특정 약들은 warfarin의 출혈 위험을 증가시킬 수 있으므로, 고령자라면 특히 주의해야 한다. 이러한 약물들 중 어느 하나라도 추가 처방된다면, 그 약물들이 warfarin과 어떻게 상호작용하는지에 대해 알아보고, 그에 따라 나타날 수 있는 부작용을 감시해야 한다.[12]

Warfarin을 복용하는 사람들을 위한 조언

1. 발에 걸려 넘어지고, 미끄러지거나 쓰러지게 할 수 있는 느슨한 깔개 및 전선을 제거한다; 집안 전체에 적절한 조명을 설치한다; 얼음, 윤을 낸 바닥, 젖은 바닥 또는 집 밖의 익숙하지 않은 지역에서 걷는 것을 피한다.
2. 환자가 자신이 warfarin을 복용 중이라는 사실을 의사 및 약사에게 알리는 것은 매우 중요하다. 이는 병원에서 진료 받을 때뿐만 아니라 치과에서 치료받기 전, 그리고 약국에서 일반의약품을 구입하는 경우에도 해당된다.
3. 먹는 것뿐만 아니라 마시는 음료에도 주의를 기울여야 한다. 자몽 주스, 크랜베리 주스 및 알코올성 음료는 특정 약물을 복용할 때 제한하거나 피해야 하는 주요 음료들이다. 이러한 음료들은 체내 약물 대사를 변화시킬 수 있고, warfarin과의 병용은 반드시 피해야 한다.
4. warfarin은 두 가지 함량으로 나온다. 올바른 함량을 복용하고 있는지를 확실히 아는 한 가지 쉬운 방법은 정제의 색상을 보는 것이다. 각각의 warfarin 함량은 색상으로 구분이 되며, 상응하는 색상은 항상 동일하다. 5 mg 함량은 복숭아색(핑크색)인 반면, 2 mg 함량은 흰색이다. 색상을 점검하는 것은 약국에서 처방을 올바르게 조제 및 투약할 수 있는 수단인 동시에, 환자가 처방대로 용량을 복용하고 있는지 스스로 확인할 수 있는 방법이다.

약물사용 안전수칙 위반:
1. 응급실 방문을 초래하는 대표적인 원인 약물 알기

Digoxin과 마찬가지로 warfarin은 부작용으로 인해 응급실에 방문하는 주된 이유 중의 하나이다. 마티가 보다 조심성이 있고 이 약이 얼마나 위험한지를 알았더라면 warfarin을 복용하는 동안에 더욱 주의했을 것이다. Warfarin을 복용하는 사람은 모든 출혈 (코피; 쉽게 생긴 멍; 혈뇨, 혈변, 또는 혈담(血痰); 및 피로)의 징후 및 증상을 의사에게 알려야 한다.

약물사용 안전수칙 위반:
6. 자신의 검사 일정 알아두기

마티는 warfarin이 얼마나 위험한지 깨닫고 자신의 검사 일정을 준수했어야 했고, 자신의 모니터링 지표를 알고 있어야 했다. Warfarin을 복용 중인 모든 환자들은 자신의 INR을 적어도 4주에 한 번은 검사 받아야 한다. 마티의 경우처럼 최근에 warfarin 용량 변경이 있었다면, INR 수치의 적지 않은 변동이 예상되므로 자주 병원에 내원하여 INR을 점검 받는 것이 필요할 수 있다.

약물사용 안전수칙 위반:
7. 복용 중인 약에 대한 모니터링 지표 알아두기

대부분의 환자들의 경우, INR이 2~3(일부 환자들에서 최대 3.5)의 범위로 유지되어야 한다. 이는 의사의 목표범위로 환자가 혈액응고(INR <2) 또는 출혈(INR >3)의 위험에 처하지 않도록 하기 위한 것이다. 두 경우 모두 좋지 못한 상황이므로 INR을 매달 검사해야 한다. INR을 검사 받은 후 자신에게 물어야 하는 좋은 질문 3가지가 있다:

1. 나의 검사 결과는? (자신의 INR 값에 대한 일지를 적는다)
2. 이번 검사 결과에 따라 나의 warfarin 용량을 변경할 필요가 있는가?
3. 나의 다음 번 채혈 시기는 언제여야 하는가?[13]

상황

약물 유발 상부위장관 출혈

다음의 사례는 우리에게 일부의 약물들이 상부위장관 출혈을 초래할 수 있다는 것을 보여준다. 상부위장관 출혈은 식도, 위 및 십이지장(소장을 세 부분으로 나눴을 때 첫 번째 부분)을 포함한 상부 위장관에서 발생하는 출혈이다.

사례

베티[Betty]는 심장 질환의 병력이 있는 57세 여성이다. 그녀는 고혈압이 있었고, 몇 년 전에는 콜레스테롤 수치도 높다는 것을 알게 되었다. 이외에도 그녀는 제 2형 당뇨병을 앓고 있다. 2년 전에, 베티는 심장마비로 관상동맥우회술[coronary bypass surgery]을 받았다. 젊었을 때는 담배를 피웠지만 몇 년 전에 끊었다. 담당의사가 그녀에게 제 2의 심장마비가 발생하는 것을 예방하기 위해 aspirin을 매일 복용하도록 처방하였다.

1) 증상

최근에 베티는 평소보다 더 피로하여 어떤 날에는 거의 일어나서 나갈 수가 없었다. 그녀는 또한 점점 더 호흡이 곤란해지고 있다는 것을 알아챘다. 오늘은 그녀의 증상이 점점 더 악화되고 있는 것 같다. 그녀에게 복통 및 경련이 나타나기 시작하고, 힘이 없으며, 어지럽다고 느낀다. 커피 찌꺼기 같은 내용물을 토한 후 그녀는 정말 걱정이 되기 시작한다. 베티는 자신에게 과거에 건강문제가 있었고, 더 이상은 젊지 않다는 것을 알고 있지만, 상당히 활동적인 57세 여자에게 일반적으로 나타나는 증상이라고 생각하지 않는다. 나이에 상관 없이, 이러한 증상들을 반드시 점검해야 한다. 베티에게 무슨 일이 일어나고 있는 것일까?

의심약물

가능성 있는 의심약물은 다음과 같다.

1) Aspirin

Aspirin은 통증과 열을 치료하고, 혈소판 응집을 억제하여 심장마비와 뇌졸중으로 인한 사망 위험을 감소시켜주기도 한다. Aspirin은 오심, 구토 및 어지러움을 초래할 수 있다. Aspirin의 화학구조 명칭은 아세틸살리실산acetylsalicylic acid, ASA으로 NSAIDs이며, 다른 NSAIDs와 함께 복용 시 항혈전 효과가 상가(相加)되어 출혈 경향이 증가될 수 있다. Aspirin은 어린이들에게 라이 증후군Reye's syndrome을 초래할 수 있는 살리실산염의 하위 분류이다.[14]

2) Glibenclamide

Glibenclamide는 제 2형 당뇨병에서 인슐린 분비를 자극하는 경구치료제이다. 보고된 부작용에 두통, 어지러움, 발진, 오심/구토, 저혈당증, 빈혈 및 속 쓰림이 포함된다. Glibenclamide로 인해 저혈당이 일어날 수 있다. 고용량의 aspirin을 glibenclamide와 함께 규칙적으로 복용 시, 두 약물의 상호작용으로 glibenclamide의 혈당저하 효과가 증강될 수 있다.[15]

3) Atorvastatin

Atorvastatin은 고콜레스테롤의 치료(죽상경화성) 및 심혈관계 질환의 2차 예방에 사용된다. Atorvastatin은 총 콜레스테롤과 LDL("나쁜") 콜레스테롤을 저하시킨다. 두통(3~17%)이 atorvastatin의 가장 흔한 부작용이다. 2~10%의 환자들에서 나타날 수 있는 다른 부작용에는 흉통, 부종(체액 저류), 어지러움, 발진, 설사 또는 변비, 간 기능 검사치 증가, 근육통 및 경련이 포함된다. 드물게 발생하는 부작용으로는 횡문근융해(무작위적이며, 설명되지 않는 근육통이 동반된 근육의 파괴), 스티븐-존슨 증후군 (화상을 입은 듯한 발진) 및 아킬레스건 파열이 있다. Atorvastatin은 임신 중에 복용해서는 안된다.[16]

사례 요약

환자: 베티, 57세

1. 혈전 예방 목적의 aspirin 1일 1회 325 mg
2. 당뇨병 조절 목적의 glibenclamide 1일 1회 2.5 mg

3. 고콜레스테롤혈증 치료제 atorvastatin 1일 1회 취침 시 20 mg

검사 결과

모두 정상 참고범위 내

X-선 검사 소견

해당사항 없음

초기 평가를 통해 베티의 증상이 기저질환에 의해 직접적으로 초래된 것은 아님을 파악할 수 있으며, 다음 내용이 검토되어야 한다.

- 베티는 자신의 혈당을 체크하여, 148 (정상 범위: 90~130) 임을 확인하는데, 이는 평소 체크된 혈당과 비교하였을 때 상당히 좋은 결과이다.

  참고: 다수의 잘 조절되지 않는 당뇨병 환자들의 혈당은 200 이상이거나, 심지어 300~400 범위일 수도 있다(제 3장, "신장, 칼슘, 간, 췌장질환 또는 당요 합병증을 유발하는 약물들"의 크리스티 조의 경우 참조).
- 베티는 "저용량"으로 간주되는 aspirin 325 mg 정제 한 알을 매일 복용한다.[주1]

  참고: 대부분의 자료들에서는 1일 75~325 mg 범위의 aspirin 을 저용량으로 간주한다.[17]

- 베티는 특별한 근육통이 전혀 없이 동일한 용량의 atorvastatin을 지난 2~3년간 복용해 오고 있으며, atorvastatin을 복용하기 시작한 이후로 그녀가 아픈 적은 여태까지 없었다.
- 커피 찌꺼기 형상의 토사물은 그녀에게 상부 위장관 출혈이 있음을 암시한다.

감수자 주석) 최신 ACCP guideline에서는, 저용량 aspirin의 범위를 75~100mg/일로 제시하고 있으며, 관상동맥우회술(CABG) 시행 후 심혈관질환의 2차 예방을 목적으로 저용량 aspirin 75~100mg 1일 1회 사용할 것을 권고한다(Grade 1A). 현재 우리나라에서도 이 지침에 근거하여 'aspirin 100mg 1일 1회'가 일반적으로 처방되고 있다.

Ref: Vandvik, et al. Antithrombotic Therapy and Prevention of Thrombosis, 9th ed: ACCP Guidelines, CHEST 2012; 141(2)(Suppl):e637S-e668S

문제 해결

가능한 문제약물로써 aspirin을 제외한 다른 복용약물을 거의 완전히 배제할 수 있다. 그녀에게 위장관 출혈이 있음을 알고 있다. 복용약물 중 어느 것이 그녀에게 위궤양 또는 위장관 출혈을 야기했을 가능성이 가장 클까?

1) 문제 약물: Aspirin

Aspirin이 베티에게 위장관 출혈을 초래했고, 이 약이 그녀의 몸을 불편하게 한 것이다. 위장관에는 식도, 위, 소장, 대장(결장), 직장 및 항문이 포함된다. 이 부분 중 어디에서나 출혈이 발생할 수 있다. 사람이 알아채지 못한 채로 출혈이 발생할 수도 있다(잠혈이라 함). Aspirin 및 NSAIDs와 같은 약물들은 고용량을 그리고/또는 공복에 투여될 경우 위장에 좋지 않을 수 있다. 알고 보니, 베티는 항상 아침에 일어나자마자 가장 먼저 aspirin을 복용해 왔는데, 이는 아침 식사하기 약 1시간 전이었다.

2) 해결 방안

베티는 출혈을 멈추고 다른 혈액검사결과도 정상임을 확인하기 위해 병원에서 이틀을 보낸다. 그녀에게는 위산을 감소시켜 위궤양/속 쓰림 예방을 돕기 위한 한 가지 약물(프로톤 펌프 저해제, proton pump inhibitor [PPI])이 처방된다. 그녀의 담당의사는 하루에 복용하는 aspirin 용량도 씹어먹을 수 있는 aspirin 81 mg으로 감량키로 결정했고, 그녀에게 반드시 aspirin을 식사와 함께 복용하고 공복에 복용하지 않도록 지시했다. 그녀가 위장관 출혈로 고생했음에도 불구하고, 담당의사는 여전히 aspirin의 심혈관계 보호 기능이 또 다른 위장관 출혈을 초래할 위험성을 상회한다고 판단한다.

위험성

Aspirin으로 유발된 위장관 출혈[aspirin-induced GI bleed]의 실제 발생률에 관해서는 약간의 논란이 있다. 한 저널에서는 위장관 출혈 발생률이 100 환자-년 당 1.2건이라고 보고했다.[18] 아울러, 이 저널의 논문에서는 aspirin이 작지만 유의한 상부 위장관 출혈의 위험을 수반하며, 최저 용량의 aspirin이 대개 가장 안전하다고 언급하였다.

덴마크에서 실시된 연구에서는 상부 위장관 출혈로 인한 입원 비율을 알아보았는데, 입원한 약 27,000명의 환자들 중 aspirin으로 유발된 위장관 출혈을 사유로 입원한 비율은 대략 연간 0.06%에 달했으며, 다른 어떠한 항응고제도 이 정도로 높지는 않았다.[19]

Aspirin은 궤양 형성의 가장 흔한 원인들 중 하나로 꼽히며, 류마티스 관절염으로 aspirin을 복용하고 있는 환자들 중 10~15%에서는 1개월 후 궤양이 나타난다고 보고된다. 궤양의 발생률은 100 mg 이하 용량에서 2.5%이나 류마티스 관절염 치료를 위해 고용량 aspirin을 사용 시 10~15%로 증가된다. 가장 흔한 궤양 형성 부위는 위이다.[20]

Aspirin 사용으로 인한 궤양 형성의 위험인자들에는 궤양 또는 위장관 문제의 기왕력, 장기 사용, 고령자, 항응고제[warfarin] 또는 코르티코스테로이드 사용, aspirin과 NSAIDs의 병용이 포함된다.[21] 미국 FDA의 MedWatch 보고 따르면, 2007년도에 보고된 약 98건의 위장관 출혈이 aspirin으로 인한 것으로,[22] FDA에 보고된 다수의 위장관 출혈의 원인이었다. 해당 자료는 다양한 위장관 출혈로 통합되었고, 장, 위 및 십이지장 출혈로 하위 분류되었다.

조언

보통 100 mg의 저용량 aspirin을 복용 중인 환자는 출혈의 징후에 대해 인지하고 있어야 한다; 하지만, 이들에게 위장관 출혈이 발생할 위험성은 매우 낮다. 출혈을 증가시킬 수 있는 다른 약물들과 병용 시에는, 보다 많은 주의를 기울여야 한다. 이러한 위험을 수반하는 약물치료를 시작하기 전에는 반드시 의사 또는 약사와 상의해야 한다. 많은 자료들에서 환자들이 PPIs (예: omeprazole 20 mg 1일 1회)로 알려진 약물을 사용한 경우 aspirin 사용에 따른 출혈이 나타날 위험이 감소되었음을 보여주고 있다. 만일 aspirin을 복용 중이라면, PPI를 시작하는 것이 적합할 것인지의 여부에 대해 담당의사와 상의할 것을 권고한다. 베티는 약물사용 안전수칙 10번을 상기했어야 했다.[23]

보다 낮은 용량의 aspirin (100 mg)을 사용함으로써 위장관 출혈을 예방할 수도 있다. Aspirin 장용정을 사용함으로써 소화성 궤양 자체가 감소되는 것은 아니다.[24] 장용정은 약물이 위가 아닌 소장에서 방출되도록 지연 방출성 안전 코팅을 하였음을 의미한다. 장용정이라는 특수 제형으로 위부(胃腑)의 손상은 줄였어도, aspirin을 공복에 복용하는 것은 피하기를 권장한다. PPIs가 위장관 출혈의 위험을 감소시키는데 도움이 될 수 있다.

출혈의 징후 및 증상에 대해 알고 있어야 한다. 직장 또는 결장 하부에서 출혈이 발생하는 경우, 선홍색 피가 대변에 비치거나 섞여 나올 것이다. 식도, 위, 또는 소장에서 출혈이 발생하는 경우, 대변이 검고 타르[tar]질로 보일 수 있다.[25] 출혈이 발생하면, 빈혈이 될 수도 있다. 빈혈(적혈구 감소)로 인해 힘이 없고, 어지러우며, 기절하거나 숨이 차게 될 수 있고, 복통 또는 설사가 유발될 수 있다. 적절히 치료되지 않으면 쇼크도 발생할 수 있으며, 쇼크의 징후로 빈맥, 혈압 저하, 소변량 저하, 창백한 피부색 등이 나타날 수 있다.

약물사용 안전수칙 위반: 10. 약 복용 시 일반의약품, 생약제제, 건강기능식품, 술 주의하기

Aspirin이 순한 약처럼 보일 수도 있지만, 그렇지 않다. Aspirin으로 인한 심각한 위장관 출혈로 병원에 갈 수 있다. 베티의 경우, 심혈관 질환 이차 예방을 위해 저용량 aspirin을 복용하고 있었으나 결국 심각한 출혈로 응급실에 가게 된다. Aspirin 복용 중에는 다음을 준수해야 한다: 우선, 위장관 출혈을 발견함에 있어 무엇을 살펴야 할지 알고 있어야 한다. 만일 흔치 않은 위의 통증 또는 경련, 속 쓰림, 또는 산 역류 같은 것, 커피 찌꺼기와 같은 구토 및 어두운 "타르[tar]질의" 또는 선홍색 대변이 감지되었다면, 의사의 진료를 받아야 한다. 둘째, PPI (omeprazole, lansoprazole, 또는 pantoprazole)을 시작하는 것에 대해 의사와 상의해야 한다. 이 계열의 약물들이 aspirin과 관련된 위장관 출혈의 부작용을 줄일 수 있다. 식사 및 충분한 물과 함께 aspirin을 복용하는 것이 추천된다.

상황

약물 유발 위장관 궤양

다음의 사례는 우리에게 일부의 약물들이 입에서 항문까지 위장관 전체에 걸쳐 출혈이 초래될 수 있는 위장관 궤양을 유발 가능함을 보여준다.

사례

비벌리Beverly는 자신이 상당히 건강하다고 생각하는 55세의 여성이다. 50세 생일 이후로 비벌리는 훨씬 더 활동적이고 건강 관리에 열중했다. 그녀는 식이요법 및 운동에 신경 쓰려고 더욱 노력해왔고 매일 산책한다. 과거에 허리에 문제가 있어 허리 수술을 받았고, 이후 통증이 훨씬 개선되긴 했지만, 비벌리에게는 매일 약간의 통증이 있다. 그녀는 통증으로 인해 일반의약품 NSAIDs를 복용한다. 혈압도 높아 enalapril/hydrochlorothiazide 복합 성분의 혈압 약을 복용 중이다. 그녀에게는 골다공증(뼈의 약화)의 조기 징후도 있어 그녀와 그녀의 담당의사는 골 소실 예방을 돕기 위해 alendronate를 시도해보기로 결정한다.

1) 증상

비벌리는 지난 1~2개월에 걸쳐 약간의 체중이 감소되었음을 알아차렸다. 실제로 지난 2~3주 동안 약 4.5 kg 이상 체중이 감소했다. 처음에는 자신의 식이요법과 운동 노력의 결과라고 생각했기 때문에, 이러한 체중감소에 비벌리는 사실상 흥분하고 있었다. 그러나, 그녀는 식사 후에 현저한 속 쓰림이 생겼으며, 최근 몇 주에 걸쳐 오심을 느끼고 간헐적으로 토하기도 했다. 그녀는 또한 점점 더 약해지고 어지러워졌다. 이제는 속이 거북하고, 복부 팽만감도 호소하고 있다. 심한 복통까지 나타나 그녀는 남편의 도움으로 응급실을 방문한다.

의심약물

가능성 있는 의심약물은 다음과 같다.

1) Enalapril/Hydrochlorothiazide

Enalapril/Hydrochlorothiazide 복합제는 고혈압 또는 울혈성 심부전과 관련된 부종 치료를 위해 사용된다. 부작용에는 저혈압(1~7%), 흉통(2%), 실신(0.5~2%), 두통(2~5%), 어지러움(4~8%), 피로(2~3%), 미각 이상, 복통, 구토, 오심, 설사 또는 변비, 기침, 기립성 저혈압, 광과민성, 저칼륨혈증, 식욕저하 그리고/또는 상복부 통증이 포함된다. 혈관부종은 enalapril과 같은 안지오텐신 전환효소[ACE] 저해제를 복용할 때 나타날 수 있는 드물지만 중대한 부작용이다. Enalapril/Hydrochlorothiazide를 임신 중 사용하는 것은 금기로 지정되어 있다. ACE 저해제들이 임신 제 2기와 3기에 사용될 경우 발달 중인 태아

에 손상 및 사망을 초래할 수 있다. 임신을 알게되면 곧 바로 ACE 저해제를 중단해야 한다.[26]

2) Alendronate

Alendronate는 남성과 여성의 골다공증 치료 및 예방을 위해 사용된다. 이 약물과 관련된 부작용에는 일시적인 혈청 칼슘 감소(18%) 및 인 감소(10%), 두통(2~3%), 복통(1~7%), 위산역류(1~4%), 소화불량(1~4%), 오심(1~4%), 고창(최대 4%), 설사(1~3%), 위식도역류질환(1~3%), 변비(최대 3%), 식도궤양(최대 2%), 복부팽창(최대 1%), 위염(최대 1%), 구토(최대 1%), 연하곤란(최대 1%), 위궤양(1%) 및 근육통(최대 6%)이 포함된다.[27]

Alendronate는 아침에 음료를 먹거나 다른 약물을 복용하기 최소 30분 전에 물과 함께 복용(정제의 경우 180~240 mL의 물; 경구용 액제의 경우, 60 mL의 물을 이어서 복용)해야 한다. 이 약의 흡수를 저하시킬 수 있어 광천수, 보리차를 포함한 다른 음료 및 음식물과 함께 복용해서는 안 된다. Alendronate를 복용한 후 환자들은 적어도 30분 동안 그리고 그 날의 최초 음식물 섭취 후까지(식도 자극을 줄이기 위해) 누워서는 안 되며 상체를 똑바로 세운 자세(가능하면 일어선 자세)를 유지해야 한다. 식이 섭취가 불충분한 경우 환자들은 칼슘 및 비타민 D 보충제를 투여받아야 한다.[28]

3) Naproxen

Naproxen은 경도-중등도의 통증을 완화시키고, 강직성 척추염, 골관절염, 류마티스 질환의 치료에 사용될 수 있다. Naproxen은 통풍에 의해 초래되는 통증, 건염, 활액낭염, 월경통, 발열을 치료하는데 사용할 수도 있다. Naproxen은 염증의 원인이 되는 사이클로옥시게나제cyclooxygenase, COX 및 프로스타글란딘prostaglandin의 합성을 억제함으로써 약리작용을 나타낸다. 복통, 변비, 오심, 속 쓰림, 두통, 부종 및 어지러움 또는 졸음 (모두 3~9%)을 일으킬 수 있다. Naproxen은 NSAIDs로 불리는 약물 계열에 속하며[29], 위장관 궤양형성 및 출혈, 신장 문제를 야기할 수도 있다.

사례 요약

환자: 비벌리, 55세

1. 고혈압 조절 목적의 enalapril/hydrochlorothiazide 20/12.5mg 1일 1회
2. 골다공증으로 인한 alendronate 70mg 1주 1회
3. 염증/통증 조절 목적의 naproxen 요통에 1일 1~2회(필요에 따라)

검사 결과

모두 정상 참고범위 내

X-선 검사 소견

해당사항 없음

초기 평가를 통해 비벌리의 증상이 기저질환에 의해 직접적으로 초래된 것은 아님을 파악할 수 있으며, 다음 내용이 검토되어야 한다.

- 비벌리는 요통 때문에 naproxen을 복용 중이지만, 담당의사는 그녀의 복용량을 모르고 있다.
- 비벌리는 아침에 일어나 가장 먼저 오렌지 주스 마시는 것을 좋아한다. 그녀는 오렌지 주스 한 잔을 마신 후에, 휴식을 취하면서 의자에 비스듬히 기대 눕는 것을 좋아한다. 이는 제품설명서에서 명시하고 있는 alendronate의 복용법과 거리가 있다.
- 비벌리는 며칠 전에 마당에서 일을 했고 그 이후로 허리의 통증이 증가한 것 같다. 그녀는 직접 잡초를 뽑지 말았어야 했다. 그녀는 naproxen을 권장용량인 하루 2정씩 복용해오고 있었다.
- 비벌리가 병원에 도착한 후 내시경 검사를 실시했고, 그녀의 위장관에 작은 궤양이 두 군데 형성되어 있음을 발견했다. 궤양 중 하나는 식도 하부에 다른 하나는 위에 있었다.
- Alendronate의 제품설명서에는 NSAIDs의 사용은 위장관 자극과 관련이 있으므로 두 약물의 병용 시 주의를 요한다는 문구가 기재되어 있다.

문제 해결

1) 문제 약물: Alendronate

Ibandronate 및 risedronate와 같은 다른 비스포스포네이트 제제들[bisphosphonates]과 마찬가지로, 이 약물을 지시사항대로 복용하지 않을 경우 식도에 궤양이 생길 수 있다. 비벌리는 자신이 복용 중인 alendronate를 물과 함께 복용하지 않고 오렌지 주스와 함께 복용했는데, 오렌지 주스는 산성이라 위 자극을 증가시킬 수 있으며 이 약의 흡수를 현저히 감소시킨다고 보고되어 있다. 비벌리는 또한 약을 복용한 후에 의자에 비스듬히 누워있는 것을 좋아했다. 이 약을 복용한 후에는 적어도 30분 동안 계속해서 서 있거나 바른 자세로 앉아 있는 것이 매우 중요하다. 가능하다면, 이 약을 복용한 후 1시간 동안 이러한 자세를 유지하는 것이 훨씬 더 좋다. Alendronate를 공복에 복용하는 것도 중요하며 복용 후 최소 30분 동안은 다른 음식물을 섭취해서도 안된다.[30]

2) 동반위험요인: Naproxen

비벌리는 하루 두 번 naproxen 500 mg을 복용하고 있었다. 비벌리의 naproxen 1일 복용량이 1일 최대 투여량보다 적기는 했지만, naproxen은 여전히 위장관 출혈을 초래할 가능성이 있으며 고용량으로 복용할 때는 특히 그러하다.

Naproxen과 alendronate의 병용은 위궤양 발생 위험을 증가시킨다. 이 두 약물 모두 단독으로도 위궤양 발생의 위험을 수반하지만, 병용 시에는 위궤양의 위험이 3배 이상 커지는 것으로 나타났다.[31]

3) 해결 방안

입원해 있는 동안에, 비벌리에게 정맥용 pantoprazole이 투여되기 시작했고, 출혈 상황이 모니터링 되었다. 그녀는 이틀 동안 병원에 머물러 있었다. 그녀에게 더 이상 출혈이 나타나지 않고 혈액 검사 결과가 모두 정상으로 돌아왔을 때, 담당의사는 PPI lansoprazole 처방과 함께 퇴원시켰다. 그녀에게 NSAIDs (ibuprofen, naproxen 및 aspirin이 가장 흔함) 사용은 피하도록 지시되었다. 의사는 다른 진통제 용량을 증가시켰다. NSAIDs가 아닌 acetaminophen은 위벽에 최소한의 자극을 주면서 우수한 통증 조절 효과도 기대할 수 있다.[32] 비벌리는 alendronate의 적절한 복용법에 대해서도 교육을 받았다. 이 약물의 복용 방법이 중요하므로 반드시 따라야 한다!

위험성

앞서 언급한 것처럼 특정 약물로 인해 위장관 출혈이 발생할 가능성이 상당히 클 수 있다. NSAIDs와 비스포스포네이트 제제들은 특히 가능성이 크다. 다수의 NSAIDs (naproxen, ibuprofen, aspirin 등)가 일반의약품으로 이용 가능하므로, 이 점이 크게 우려되는 부분이다.

미국의 9천 5백만 명 이상의 사람들이 매년 소화기계 문제를 경험하고, 천만 명 이상의 사람들이 입원하고 있으며, 매년 총 의료비용이 4백억 달러를 넘어선다는 사실은 주목할 만하다.[33] NSAIDs가 궤양 또는 위장 자극의 2번째 주요 원인인 것으로 보고되었다.

NSAIDs를 복용하는 환자들 중 1~3%에서 위장관 출혈이 발생한다.[34] 최근 실시된 임상시험들에 대한 메타분석 결과 위약 대비 저용량 aspirin으로 인한 위장관 출혈 발생의 절대적인 증가율이 매년 0.12%인 것으로 밝혀졌다.[35] 미국 인구 수(대략 303,264,200명)[36] 대비 위장관 문제(10,000,000명)[37]로 매년 입원하는 사람들에 대한 통계를 생각해보면, 미국 인구의 3%를 약간 넘는 사람들이 매년 위장관 문제로 인해 입원하고 있는 것이다.

일반의약품을 권장용량으로 또는 그 미만으로 복용할 경우, NSAIDs는 안전하고 효과적이라 위장관 출혈이 발생할 가능성이 낮다. 하지만, 권장용량보다 많은 양 복용, 10일 이상의 NSAIDs 장기복용, 또는 alendronate와 같은 약물 추가 등의 경우엔 그 위험성도 증가한다.

NSAIDs 관련 위장관 부작용에 대한 일부 위험인자들에는 60세 이상의 연령, 소화성 궤양질환의 기왕력, 코르티코스테로이드의 병용, 항응고제의 병용 및 고용량의 NSAIDs 복용이 포함된다.[38] 12

주 동안의 NSAIDs 장기 사용으로 인한 위·십이지장 궤양의 발생률은 naproxen의 경우 35%, ibuprofen 23~29%, diclofenac 10%, celecoxib 7%, 그리고 위약의 경우는 4~7%였다.[39]

NSAIDs와 alendronate를 둘 다 복용 중인 환자들에서 수집된 발생률은 찾지 못하였다. 하지만 FDA의 MedWatch 보고 시스템에 따르면, 2007년에 보고된 naproxen으로 인한 위장관 궤양 형성, 위장관 출혈 및 기타 위장관 출혈의 증상들은 총 57건이었다. MedWatch 시스템을 검색한 결과 2007년 alendronate로 인한 위궤양, 식도출혈 및 식도 궤양형성 부작용은 57건으로 집계되었다. 두 약물 각각에 의한 위장관 출혈의 발생률을 감안할 때, 두 약물을 병용한다는 것은 위장관 출혈의 위험을 증가시킨다.[40]

조언

이 두 약물을 모두 복용하는 환자들은 매우 주의해야 하며, 출혈 합병증에 대해 알고 있어야 한다. 비스포스포네이트 제제와 NSAIDs의 병용을 시작하기 전에 다른 대체 약물들을 먼저 시도해보아야 한다. 매년 많은 사람들이 위장관 출혈로 병원에 입원한다. 이러한 위험을 증가시키는 약물을 복용하는 것은 위험하므로, 치료를 시작하기에 앞서 치료의 유익성을 따져보아야 한다. 향후, 비벌리는 이러한 합병증이 재발하는 것을 예방하기 위해 약물사용 안전수칙 7번과 10번을 준수해야 한다.

NSAIDs를 복용하는 동안에 환자가 할 수 있는 가장 중요한 일은 NSAIDs를 항상 음식 또는 우유와 함께 복용하도록 노력하는 것이다. 이것이 위장 보호 효과가 있어 궤양 위험을 감소시킬 것이다.

다시 한번 강조하면, 위장관 출혈과 관련된 징후 및 증상을 알고 있어야 한다. 의사가 비벌리에게 혈변의 징후가 있는지에 대해 질문했을 때, 그녀의 맨 처음 대답은 없다는 것이었다. 그리고 나서, 의사가 그녀에게 최근에 흑색 또는 타르질의 대변을 본 적이 있는지 물었을 때, 그녀는 그렇다고 답했다. 이와 같이, 비벌리가 흑색 또는 타르질의 대변이 출혈의 징후라는 것을 알았더라면, 병원에 좀 더 일찍 갈 수 있었을 것이다. 만일 토하게 된다면, 검은 핏덩어리 또는 커피 찌꺼기 같은 내용물인지 살펴보는 것과 대변에 선홍색 혈액이 섞여있는지를 확인하는 것을 기억해야 한다. 모든 통증, 특히 흉골 후방의 통증도 보고되어야 한다.

Alendronate를 복용시에는 지시사항을 꼭 따라야 한다. Alendronate의 제품 허가사항에 주의사항에 특별한 이유가 있다: 이 약물은 적절히 복용되지 않을 경우 위험할 수 있다. 적어도 180~240 mL의 물(주스, 커피, 보리차, 심지어 광천수도 안됨)과 함께 아침에 기상하자마자 alendronate를 복용해야 한다. 약물을 위로 신속히 도달시켜 식도 자극을 최소화하기 위하여 충분한 양의 물과 함께 복용하여야 한다. Alendronate는 공복에 복용되어야 한다(아침과 함께 복용해선 안됨). 정제 전체를 그대로 삼켜야 한다(구강인두의 궤양화 가능성 때문에 정제를 씹거나 빨아먹지 않는다). 적어도 30분 동안 앉아있어야 하며 눕거나 의자에 비스듬히 기대는 것 조차도 해서는 안된다. 즉 30분 동안 서 있어야 한다는 의미이다. 오랫동안 서 있을 수 없다면, 몸을 똑바로 세운 자세로 앉아있어야 한다; 안락의자를 이용해서는 안 된다. 3개월마다 혈액요소질소^BUN^ 및 혈청 크레아티닌^SCr^의 농도를 점검하는 등의 신장기능을 평가받을 것을 권장한다. 만일 식도에 이상이 있거나, 혈중 칼슘 농도가 낮거나, 30분 동안 상체를 똑바로 유지할 수 없거나, 흡인(이물질 또는 위 내의 고체/액체가 대신 폐로 들이마셔지는)의 위험이 있는 환자라면, alendronate는 최선의 선택사항이 아닐 수 있다.[41]

약물사용 안전수칙 위반:
5. 의사의 처방대로 복용하기

비벌리는 지시된 복용법을 따르는 것과 자신의 약물을 처방대로 정확히 복용하는데 대해 주의하지 않았다. 그녀는 요통 때문에 naproxen 복용을 시작하는 것에 대해 담당의사와 상의하지 않았다. 만일 그녀가 약사 또는 의사에게 alendronate와 함께 naproxen을 복용하는 것에 대해 질문했더라면, 두 가지 약물을 동시에 사용하는 것과 관련하여 발생 가능한 위험에 대해 경고를 받았을 것이다. 그녀는 자신에게 위장관 출혈이 있을 경우 무엇을 살펴야 하는지도 몰랐다. Alendronate를 정확히 처방대로 복용하고, 제품설명서를 따라야 한다. Alendronate는 뼈에 도움이 되고 골다공증을 예방하는 훌륭한 약이지만, 반드시 알고 있어야 하는 몇 가지 심각한 부작용을 지니고 있다.

약물사용 안전수칙 위반: 10. 약 복용 시 일반의약품, 생약제제, 건강기능식품, 술 주의하기

언급된 바와 같이, 비벌리를 비롯하여 NSAIDs 또는 alendronate를 복용 중인 모든 사람은 복부 통증/경련; 빈번한 속 쓰림; 커피 찌꺼기 같은 흔치 않은 토사물; 흑색, 타르질 또는 선홍색 변; 그리고 흉골(가슴뼈) 뒤쪽에 위치한 듯한 통증이 나타난다면 이를 즉시 의사에게 알려야 한다. 비벌리에게 이러한 증상들이 모두 발현한 것은 아니었지만, 이들 모두 약물로 인한 심각한 위장관 합병증의 징후일 수 있다. 추가로 alendronate를 복용하는 경우, 턱의 통증을 초래하는 드물지만 심각한 부작용에 대해 알고 있어야 한다. 치과의사에게 alendronate를 복용하고 있다는 사실을 알려야 한다. 만일 턱의 통증을 의식하게 된다면, 턱뼈괴사를 의심해 보아야 하고, 이에 대해 의사와 즉각 상의해야 한다.

약물사용 안전수칙 위반:
16. 약 관련된 광고 무조건 맹신하지 않기

미국의 Advil® Ibuprofen의 광고에는 감기로 고통스러워 하는 사랑스러운 금발의 여배우가 출현하는데, 첫 장면에서 그녀는 자신의 집에서 코를 풀고 있고 상태가 말이 아니다. 다음 장면에서는, 그녀가 갑자기 수영장에서 수영을 하고 있다. 모든 것이 좋고 멋져 보이지만, 그 누구도 부작용에 관해 언급하지 않는다. 전체 광고 중 경고는 "이 약이 당신에게 맞는지 확인하세요. 제품설명서를 읽고 따르세요"라는 약 1초 동안 보이는 화면 하단에 위치한 작은 문구가 전부이다. 이 책에서 NSAIDs로 인한 출혈의 위험을 지적하고, 예방을 위해 부작용에 대해 알고 있어야 한다고 경고하는 이유가 바로 이것이다.

제6장

약물에 의한 특이한 증상

배변습관의 변화, 발진, 또는 어지러움 등 당신이 약물을 복용한 후에 발생한 모든 특이한 증상들을 담당의에게 알리는 것이 중요하다.

상황

약물 유발 장 폐색

다음은 일부 약물들이 장의 활동을 방해하여 음식물이 장을 통과하지 못하게 되는 장폐색을 초래할 수 있다는 것을 보여주는 사례이다.

사례

스텔라[Stella]는 72세로 교사직에서 은퇴하였으나 참여할 기회가 있을 때마다 지역사회에서 활발히 활동하고 있다. 남편은 몇 년 전에 결장암 합병증으로 사망하였고 현재 혼자 살고 있다. 스텔라는 여러 질환을 앓고 있어 지난 몇 년간 기력이 많이 쇠해졌다. 어린 학생들의 조언자가 되어주고 있지만 정작 자신의 당뇨병 관리에 대해서는 소홀히 해왔다. 그녀에게 처방된 당뇨병 치료법을 잘 따르지 않은 결과, 뇌졸중이 발생하였고 현재 신기능 저하 및 위장 질환, 고혈압 등의 합병증이 발병한 상태이다. 또한 그녀는 당뇨병으로 인한 중증 신경병증으로 통증을 호소하여 담당의는 그녀에게 강력한 진통제인 oxycodone을 처방했다.

1) 증상

스텔라는 극심한 위통증으로 잠을 이루지 못하고, 지속적으로 토할 것 같은 느낌도 든다. 그녀는 친구에게 자신을 병원에 데려가 달라 부탁한다. 병원에 도착한 후, 의사에게 스텔라는 완하제를 복용했음에도 불구하고 지난 4일 동안 배변을 보지 못했다고 말한다. 스텔라는 자신에게 새로운 질환이 발병하여 더 많은 약을 더 복용해야 되는 것이 아닌가 하는 걱정에 마음이 무겁다. 그러나 의사는 몇 가지 검사를 통해 스텔라의 위장 문제가 그녀의 질환에 의한 것이 아니라 판단하고, 그녀가 복용하고 있는 약물에서 그 원인을 찾아보기로 한다.

의심약물

가능성 있는 의심약물은 다음과 같다.

1) Metoclopramide

Metoclopramide는 위 운동을 증가시켜 위 배출을 활발하게 하는 위장운동촉진제 prokinetic 로 분류되는 약물로 당뇨병성 위마비 및 위식도 역류 증상을 개선하기 위해 투여된다. 이 약의 투여로 졸음(10~70%), 피로(약 10%), 근육 연축 및 운동이상증 혹은 좌불안석증(muscle spasms, dyskinesias, restlessness, 약 10%) 등이 발생할 수 있다.[1]

2) Oxycodone

Oxycodone은 중등도-중증의 통증 조절에 투여되는 약으로, 남용, 오용 및 범죄에의 악용 가능성이 있어 마약류로 분류된다. 제품설명서에도 의료종사자들이 이러한 가능성을 인식하고 있어야 한다는 블랙박스 경고문이 삽입되어 있다. Oxycodone은 방출제어형 제제controlled-release formulation로 일정 속도로 약물이 방출되므로 12시간마다 규칙적으로 복용해야 한다. 대신 돌발성 통증의 치료에는 효과적이지 않으므로 이 경우 속효성 약물을 필요시 복용해야 한다. 특수제형이므로 분할하거나 씹어서 복용해서는 안된다. 이 약의 투여로 기면(졸림; 24%), 어지러움(14%), 변비(26%) 및 오심(14%)을 발생할 수 있다.

3) Docusate

Docusate는 대변 연화제stool softener로 장 운동을 촉진하진 않지만 배변이 하부 소화관을 빠져 나오기 쉽게 도와준다. 변비는 미국에서 가장 흔한 위장관계 질환 중 하나로 변비로 인해 4백만 명 이상의 미국인들이 병원을 연간 250만번이나 방문한다.[2] 특히 여성과 65세 이상의 노인들에게서 변비가 많이 발생한다. 임산부들에게도 변비는 문제가 되곤 하는데 이들은 출산을 하거나 또는 수술을 한 후에도 변비로 고생하는 경우도 많다.[3] 미국에서는 변비에 주로 일반의약품 완하제를 이용해 자가 치료하는 경우가 많기 때문에 매년 725백만 달러 수준의 비용이 지출된다.[4] Docusate는 노인환자들이 흔히 사용하는 일반의약품 중 하나로 이 약을 복용한 환자의 1~10%에서 위 경련 및 설사가 발생할 수 있다.

사례 요약

환자: 스텔라, 72세

1. 당뇨병성 위마비 치료 목적의 metoclopramide 5 mg 1일 4회
2. 통증 조절 목적의 oxycodone 80 mg 1일 2회
3. 변비 조절 목적의 docusate 100 mg 1일 4회

검사 결과

모두 정상 참고범위 내

X-선 검사 소견

대변막힘fecal impaction에 따른 소장 폐색 발생

초기 평가를 통해 스텔라의 증상이 기저질환에 의해 직접적으로 초래된 것은 아님을 파악할 수 있으며, 다음 내용이 검토되어야 한다.

- 그녀가 복용 중인 모든 약물은 상용량 범위 내에 있다.
- Docusate와 metoclopramide는 스텔라의 위장 문제를 돕기 위해 사용되었다.
- X-선 검사 결과 장이 대변으로 완전히 막혀있는 것으로 나타났다.

문제 해결

1) 문제 약물: Oxycodone

변비는 oxycodone의 흔한 부작용으로 이 약을 복용한 환자의 26%에서 변비가 보고되어있다.[5] Oxycodone의 처방이 가장 많았던 해는 2000년도로 그해 총 580만 건의 처방전이 발행되었다.[6] 이는 광범위한 남용의 결과로 유의한 수준은 아니지만 어느 정도 oxycodone의 처방이 감소되었다. Opioid 계열의 약물이 변비를 일으키는 기전은 다음과 같다; 소화관의 움직임을 직접적으로 둔화하여 대변이 대장을 통과하는데 걸리는 시간 transit time 이 연장되고, 대변이 장에 있는 시간이 길어진 만큼 더 많은 수분이 대변에서 체내로 흡수되므로 소화관 내에 딱딱해진 변이 형성된다.[7]

스텔라는 metoclopramide와 docusate를 복용 중이었다는 것은 이미 그녀에게 위장 문제가 있었음을 시사한다. 노인 환자 혹은 당뇨병 환자에서 발생하기 쉬운 위마비gastroparesis 등으로 음식물이 소화관을 통과하는데 문제가 있었을 것이다. 이런 상황에서 그녀는 oxycodone을 추가로 복용하기 시작했고 이로 인해 대변으로 인한 장폐색이 악화되었을 것으로 생각된다.

2) 해결 방안

그녀의 위와 장에 휴식을 주기 위해 당분간 물, 식사 등의 금식을 하고, 대신 정맥용 수액을 투여하여 수분 및 전해질 공급을 하기로 한다. 비교적 강한 약효를 가진 자극성 완하제도 처방된다. 외과의사는 그녀의 장폐색 정도가 얼마나 심한지에 대해 평가해야 하며 이에 따라 그녀는 수술을 받아야 할 수도 있을 것이다. 스텔라의 담당의사는 oxycodone으로 인한 부작용이 발생했음에도 불구하고 지속 복용하는 것이 그녀에게 더 좋은 선택인지에 대해 평가해야 할 것이다.

위험성

한 문헌검토에 따르면 미국인들 중 12~19% 정도가 변비에 걸리는 것으로 나타났다. 변비를 일으키는 주요 원인 중 하나로 아편유사제[opioid]인 마약성 진통제를 꼽을 수 있다. 한 연구에서는, 간호사들이 1개의 암병동을 대상으로 환자들을 인터뷰하였을 때, 95%가 진통제의 부작용으로 변비를 보고했다고 한다. 비암성 만성 통증 환자들을 대상으로 한 11개의 연구를 검토한 메타분석에서는 그들이 가장 흔하게 경험한 부작용이 변비로 나타났다. 변비가 발생한 환자들은 전체 환자들 중 41%이었으며, 이들은 강력한 마약성 진통제[morphine, methadone, hydromorphone, fentanyl]를 복용하고 있었다.[8] 스텔라의 경우처럼 아편제[opiate]를 복용한 환자들에게 변비로 인해 장폐색이 발생되는 비율에 대해서는 정확히 알려진 자료가 없다. 저자가 접촉했던 한 곳의 oxycodone 제조업체에서는 변비로 인한 장폐색이 oxycodone의 실제 부작용 사례인 것은 맞지만, 장폐색 발생률에 대한 수치 제공은 불가능하다고 답변했다. 한 자료에는 소장 폐색 중 5% 미만이 여러 특이한 원인들에 의해 발생할 수 있는데, 아편제로 인한 대변막힘이 이 범주에 포함된다고 언급되어 있다.

변비로 인한 대변막힘은 소아와 노인들에서 보다 흔하게 발생한다.[9] 다른 자료들에서는 아편제를 복용한 환자들 중 변비를 경험한 환자들을 전체의 90%로 평가하고 있다.[10] 마약성 진통제들의 변비 발생률은 약마다 다르다. 몇몇 예를 들면, codeine의 경우 10~21%에서, fentanyl은 3.7~27%, morphine은 5.1~57%, 6.1~23% 에서 변비가 보고되어 있다.[11]

FDA의 MedWatch 시스템에는 2007년 한 해 동안 변비에 대해서는 32건의 부작용 사례만이 보고되어 있다.[12] 하지만, 실제로는 만성 통증 때문에 마약성 진통제를 복용하는 대부분의 환자들은 변비로 어려움을 겪고 있다. 변비는 많은 환자들에게 심각한 문제가 될 수 있으므로 변비가 발생한다면 담당의사 또는 약사와 상의해야 한다.

조언

변비는 마약성 진통제로 인해 흔히 나타나는 문제이다. 다행히 환자가 이로 인해 입원을 하는 경우는 많지 않다. 통계에 따르면 마약성 진통제를 장기간으로 복용 중인 환자라면 대부분 변비를 경험하게 될 것이다. 변비를 유발하는 용량이 진통 효과를 나타내는 용량의 1/4 정도이므로, 마약성 진통제를 저용량으로 사용해도 변비가 발생할 수 있다.[13] 대신 변비로 인해 병원을 찾지 않을 최선의 방법은 마약성 진통제 복용시 자극성 완화제를 예방적으로 복용하는 것이다. 즉, 스텔라가 4번 수칙을 알고 이를 따랐더라면 입원하여 치료를 받는 일은 없었을 지도 모른다.

또한 스텔라는 이전에 다른 마약성 진통제를 복용한 적이 없었기 때문에, oxycodone 효과에 대한 내성이 발생하지 않은 상태였다. 즉, 그녀는 oxycodone을 필요 이상의 과용량으로 처방 받았던 것이다. 그녀는 '80 mg 1일 2회 대신'10 mg 1일 2회'와 같은 저용량의 oxycodone을 복용했어야 한다. 이와 같은 저용량 복용으로 변비를 예방할 수는 없겠지만, 반대로 고용량의 oxycodone 복용은 호흡억제와 같은 심각한 부작용을 일으킬 수도 있다는 점을 잊지 말아야 한다. 이번 경우는 그녀가 15번 수칙을 알았더라면 하는 아쉬움이 들게 하는 사례인 것이다.

반드시 모든 의료종사자에게 복용 중인 약물과 질환에 대해 알려야 한다. 이렇게 한다면 보다 효율적인 치료가 가능해질 것이다. 스텔라의 담당의사는 oxycodone으로 인해 발생하는 변비가 당뇨병이 있는 그녀에게 심각한 결과를 초래할 수 있음을 염두에 두어야 했다. 또한 oxycodone을 처방할 때 의사는 진정[sedation] 및 변비 발생의 위험과 진통 효과중 어느 것이 더 중요한지 따져보아야 한다.

마약성 진통제 또는 변비를 유발하는 다른 약물들을 복용하는 동안에는 자신의 배변습관을 기억하고 변비의 정의(1주일에 3회 미만의 배변)을 알아 두어야 한다. 만약 당신이 진통제를 복용 중이고 2일 이상 변을 보지 못했다면 담당의사나 약사와 상담해야 한다. 변비의 흔한 징후에 해당하는 비정상적인 복통, 오심 및 구토가 발생하는지 유의해야 한다.

변비를 유발하는 약물을 복용하는 동안 수분 섭취량을 늘리고, 가능한 신체 활동을 많이 한다면 어느 정도 변비를 경감시킬 수 있을 것이다. 장기간의 마약성 진통제 복용 중에는 다음의 완화제를 복용할 것을 권장한다: 대변유연제(docusate, lactulose, magnesium hydroxide 등), 자극성하제(bisacodyl, senna), 또는 대변유연제와 자극성하제를 병용. 자극성하제는 올바르게 사용할 경우 문제를 초래하지 않고 대장에 유해하지 않다. 만일 대변유연제의 효과가 없다면 자극성하제를 장기적으로 사용할 수도 있지만, 자극성하제를 단독으로 사용하기보다는 두 약제를 병용하는 것이 최선이다.[14]

약물사용 안전수칙 위반:
4. 노인과 젊은 사람 간의 차이를 알기

스텔라는 당뇨병이라는 변비의 위험요인을 가지고 있었지만, 위험요인이 없는 노인들 중 다수도 변비로 고통받고 있다는 것은 잘 알려져 있는 사실이다. 스텔라는 이미 변비 예방과 위장관 운동 조절을 위해 2가지 약물을 복용하고 있는 당뇨병 환자였다. 그녀는 담당의사가 그녀에게 oxycodone을 복용해 볼 것을 권하였을 때 여러 사항을 의사에게 확인해보았어야 했다. 그랬더라면 담당의사는 oxycodone 등의 마약성 진통제 대신 다른 약물을 처방하거나 혹은 oxycodone과 함께 다른 완화제를 처방해주었을 것이다. 다만, oxycodone을 복용하는 환자에서 완화제를 처방할 때 주의할 사항은 섬유성하제/팽창성하제(psylium fiber, methylcellulose fiber, polycarbophil, wheat-dextrin, malt extract)는 위장관의 움직임을 억제함으로써 변비를 악화시킬 수 있다는 것이다. 따라서 이런 경우 senna 또는 bisacodyl과 같은 자극성하제를 복용하는 것이 가장 좋은 선택일 것이다. 복통, 경련, 오심 및 구토와 같은 변비의 증상들에 대해 알고 있어야 한다. 만일 2~3일간 변을 보지 못했다면, 이를 해결하기 위해 담당의사 및 약사와 상의해야 한다.

약물사용 안전수칙 위반:
15. 노인은 감량이 필요함을 기억하기

스텔라는 고용량의 oxycodone을 복용 중이었다. 15번 수칙을 따르는 것이 변비를 예방하지는 못했을지라도, 다른 부작용들이 발생하는 것은 예방할 수는 있다. 만약 다른 부작용의 발생으로 인해 낙상이 발생하거나 심지어는 더 심각한 합병증이 초래될 수 있다. 반드시 자신의 나이에 알맞는 적절한 용량을 복용해야 한다.

상황

약물 유발 유산산증

다음의 사례는 우리에게 일부의 약물들이 유산산증을 초래할 수 있다는 것을 보여준다. 유산산증은 유산의 축적으로 인해 체내에 산이 너무 많은 질환이다.

사례

제임스James는 55세의 남성으로, 고혈압, 만성 폐쇄성 폐질환Chronic Obstructive Pulmonary Disease, COPD, 속쓰림과 최근에 진단받은 당뇨병을 앓고 있다. 그는 15세 때 흡연을 시작했지만, 10년 전에 금연했다. 그러나, 담배를 끊은 후 술을 더 많이 마시게 되어서 점심과 저녁에 맥주를 마시고, 매일 밤 자기 전에는 칵테일 위스키 사와whisky sour를 마시고 있다.

1) 증상

오늘 아침에 눈을 떴을 때, 그는 움직일 수조차 없었다. 그는 부인인 셜리에게 자신의 심장이 너무 느리게 뛰는 것 같고, 매우 피곤하며, 온몸에 근육통이 너무 심하다고 말한다. 그것은 마치 마라톤 경기를 막 끝냈을 때 느낄 것만 같은 증상이었다. 27년의 결혼 생활 동안 제임스는 아플 때만 빼면 침대에 혼자 계속 누워있었던 적이 없었기 때문에,

셜리는 무언가가 잘못되었음을 알아차렸다. 제임스가 2시간 넘게 잠자리에서 일어나지 못하자, 셜리는 주치의인 루이 박사에게 전화를 건다. 루이 박사는 제임스의 심장에 이상이 없는지 검사하기 위해 병원에 와 진료를 볼 것을 제안했다.

의심약물

가능성 있는 의심약물은 다음과 같다.

1) Metformin

Metformin은 제 2형 성인 당뇨병의 주요 경구용 치료제이다. Metformin은 간에서의 포도당 생성 및 근육과 지방세포의 insulin 사용을 감소시킴으로써 혈당을 낮추며, HbA1c를 1.5~2% 정도까지 감소시킨다. Metformin으로 인해 가장 흔히 나타나는 부작용은 설사(53.2%)이다. 흔히 나타나는 다른 문제들로는 오심 및 구토(25.5%), 복부팽만(12.1%), 소화불량(7.1%) 및 두통(5.7%) 등이 있다.[15] Metformin의 제품설명서에는 블랙박스 경고문이 삽입되어 있는데, metformin 축적으로 인해 발생할 수 있는 드물지만 심각한 대사성 합병증인 유산산증lactic acidosis에 대한 경고가 그 내용이다. 유산산증이 발생할 경우에는 약 50%에서 치명적인 결과가 초래될 수 있다. 유산산증은 당뇨병을 포함한 다수의 병태생리학적인 상태와 관련되어 발생할 수 있으며 혹은 특정 부위로의 혈류가 유의하게 감소하거나 산소 공급이 부족해

졌을 때에는 언제나 발생할 수 있다. 유산산증은 혈중 유산 농도의 상승으로 인체의 산도가 위험한 수준으로 증가된 상태로 특징지어진다.

2) Cimetidine

Cimetidine은 위에서 생성되는 산의 양을 감소시키는 H2 길항제로 위궤양, 위식도 역류성 질환Gastroesophageal reflux disease, GERD 및 속쓰림의 치료에 사용된다. 가장 흔한 부작용들로는 설사, 어지러움, 졸음 및 두통이 있다. 일부의 환자들은 알레르기 반응(아나필락시스를 초래하는), 피로, 관절통/근육통, 또는 서맥/빈맥을 경험할 수 있다.[17] 같은 계열의 약물인 Famotidine 역시 비슷한 부작용을 일으킬 수 있어 주의가 필요하다.

3) 술(ethyl alcohol)

술은 기분전환용 음료이다. 음주량에 대해 질문을 받는 경우, 대부분의 사람들은 실제보다 적은 양의 술을 마신다고 답변한다.[18] 2004년에, 미국인 중 성인의 61%가 술을 마셨으며; 이 중 32%가 일년 중 최소 하루는 적어도 5잔을 마셨다고 보고했다.[19] 알코올 중독으로 인해 복통, 구토, 몽롱한 상태 및 정신적 변화가 초래될 수 있다.

사례 요약

환자: 제임스, 55세

1. 제 2형 당뇨병 조절 목적의 metformin 500 mg 1일 2회
2. 속쓰림 조절 목적의 cimetidine 200 mg
3. 술: 위스키 하루 1잔 및 맥주 하루 2잔

검사 결과

- pH: 7.30 (정상 참고범위: 7.35~7.45)
- 음이온 차이 (anion gap): 15 mM/L (정상수치 12 mM/L)
- 중탄산염: 18 mEq/L (정상 참고범위: 24~31 mEq/L)
- Scr: 1.6 mg/dL (정상 참고범위: 0.6~1.4 mg/dL)
- 유산: 6 mM/L (정상 참고범위: 0.5~1.0 mL/L)

X-선 검사 소견

해당사항 없음

초기 평가를 통해 제임스의 증상이 기저질환에 의해 직접적으로 초래된 것은 아님을 파악할 수 있으며, 다음 내용이 검토되어야 한다.

- 루이 박사의 처방으로 제임스는 지난주부터 metformin을 복용하기 시작했다.

- 혈청 크레아티닌[Scr]은 신장 기능을 나타내는 수치이다. 제임스의 Scr 수치는 정상범위보다 약간 높게 측정되었으며, 이를 통해 신기능이 저하되어 있는 상태임을 알 수 있다.
- 인체의 정상적인 pH 범위는 7.35~7.45이다. 제임스의 pH는 정상치의 가장 낮은 값인 7.35로 측정되었으며, 이는 그의 몸이 산성 상태임을 의미한다.
- 제임스의 유산 농도는 6 mM/L로 높다.

문제 해결

본 문제의 해결을 위해서는 검사 결과를 면밀히 살펴볼 필요가 있다. 비정상적인 일부 검사 수치들은 모두 최근에 추가된 약물 하나와 관련이 있다.

1) 문제 약물: Metformin

'유산의[lactic]'라는 말은 유산 축적을 나타내고, '산증[acidosis]'이라는 말은 7.35 미만의 pH를 의미한다. 유산산증은 이 약의 치료 중 metformin의 축적에 의해 나타날 수 있는, 드물지만 심각한 대사성 합병증이다. Metformin은 혐기성 대사를 증가시키는데, 이 대사 과정의 부산물이 바로 유산이다; 과도한 metformin은 과도한 유산을 생성시킬 수 있는 것이다.

유산산증의 시작은 때로는 구별이 어렵고, 피로, 근육통, 호흡곤란, 피로증가 및 복부 불쾌감과 같은 비특이적인 증상들만 동반된다. 저체온증, 혈압저하 및 심박동 저하도 유산산증의 발생과 관련이 있을 수 있다. 근육통이 있음을 쉽게 확인할 수 있는 방법은 아주 열심히 운동하고 나서 2~3시간 후에 근육이 아주 아플 때를 기억해보는 것이다. 근육을 아주 혹독하게 사용하는 경우, 요구량에 비해 충분하지 못한 산소가 근육에 공급되게 된다. 이에 따라 근육 내 유산이 충분히 제거되지 못하고 축적되어 통증 및 욱신거림을 느끼게 되는 것이다. 동일한 상황이 유산산증으로도 발생하지만, 유산산증은 이러한 상태가 전신에 영향을 준다는 점이 다르다고 할 수 있다.

유산산증은 혈중 유산농도 상승(≥5 mmol/L), 혈액 pH 감소(<7.35) 및 음이온 차이 증가(>12 mmol/L)로 특징지어진다.[20]

2) 동반위험요인: 술, Cimetidine, COPD

환자의 병용약물, 음주량 및 질환을 평가하는 것이 중요한데, 그 이유는 이러한 인자들 모두가 유산산증의 발생 가능성을 증가시킬 수 있기 때문이다.

- 술은 유산의 포도당으로의 전환을 감소시킨다. 또한 간이 혈액으로부터 유산을 제거하는 속도를 느리게 한다. 두 가지 작용 모두 유산 농도의 증가를 초래할 수 있다.
- Cimetidine은 metformin이 체내로부터 제거되는 속도를 느리게

한다. 두 약물이 함께 복용될 때 metformin의 전체 농도가 40%까지 증가될 수 있고, 앞에 언급된 바와 같이 과도한 metformin은 과도한 유산을 생성시킬 수 있다.[21]

- COPD 환자들은 인체내 기관과 다른 부분에 건강한 사람들만큼 산소를 공급하지는 못하기 때문에, 혐기성 대사(부산물로 유산을 생산하는)를 경험하기 쉬운 경향이 있다.

3) 해결 방안

유산산증은 최대 50%에서 치명적일 수 있는 심각한 질환이지만, 제임스는 늦지 않게 병원에 방문하였다. 제임스가 1주일 전부터 metformin을 복용하기 시작했다는 사실을 확인한 후, 루이 박사는 이것이 문제의 원인일 수도 있다는 사실을 깨달았다. 그는 유산산증을 진단하기 위해 체내의 유산 농도, pH 및 전해질 검사를 지시한다. 실험실적 검사 결과를 통해 유산산증을 확진한 후, 루이 박사는 제임스에게 즉시 metformin 복용을 중단할 것을 지시하고, 이를 대체할 다른 당뇨병 치료제를 처방한다. 제임스의 경우 상태가 아주 심각했던 것은 아니어서, 3일간의 입원 기간 동안 몇몇 지지적 치료조치를 받은 후에 퇴원할 수 있었다.[22]

위험성

Metformin을 복용 중인 환자들에서 보고된 유산산증의 발생률은 매우 낮다(약 0.03 사례/년간 1,000명 환자, 약 0.015 치명적인 사례/년간 1,000명 환자).[23] 년간 2만명 이상의 metformin에 노출된 환자들이 임상시험에 기록되어왔으나, 이 중 유산산증은 관찰되지 않았다. FDA에서는 10만 명 중 5명이 metformin 치료 중 언제라도 유산산증에 걸릴 수 있는 것으로 추정하고 있다.[24]

유산산증에 걸릴 위험이 가장 높은 환자들은 다른 신체적 문제들도 가지고 있다. 가장 흔한 위험인자가 신부전인데, 신장으로 주로 제거되는 metformin의 배설이 감소되어 체내 축적되기 때문이다. 다른 문제들로는 심장이 충분한 혈액과 산소를 공급할 수 없는 울혈성 심부전과 폐를 손상시키는 기타 다른 질환들(COPD, 폐기종, 폐암, 또는 폐렴)이 있다 (36,786,000건의 처방/환자-년 당 12건의 처방 = 3,065,500 환자-년 x 1,000명의 환자-년 당 0.03 = 92건/년). 2007년에는 FDA의 MedWatch 데이터베이스에 metformin으로 유발된 유산산증이 총 105건 보고되었다.[25] FDA에 보고된 건수로는 상당히 많은 편이다. Metformin 으로 인한 유산산증은 환자들에게 심각한 위험으로 다가올 수 있으며, 만일 유산산증의 위험을 증가시키는 질환이 있는 경우엔 metformin 복용을 시작하는 것에 주의할 필요가 있다.

조언

유산산증은 metformin 치료 중 극히 드물게 발생하는 부작용으로 거의 대부분이 신기능이 저하된 환자들에서 발생한다. 부작용이 발생할 위험을 줄이기 위해 제임스의 담당의사는 자주 혈액검사를 시행하여 신기능을 평가했어야 했다. 그러나 3백만 명 이상의 환자들 중 겨우 92건의 유산산증이 보고되어 있기 때문에, 혈액 검사를 규칙적으로 시행하고 있다면 이에 대해 걱정할 필요가 없다.[26] 제임스가 6번 수칙을 따랐더라면 입원까지 하는 일은 없었을 것이다. 또한 10번 수칙은 제임스에게 metformin과 함께 금주가 얼마나 중요한 일인지 일깨워줄 수도 있었다. 술은 유산산증의 위험을 증가시키므로, metformin을 복용하는 중에 술을 마시면 안된다.

종합적으로, metformin은 꽤 안전한 약이며, 유산산증의 경우에는 아주 드물게 발생하기 때문에 안전하다고 말할 수 있다. 그러나, metformin을 복용하는 동안에는 술을 마시지 않는 것은 중요하다. 만약 술을 마신다면, 1주일에 1~2잔으로 제한해야 한다. 그 이상은 체내에서 유산을 제거시키는 간기능에 악영향을 주어 조심해야 한다.

또한, 신부전에서는 유산이 축적될 수 있기 때문에 metformin이 금기라는 것이 중요하다. 신기능은 보통 Scr로 불리는 지표로 측정되며, 이것의 정상 수치는 약 1 mg/dL이다. Scr 로 계산된 CrCl 가 아래 제시된 범위에 해당되는 경우, metformin을 사용해선 안된다:

■ **Metformin 사용이 금기인 환자군**

- CrCl < 30 mL/min/1.73 m^2

의사가 당신에게 신부전이 있다고 이야기한다면, metformin을 복용 중이라는 것을 반드시 알려야 하고, 신기능에 따라 metformin의 중단이 필요할 수도 있다.

중대한 간 관련 질환, 술 중독 및 COPD와 같이 저산소증의 발생을 일으킬 수 있는 질환이 있는 경우엔 metformin을 투여해선 안된다. 여러 가지 상황들로 인해 유산산증이 쉽게 발생할 수 있다. 탈수로 인해 유산산증이 발생할 가능성이 증가되므로, 환자가 탈수상태일 때는 metformin 복용을 일시 중단해야 한다. 노인 환자의 경우 유산산증의 위험이 상대적으로 높기 때문에 정기적으로 신기능 검사를 시행할 필요가 있다. 의료시술 시행 48시간 전부터 metformin 복용을 중단해야 하며 환자가 정상적으로 식사를 하고 음료를 마시게 되면 metformin 복용을 재개한다. 특히 환자가 노인이거나 경도의 신기능장애를 가지고 있다면, 하루 1.7 g 이상의 metformin 투여가 유산산증의 위험을 크게 증가시킬 수 있음을 기억하라.[27]

약물사용 안전수칙 위반:
6. 자신의 검사 일정 알아두기

Metformin을 시작하기 전에, 체내 유산이 적절히 제거될 수 있는 상태인지 확인하기 위해 신기능검사를 실시해야 한다. 혈청 크레아티닌(Scr) 농도를 점검 받고, 이후에는 3개월마다 재점검 받아야 한다. 만약 집에서 근육통, 부자연스러운 호흡, 비정상적으로 느린 심박동, 또는 점진적 피로 중 그 어떤 징후라도 발생한다면, 즉시 의사에게 연락해야 한다. 보고에 따르면, 유산산증 환자들 중 최대 50%가 사망에 이른다고 한다. 이건 실로 엄청난 수치이다! 신기능을 검사하는 진료일정을 놓쳐서는 안된다.

약물사용 안전수칙 위반:
10. 약 복용 시 일반의약품, 생약제제, 건강기능식품, 술 주의하기

만일 제임스가 metformin에 대한 환자제공정보를 읽었더라면, 음주를 자제해야 한다는 것을 알았을 것이다. 술은 약이고, 주의하지 않으면 metformin을 복용하는 동안 심각한 영향을 미칠 수 있다. 제임스가 자신의 신기능을 보다 면밀하게 관찰하면서 음주를 자제했더라면, 이러한 부작용 발생을 예방할 수도 있었다.

상황

약물 유발 저혈당증

다음은 우리에게 일부 약물들이 저혈당증을 초래할 수 있다는 것을 보여주는 사례이다.

사례

에드[Ed]는 48세의 홀아비로 혼자 살고 있으며, 한 블록 떨어진 곳에 그의 딸과 손자가 살고 있다. 그는 과체중(105 kg)이고, 고혈압이 있으며, 제 2형 당뇨병으로 인해 insulin을 투여하고 있다. 에드는 자신에게 당뇨병이 있다는 것을 창피해하기 때문에, 그의 딸이 오기 전에 insulin을 주사한다. 에드는 "아주 좋은 사람"이지만, 최근 그의 딸은 에드에게 약간의 미묘한 감정 변화가 나타났음을 알아챘고, 그녀는 에느가 실제로 이상해질까봐 조마조마하다.

1) 증상

에드의 식사를 챙겨주기 위해 그의 딸은 1주일에 3번 정도 점심쯤 에드의 집을 들른다. 그런데 지난 달쯤부터 에드는 항상 점심식사 직전에 매우 혼란스러워 보였다. 그녀를 다른 이름으로 부르고 저녁에만 방영되는 TV 쇼를 보려고 했으며 심지어 언젠가는 산책에 데려가야 한다며 8년 전에 죽은 개를 찾기도 했다. 그녀는 그가 제대로 걷지 못한다는 것도 알아차렸다; 그는 벽을 잡고 걷고 있었고, 한번은 거의 쓰러질 뻔한 것을 그녀가 붙잡은 적도 있다. 또한 지속적으로 땀을 흘렸고, 휘청거렸으며 점심 전에는 정말이지 괴팍했다. 하지만 에드는 아직 48세이므로 딸은 그에게 무슨 문제가 생겼는지 짐작이 가지 않는다.

의심약물

가능성 있는 의심약물은 다음과 같다.

1) Aspirin

Aspirin은 진통과 해열 목적으로 투여되며, 혈소판 응집을 감소시킴으로써 심장마비 및 뇌졸중으로 인한 사망 위험을 줄여준다. 이 약물은 오심, 구토 및 어지러움을 초래할 수 있다.[28]

화학구조명은 아세틸살리실산acetylsalicylic acid, ASA이고, 어린이들에서 라이 증후군Reye's syndrome을 초래할 수 있는 살리실산염의 하위군이다. Aspirin은 NSAIDs 계열의 약물로, NSAIDs 계열의 다른 약물과 병용하는 경우 혈소판 작용의 감소효과가 증가되어, 그로 인해 혈전생성이 감소되고 출혈의 위험이 더 커지게 된다. 에드에게는 2가지의 심혈관 질환의 위험요인(고혈압과 비만)가 있어 aspirin을 복용하고 있다. 환자의 나이 또한 심혈관 질환의 위험요인이므로, 적어도 50세 이상인 남성에게는 aspirin 복용이 권장된다.[29]

2) Regular insulin

Regular insulin은 식이요법 및 경구용 혈당강하제를 이용한 치료에 반응하지 않는 제 1형 및 제 2형 당뇨병을 치료하는데 사용된다. Regular insulin은 식사를 하는 동안 몸에서 생성 및 작용해야 하는 insulin을 대체한다. 약물 부작용으로 저혈당증, 정신착란, 빠른 심박동, 창백함, 피로, 두통, 주사부위의 가려움·발적·통증, 또는 온감, 배고픔, 오심 및 저칼륨혈증이 발생할 수 있다.

Regular insulin은 고혈당증을 조절하기 위해 식전마다 혹은 필요시 투여된다. 일반적으로 피하주사 후 30분 내에 혈당 감소 효과가 나타나기 시작하고 그 효과가 6~8시간 지속된다. 보통 복부, 허벅지, 팔, 또는 엉덩이에 피하주사하는데, 한 곳을 집중적으로 맞는 것 보다, 이 부위들에 돌아가면서 주사하는 것이 중요하다. 차가운 상태로 insulin을 주사하게 되면 따끔거리거나 아플 수 있어 사용을 시작한 것은 상온에서 보관해야 한다.[30]

3) Insulin glargine

Insulin glargine은 식이요법 및 경구용 혈당강하제를 이용한 치료에 반응하지 않는 제 1형 및 제 2형 당뇨병을 치료하는데 사용된다.

Insulin glargine은 생존하기 위해 몸이 필요로 하는 기저 insulin을 대체한다. 약물 부작용으로 저혈당증, 정신착란, 빠른 심장박동, 창백함, 피로, 두통, 주사부위의 가려움·발적·통증, 온감, 배고픔, 오심 및 저칼륨혈증이 발생할 수 있다. Insulin glargine은 24시간 동안 효과를 제공하는 지속성 insulin long-acting insulin이다. 이 약물은 보통 취침 시에 복부에 1일 1회 주사한다.[31]

사례 요약

환자: 에드, 48세

1. 심장마비에 의한 사망 위험률 감소 목적의 aspirin 81 mg 1일 1회
2. 당뇨병 조절 목적의 regular insulin 매일 매 식사 전 피하주사로 70 단위
3. 당뇨병 조절 목적의 insulin glargin 매일 취침 시에 피하주사로 30 단위

검사 결과

- 공복혈당fasting blood sugar, FBS: 77 mg/dL (정상 참고범위 100 mg/dL 이하)
- 혈당 측정기 측정치: 64, 75, 53, 46 mg/dL

(식전혈당 정상 참고범위: 90~130 mg/dL; 식사 시작 1~2시간 후 정상 참고범위: 180 mg/dL 미만; 70 mg/dL의 경우 저혈당증)

X-선 검사 소견

해당사항 없음

초기 평가를 통해 에드의 증상이 기저질환에 의해 직접적으로 초래된 것은 아님을 파악할 수 있으며, 다음 내용이 검토되어야 한다.

- 에드는 insulin 주사를 맞는 것이 창피했기 때문에, 보통 그의 딸이 자신의 집에 도착하기 전에 주사를 놓는다.
- 정상적인 공복혈당은 100 mg/dL이다.
- 당뇨병 환자들의 목표 공복혈당은 126 mg/dL 미만이다.
- 당뇨병 환자들의 정상 혈당치는 다음과 같아야 한다:
  - 식전 = 90~130 mg/dL
  - 식사 시작 후 1~2시간 = 180 mg/dL 미만
  - 저혈당증 = 70 mg/dL 이하
- 정상적인 insulin 용량은 0.5~1 단위/kg/day이다. 다만, insulin 저항성이 있는 환자들에서는 종종 더 많은 양을 투여해야 할 수도 있다.

문제 해결

에드의 실험실 검사 결과를 좀 더 자세히 살펴보자. 그는 현재 저혈당 상태인데, 어떤 약물이 그의 혈당을 이렇게 낮춘 것일까? Aspirin은 항염증, 항혈소판 약물로 혈당에 영향을 미치지는 않을 것이다. 여기서 주목할 것은 에드가 주사하는 regular insulin의 용량이다.

1) 문제 약물: Insulin

실마리정보에 언급된 것처럼, insulin의 정상 용량은 0.5~1 단위/kg/day이다. 에드는 하루에240 단위의 insulin을 투여하고 있다. 현재, 그의 몸무게는 105 kg이다. 계산을 해보면,

240 단위/105 kg = 약 2.3 단위/kg/day

몇몇 사람들의 경우 insulin 투여량이 하루 2 단위/kg 정도 이상이 필요하기도 한다. 하지만 그의 혈당 측정치는 모두 저혈당증의 범위에 속했으며 매우 낮은 편이었으므로 에드의 경우에는 요구량에 비해 insulin 투여량이 확실히 높았던 것으로 판단된다. 저혈당증은 배고픔, 신경과민, 불안정, 착란, 언어장애 및 불안감 또는 맥 빠진 느낌을 초래하므로,[32] 에드의 몸 상태가 매우 나빴던 것은 어쩌면 당연한 일이다.

2) 동반위험요인: 인슐린 투약 시간

에드는 그의 딸이 집에 오는 날이면 점심식사는 항상 그녀와 함께

했다. 다만, 그녀가 오기 전에 미리 insulin 주사를 투여했기 때문에 이로 인해 점심식사 시간보다 너무 일찍 인슐린을 투여하여 문제가 되었던 것이다. Reular insulin은 30분 내에 약효가 발현된다. 즉, 몸은 다음 30분 내에 처리해야 할 당 (음식)을 기대하고 있다는 것을 의미한다. 만일 사람들이 insulin을 투여하고 나서 30분 내에 식사를 하지 않는다면, 거의 항상 저혈당증에 빠지게 될 것이다.[33]

3) 해결 방안

에드의 딸이 다음 주 진료를 예약한다. 의사는 에드의 혈당치를 보고 다음과 같이 말한다, "와우, 에드, 저는 지금껏 당신이 정신을 차리고 있었다는게 신기하네요. 당신의 insulin 투여량을 줄여야겠습니다." 의사는 에드에게 regular insulin을 식사 전 40 단위로, insulin glargine를 25 단위로 줄이라고 한다. 의사는 에드에게 insulin을 투여하고 30분 내에 식사를 하는 것이 매우 중요하다는 것도 교육한다. 마지막으로, 에드는 식사 전 하루 3번씩, 그리고 취침 시에 1번 즉, 하루에 적어도 4번 혈당을 지속적으로 확인할 것을 지시한다.

에드의 담당의사는 에드에게 저혈당증의 징후 및 이에 대한 조치사항에 대해서도 알려주었다. 이제 에드는 혈당측정기의 수치가 70 mg/dL 이하일 경우, '응급조치[quick-fix]' 음식을 먹어야 한다는 것을 알게 되었다.[34]

조언

저혈당증은 insulin 치료를 받는 당뇨병 환자들에게는 흔하게 발생하는 일이다. Insulin 또는 저혈당증을 유발할 수 있는 약물을 시작하게 되는 환자들은 모두 저혈당증의 징후 및 증상과 상황에 대처하는 방법을 교육 받아야 한다. 저혈당증 위험은 고령, 신기능장애 또는 간기능장애, 저혈당증을 유발할 수 있는 고용량의 약물, 과거 30일 이내의 입원 및 최근의 음주로 인해 증가될 수 있다.[35] 새로운 약물을 복용하기 시작하면, 이로 인한 부작용이 발생하지 않도록 예방하는 방법에 대해 알고 있어야 한다. 에드는 1번과 7번 수칙을 따르지 않았다. Insulin은 올바르게 투약하지 않으면 위험한 약물임을 인식하고 약물의 효과를 확인하는 모니터링 지표들에 대해 알고 있어야 한다.

저혈당증의 징후 및 증상은 사람마다 다를 수 있다. 혈당이 너무 낮은 상황이라는 것을 경고해줄 수 있는 증상들에는 오심, 허약감/피로, 착란, 흐려보임[blurred vison], 과민성, 춥거나 축축한 느낌, 신경과민 및 빠른 심박동 등이 있다. 자신만의 징후에 대해 파악하고, 친구 또는 가족들이 도와줄 수 있도록 그 증상들을 설명해주어야 한다. 만일 저혈당증을 초래할 수 있는 insulin 또는 혈당강하제를 복용하고 있다면, 항상 응급조치 음식들 중 하나를 지니고 다녀야 한다. 의료용 ID 팔찌 또는 목걸이를 착용하는 것도 좋은 방법이다.[36]

운동에 의해서도 저혈당증이 초래될 수 있다. 따라서 운동을 시작하기 전에 혈당을 점검해야 한다. 운동 전에 간식을 먹는 것도 혈당이 낮아지는 것을 예방하는데 도움이 된다. 중증 저혈당증이 발생하면 의식을 잃게될 수도 있다. 혈당을 정상치로 회복시키기 위한 간식조차 먹지 못하는 극한 상황인 경우(예를 들면 저혈당증으로 의식을 잃었을 때)에는 혈당을 신속하게 증가시키기 위해 글루카곤glucagon이 주사될 수 있다. 의사는 이러한 준비세트들 중 하나를 반드시 환자가 휴대할 수 있도록 해야 한다.

당뇨병에 대한 교육 수업에 환자가 참여하는 새로운 개념도 생겨나고 있으며 이는 주목할 만하다. 인증된 당뇨병 강사들은 환자들이 스스로 자신의 당뇨병을 관리하는 방법을 교육하기 위해 특별히 훈련된 간호사 및 약사들이다. 그들은 당뇨병이 환자의 몸에 미치는 영향, 혈당이 높은지 또는 낮은지를 인식하게 해주는 징후 및 증상, 혈당 측정기 사용 및 insulin 주사 방법 등 구체적인 세부내용까지 환자에게 교육한다. 그들은 환자들이 혈당이 높지 않은 일정 수준으로 유지시킬 수 있도록 균형 잡힌 식사를 위한 식이요법 상담도 진행한다. 영양사들은 당뇨병 환자들에게 중요한 선생님이라 할 수 있다. 환자가 당뇨병으로 인해 직면할 수 있는 문제들을 인식할 수 있도록 자신의 가족 구성원을 교육에 데리고 가는 것도 좋다. 교육 참여의 기회를 놓치지 마라.

약물사용 안전수칙 위반:
1. 응급실 방문을 초래하는 대표적인 원인 약물 알기

Insulin의 사용 혹은 잘못된 사용은 환자들이 응급실에 방문하는 가장 흔한 이유들 중 하나이다. 에드가 이를 알았더라면 본인의 insulin 투여에 더 주의했었을 것이다. 또한, 혈당 측정기만 잘 이용했더라도 에드와 그의 담당의사가 그의 혈당 조절에 문제가 있음을 보다 일찍 알아차렸을 것이다. 다만, 에드는 그 수치가 의미하는 것이 무엇인지를 몰랐고 insulin 주사를 맞고 있는 것에 대해 숨기고만 싶어했다. 이로 인해 에드는 응급실 방문까지 하게 되었다. Insulin과 혈당 측정기 사용법에 대한 적절한 교육은 필수적이다. 많은 환자들이 insulin 주사로 인해 저혈당증이 발생하거나 혈당 조절에 실패하여 쓰러지거나 심장이 빨리 뛰거나 발한 증가, 피로 및 의식상실을 경험하게 된다. 하지만, insulin은 많은 당뇨병 환자들에게 필수적인 약물이므로, 이 약물을 올바르게 사용하는 것이 가장 중요하다.

약물사용 안전수칙 위반:
7. 복용 중인 약에 대한 모니터링 지표 알아두기

환자들은 혈당 조절에 대한 적절한 모니터링 방법과 혈당 수치가 권장 범위를 벗어났을 때 취해야 하는 조치를 알아두어야 한다. 적어도 하루 3번, 그리고 저혈당 증상이 나타났을 때에는 자가로 혈당 측정을 해야 한다. 이는 환자로 하여금 저혈당을 적시에 교정할 수 있도록 하고, 항상 최적의 혈당을 유지하도록 해준다. 새롭게 당뇨병으로 진단 받은 환자들도, 반대로 진단을 받은지 수십년이 지난 만성 당뇨병 환자들 모두에게 최선의 선택사항은 공인된 당뇨병 강사에게 당뇨병 관리에 대한 수업을 신청하는 것이다.

상황

약물 유발 스티븐스-존슨 증후군(SJS)
(확산성 동통성 발진 및 화상과 유사한 수포)

다음의 사례는 일부의 약물이 스티븐스-존슨 증후군을 초래할 수 있다는 것을 보여준다. 스티븐스-존슨 증후군은 피부와 점막이 약물 또는 감염에 심각하게 반응하여 전신에 퍼지고 화상처럼 물집이 생기는 고통스러운 홍색 또는 자주색의 발진을 초래하는 질환인 중증 다형 홍반으로도 알려져 있다.

사례

루크[Luke]는 14일간의 콜롬비아 선교여행에서 방금 돌아왔다. 그는 23세의 의과대학 학생으로 매우 건강하고 잘 먹고, 운동하며, 이렇다 할 만한 건강의 문제가 전혀 없었다. 약 3.8 L 정도의 커피를 매일 마시고, 인삼도 매일 복용한다. 그러나, 미국에 돌아온 다음날, 하루 5~6회의 물변을 보기 시작한다. 오심, 구토, 복부 경련 및 발열도 나타났다. 진료를 받으러 갔고, 의사는 루크에게 여행자 설사[traveler's diarrhea]가 나타난 것을 진단하였다. Sulfamethoxazole/Trimethoprim 160/800 mg이 1일 2회, 5일 동안 처방되었다.[37]

1) 증상

다음 날, 루크는 정말로 몸이 불편해지기 시작하였다. 그는 본인이 여행자 설사와 함께 독감에 걸렸을 수도 있다고 걱정하였다. 열이 여전히 지속될 뿐만 아니라, 심한 두통과 오한이 있으며, 기침을 하면서 구토를 했다. 그 다음날, 배와 손바닥의 이상한 발진을 인지했다. 복부의 발진은 다수의 작은 원같이 보이는데, 안쪽에 어두운 반점이 있어 거의 작은 과녁과 비슷하다. 그는 이런 현상이 특히 손바닥에 나타났기 때문에, 매우 이상하다고 생각하였다. 의사의 진료를 받으러 갔고, 의사는 그에게 아주 일찍 와서 운이 좋다고 말하였다. 의사는 루크를 곧장 입원시켰다.[38]

의심약물

가능성 있는 의심약물은 다음과 같다.

1) Caffeine

Caffeine은 뇌를 깨우는 중추신경계 흥분제로, 심박수 증가, 부정맥, 불면증, 신경과민, 근육 떨림, 두통, 오심, 구토 및 위통증을 초래할 수 있다. Caffeine의 과잉복용으로 부정맥 또는 발작을 초래할 수 있다. 몸이 하루에 일정량의 카페인에 익숙해지고, 이 양이 갑자기 줄어들게 되면, 대부분의 사람들은 금단증상을 경험한다. Caffeine을 얻기 위해 의사의 처방이 필요하진 않지만, caffeine은 여전히 약이다.[39]

2) 인삼

질병 치료에 대한 FDA 적응증은 없지만, 인삼은 일에 대한 정신 및 신체 능력 증가와 당뇨병으로부터의 보호하는 장점 외에 다수의 이유로 사용되어 왔다. 가장 흔한 부작용은 신경과민 및 흥분이 있다. 인삼은 furosemide, nifedipine 및 warfarin과 상호작용이 있는 것으로 나타났다. Caffein과 마찬가지로 처방이 필요하진 않지만, 인삼도 여전히 약이다.[40]

2) Sulfamethoxazole/Trimethoprim

Sulfamethoxazole/Trimethoprim은 *E. coli, Klebsiella, Enterobacter, M. morganii, P. mirabilis, P. vulgaris, Shigella enteritis, Pneumocystis carinii pneumonia, H. influenza* 및 *S. pneumoniae*로 인한 세균감염을 치료한다. 부작용에는 알레르기반응, 기도의 과민반응, 스티븐스-존슨 증후군(Stevens-Johnson Syndrome, SJS), 독성 표피괴사용해(Toxic Epidermal Necrolysis), 엽산 결핍에 기인한 거대적아구성 빈혈이 있고, 고령의 환자들에서는 부작용 증가한다. 설파제 기반의 항생제이므로 설파제 알레르기가 있는 것으로 알려진 환자들은 복용을 피해야 한다.[41]

사례 요약

환자: 루크, 23세

1. 여행자 설사 치료 목적의 sulfamethoxazole/trimethoprim 160/80 mg 5일 동안 1정, 1일 2회

2. CNS 흥분제로써 caffeine 100 mg 1일 3회

3. 신체 및 정신 자극제로써 인삼 추출물 300 mg 1일

검사 결과

- Scr: 1.2 mg/dL (정상 참고범위: 0.6~1.4 mg/dL)
- WBC (백혈구 수): 12,000개/mL (정상 참고범위: 4,500~10,000개/mL)
- 체온: 38.3°C (정상적으로 37°C)
- 혈압: 96/61 mmHg (정상적으로 120/80 mmHg)
- HR: 115 bpm (정상 참고범위: 60~100 bpm)

기타 검사

- 피부 생검: 림프구 동반 표피세포 괴사

초기 평가를 통해 루크의 증상이 기저질환에 의해 직접적으로 초래된 것은 아님을 파악할 수 있으며, 다음 내용이 검토되어야 한다.

- 루크의 손에는 과녁 비슷한 모양의 원형 병변이 있다. "과녁"에는 죽은 조직의 어두운 중심부(과녁 중심)가 있다. 과녁 유사 병변이 양손 및 복부를 덮고 있다. 이러한 발진은 SJS를 암시하는 것이다.
- 가벼운 열과 감염의 징후인 백혈구 수 상승도 나타낸다.

- 혈압은 약간 낮고, 심박동은 약간 빠르다. 불안정한 활력징후(혈압, 심박수)는 그가 패혈증(혈액 감염)과 같은 부정적인 결과를 나타낼 위험에 처해 있음을 의미한다.
- 마지막으로, 피부 생검 결과에서 SJS가 확인되었다.[42]

문제 해결

루크는 불행하게도 SJS로 진단되었다. 이 특정 종류의 발진에는 4가지 중 하나의 원인이 있다: 감염, 약물, 암, 또는 특발증(원인이 알려져 있지 않음을 의미). 우리는 그가 최근에 해외에 있었고 이는 흔치 않은 세균 및 바이러스를 경계해야 함을 의미하지만, 우선 그의 약물을 점검해보자.[43]

1) 문제 약물: Sulfamethoxazole/Trimethoprim

언급된 바와 같이, sulfamethoxazole/trimethoprim은 다수의 부작용을 유발하고, 가장 심각한 것 중 하나가 SJS이다. SJS는 면역성 과민반응으로 환자의 면역계가 과잉 반응하여 자신의 몸을 공격하는 것을 의미한다. SJS에는 피부 및 점막과 관련된다. 점막 층은 직접 또는 간접적으로 외부와의 소통을 위한 인체 통로로서의 막을 형성하는 조직이다. 점막 층은 점액, 효소 및 전해질 분비와 함께 보호, 지지 및 영양소 흡수의 기능을 한다.

영향을 받는 부위는 구강 내부, 비강 내부, 눈의 내막, 생식기 점막,

위장관 또는 하부 호흡기 점막이 있다.

■ 스티븐스-존슨 증후군의 일반적 진행

① SJS는 1~14일간 지속되는 화농성 기침(가래가 있는), 두통, 피로 및 관절통으로 시작된다.

② 갑작스러운 피부 병변이 발생한다.

a. 병변은 일반적으로 과녁처럼 보이는데, 중심의 어두운 반점은 죽은 피부이다.

b. 죽은 피부가 벗겨져 해당 부위는 무방비 상태가 된다.

c. 병변은 어디서나 발생할 수 있지만 손바닥, 복부 및 점막 층에서 흔하다.

③ 병변 발생이 멈출 때까지 환자들은 입원해야 한다. 피부가 벗겨져 인체가 무방비 상태가 되어 SJS 환자들은 보통 화상 환자와 같은 치료를 받는다.

④ 피부에 의해 보호되지 않은 인체부위로 감염이 발생하는 것이 흔히 나타나는 문제이다.

SJS라는 용어는 때때로 독성 표피 괴사 용해TEN라는 용어와 혼동된다. 두 용어 간의 유일한 차이는 침범된 인체 비율이다.

- SJS는 체표면적body surface area, BSA의 10% 미만을 침범한다.
- SJS/TEN은 10~30%의 체표면적을 침범한다.
- TEN은 30% 이상의 체표면적을 침범한다.

■ **이환률(합병증)**

- 병변은 2~3주 동안 지속될 수 있다.
- 병변의 합병증에는 다음이 포함될 수 있다:
  - 감염
  - 흉터 형성
  - 식도협착
  - 호흡억제(기도 내 점액분비)
  - 눈 점막 손상으로 인한 실명(SJS 환자들의 3~10%)
  - 질 협착 및 음경의 흉터 형성

■ **사망률**

- 피부의 허물이 벗겨지는 정도에 따라 결정됨
- 체표면적의 < 10% 침범시 사망률 1~5%
- 체표면적의 ≥ 30% 침범시 사망률 25~35%[44]

2) 해결 방안

루크와 그의 담당의사가 문제를 조기에 파악해서 sulfamethoxazole/trimethoprim 복용을 중단할 수 있었기 때문에, 루크는 아주 운이 좋다. 결과는 빠른 진단과 관련이 있다. 루크는 의료진이 질병의 진행양상을 주시하고 지켜 볼 수 있도록 즉시 입원했다. 루크의 경우 복부 병변이 약 2주 동안 지속되었지만, 체표면적의 10% 이상에서 피부의 허물이 벗겨지지 않았다. 입 안 병변과 세포 파괴로 먹는 것이 불편하여 고통이 심했다.

탈수에 대한 조치로 정맥용 수액, 감염 예방을 위해 적절한 상처관리, 통증을 경감시키는 구강청결제 및 국소용 제제, 통증조절 치료를 받았다. 그는 19일 동안 입원했다.

상처가 전혀 감염되지 않아 믿을 수 없을 정도로 운이 좋았다. 그것은 지속적인 손 씻기, 철저한 의료진 및 전문적인 상처관리와 같은 병원치료 때문이다. 또한 그가 젊고 건강하기 때문이다.[45]

위험성

Journal of American Medicine에 제출된 2006년 보고에 따르면, 응급실 내원의 2.2%가 설파제 함유 항생제에 의한 약물 부작용 때문이다. 15,593건의 응급실 내원이 설파계 항생제에 대한 반응으로 해석된다.

하지만 15,593명의 사람들에게 SJS가 나타났다는 것을 의미하진 않는다. 응급실 방문의 대부분은 고위험 환자들 - 즉, 간 또는 신장질환이 있는 고령의 환자들 또는 HIV 환자들에 기인한 것이었다.

실제로 10만 명의 sulfamethoxazole/trimethoprim 사용자 중 1~3

명에서 SJS가 발병할 것으로 추정된다. 그것은 다른 약물과 비교하여 상대적으로 낮은 추정치이다. 예를 들어, carbamazepine은 SJS 발생 가능성이 10만 명의 사용자 중 14명인 항전간제이다. 그럼에도 불구하고, sulfamethoxazole/trimethoprim을 복용 중이라면, SJS가 잠재적으로 치명적인 부작용임을 알아야 하고, 특징적인 발진을 세심히 살펴야 한다(8,335,000건의 처방 x 1~3%의 발생률 = 83,350 ~ 250,050건/년). 2007년에 11건의 SJS가 FDA의 MedWatch 시스템에 보고되었다.[46] 보고 건수의 발생률이 낮다는 것이 SJS에 대한 위험이 존재하지 않는다는 것을 의미하지 않는다.[47]

조언

SJS는 보통의 환자들에겐 드문 반응이다. 많은 약물이 SJS와 관련이 있고, 문제가 발생한다면 무시해서는 안되는 질환이다. SJS를 유발하는 가장 흔한 약물들은 항생제(sulfamethoxazole/trimethoprim과 같은 설파제, penicillins, 및 cephalosporins), 항전간제(carbamazepine, phenytoin, lamotrigine 및 phenobarbital), 통풍 치료제[allopurinol] 및 NSAIDs [piroxicam]가 있다.[48] SJS를 초래할 수 있는 약물 계열의 전체 목록은 아래 표를 참조한다.[49]

■ SJS와 관련된 약물 또는 약물 계열[49*]

약물 계열	적응증 또는 계열해당약물
allopurinol	통풍치료제
aminopenicillins	amoxicillin, amoxicillin/clavulanic acid
carbamazepine	항전간제
cephalosporins	cephalexin, cefuroxime
corticosteroids	prednisone, prednisolone
oxicam NSAIDs	piroxicam
phenobarbital	항전간제
phenytoin	항전간제
quinolones	levofloxacin, moxifloxacin, ciprofloxacin (항생제)
설파제	sulfamethoxazole/trimethoprim
valproic acid	항전간제

* 출처: J. c. Roujeau et al, "약물사용과 스티븐스-존슨 증후군 또는 독성 표피괴사용해(Medication use and the Risk of Stevens- Johnson Syndrome or Toxic Epidermal Necrolysis)", New England Journal of Medicine 333, no. 24 (1995): 1600-1607. http://www.nejm.org/doi/full/10.1056 /EJM199512143332404.

약물 유발 발진을 감지하기 위한 조언

발진은 치료하기 힘들다. 심각한 무언가가 발생했다고 생각했지만, 십중팔구로 단순히 새로운 로션으로 인한 자극이거나 무해한 것으로 판명될 수 있다. 하지만, 심각한 예외가 있으므로, 자신의 발진에 대해 지속적으로 파악하고 있는 것이 중요하다. 이를 돕기 위한 몇 가지 일반적인 규칙이 있다.[50]

1) 발진이 문제가 된다면, 의사의 진료를 받아야 한다.

몸과 피부의 발진 때문에 걱정 된다면 검사를 받아야 한다. 일반의약품으로 치료할 수 있지만, 원인을 모르고, 치료해서는 안된다.

2) 발진이 오래 지속되면 될수록, 더욱 더 의사의 진료를 받아야 한다.

대부분의 발진은 이틀 정도 지속된 후 저절로 사라진다. 하지만 통증, 호흡곤란을 초래하는 급성 부종, 급속하게 탁하거나 검게 변하는 입 또는 눈, 피부의 소혈종bleeding blister 및 넓은 범위의 피부 박리가 발생하면 신속히 의사의 진료를 받아야 한다.

3) 전에도 동일한 발진이 나타난 적이 있다면, 아마도 진단이 동일할 것이다.

지나치게 단순화하는 것으로 들릴 수 있지만, 발진이 빈번히 재발되어 많은 사람들은 진단이 제대로 이루어지지 않았다고 생각한다. 실제로, 대부분 발진은 완치되지 않고 조절되는 것이다. 습진, 아토피 피부염, 지루성 피부염, 건선, 두드러기 및 장미증rosacea과 같은 일부의 발진은 여러가지 요인에 따라 생겼다 사라졌다 할 수 있다. 자신이 진단받은 발진에 대해 알아두는 것이 가장 바람직하다. 발진을 조절하기 위해 치료를 지속할 필요가 있다는 것을 알고 놀랄 수 있다.

약물사용 안전수칙 위반:
11. 새로운 약이 추가되면 복용 이후 건강상 변화 확인하기

루크는 처음에 자신의 증상이 감기에 걸린 것으로 생각하였고, 새로 처방된 sulfamethoxazole/trimethoprim이 원인일 수 있는 가능성을 고려하지 않았다. 또한 SJS는 드물게 발생할 수 있는 생명을 위협하는 약물 부작용 중 하나이다. 특정 약물이 그런 발진을 초래할 가능성이 높지만, 어느 누구도 어떤 환자에게 발진이 나타날 것인지 예측할 수 없다. 환자들은 SJS의 심각한 발진을 일으키는 원인을 모른다. 환자로서 자신을 위한 최선의 방책은, 발진을 알아차리는 즉시 의사 또는 약사와 상담하는 것이다. 만일 발진이 약물에 의한 것이라고 생각된다면, 약물 복용을 중단하고 즉시 의사의 진료를 받아야 한다. SJS를 치료하는데 있어서 시간이 매우 중요하다: 전형적인 과녁 패턴과 같은 유형의 발진을 일찍 알아차릴수록, 생존 가능성이 더 높아진다. 무엇을 관찰해야 하는지, 그리고 흔한 원인 약물을 알고 있어야 한다. 이러한 발진이 발생한다면 대비하고 있어야 할 징후 및 증상을 알아두는 것이 중요하다.

상황

약물 유발 횡문근융해(근육통)

다음의 사례는 일부의 약물이 횡문근융해증을 유발할 수 있다는 것을 보여준다. 횡문근융해증은 골격근이 파괴되는 것이다.

사례

카일[Kyle]은 39세의 회계사로, 새해의 포부로 몸매를 가꾸고 건강을 유지하기로 결심하였다. 운동 프로그램을 시작했고, 식이요법에 과일과 야채를 추가했으며, 정기 건강검진을 위해 의사를 방문했다. 카일은 이미 고콜레스테롤과 우울증/불안으로 인해 약을 복용 중이다. 담당의사는 콜레스테롤 수치가 최적의 상태는 아니라고 판단하여, 중성지방을 낮추는데 도움이 되도록 gemfibrozil을 추가하였다.

1) 증상

운동 계획을 실행한지 약 1개월 될 즈음, 카일은 마라톤을 뛴 것처럼 자신의 등과 다리가 몹시 아프다고 느끼기 시작했다. 처음에는 시작한 운동 프로그램 때문에 통증이 발생했다고 생각했지만, 실제로는 너무 피곤해서 최근 2주 동안 체육관에 가지 않았음을 깨달았다. 단지 독감에 걸렸다고 생각하면서 대략 또 한 주를 보냈지만, 기침이나 열,

오한은 전혀 없었다. 처방약을 타러 가서, 약사에게 자신의 문제에 대해 이야기하였고, 약사는 그에게 복용 중인 약물에 의한 통증의 가능성을 상의하기 위해 의사의 진료를 보도록 권했다. 다음날, 진료를 받으러 갔고 의사는 카일의 다리가 왜 그렇게 약해졌는지 이해할 수가 없어, 몇 가지 검사를 실시하기 위해 그를 입원시키기로 결정하였다.

의심약물

가능성 있는 의심약물은 다음과 같다.

1) Simvastatin

Simvastatin은 LDL("나쁜") 콜레스테롤과 중성지방을 낮추고 HDL("좋은") 콜레스테롤은 높여준다. Simvastatin은 또한 근육통(<1%), 미오글로빈뇨증(myoglobinuria)에 따르는 급성 신부전을 동반한 횡문근융해증(<1%), 간 효소농도 상승(AST, ALT, LDH, 빌리루빈 및 Alk Phos [alkaline phosphatase])(1%), 복통(1~3%) 및 오심을 초래할 수 있다.[51]

2) Gemfibrozil

Gemfibrozil은 중성지방을 낮추고 HDL을 증가시켜 보통 중성지방이 아주 높은 환자들에게 사용된다. 부작용에는 담석(위약군의 4.9%에 비해 7.5%로 gemfibrozil군의 발생률이 55% 더 높음), 근육통, 간효소수치 상승(AST, ALT, LDH, 빌리루빈 및 Alk Phos) 및 위장관 부작용(위약군의 23.8%

에 비해 34.2%)이 포함된다. 이 약물은 fibrate 계열의 약물로, 저장 지방의 분해를 제한하고 간이 음식물로부터 얻는 지방산의 양을 감소시킴으로써 작용을 나타낸다. 이러한 작용들 모두 중성지방을 줄이기 위한 것이다.[52]

3) Citalopram

Citalopram은 가장 흔히 우울증, 공황장애, 범불안장애 및 외상 후 스트레스를 치료하는데 사용되며, 선택적 세로토닌 재흡수 억제제 selective serotonin reuptake disorder, SSRI이다. 이 약물의 흔한 부작용은 오심(7%), 졸림(8%) 및 성기능장애(3~5%)가 있다. 치료가 갑자기 중단되는 경우, 과민성, 불면증 및 두통일 발생할 수 있다. Citalopram은 어린이와 청소년에서 자살 위험성을 증가시킨다는 블랙박스 경고문이 있다. 이 약은 세로토닌증후군의 가능성 때문에 모노아민산화효소 저해제(monoamine oxidase inhibitors, MAOIs: 우울증 치료에 사용되는 강력한 약물 계열)와 함께 사용되어서는 안된다.[53]

*MAOIs: isocarboxazid, phenelzine, tranylcypromine, selegiline, rasagiline

사례 요약

환자: 카일, 39세

1. 높은 콜레스테롤혈증 조절 목적의 simvastatin 40 mg 1일 1회
2. 높은 중성지방 조절 목적의 gemfibrozil 600 mg 1일 2회
3. 우울증/불안증 조절 목적의 citalopram 20 mg 1일 1회

검사 결과

- LDL: 137 mg/dL (정상적으로 <100 mg/dL)
- HDL: 46 mg/dL (정상적으로 >40 mg/dL)
- TG: 543 mg/dL (정상적으로 <150 mg/dL)
- creatinine kinase (CK): 1,700 IU/L (정상 참고범위: 72~198 IU/L)
- Scr: 2.6 mg/dL (정상 참고범위: 0.6~1.4 mg/dL)
- urine myoglobin: 양성

X-선 검사 소견

해당사항 없음

초기 평가를 통해 카일의 증상이 기저질환에 의해 직접적으로 초래된 것은 아님을 파악할 수 있으며, 다음 내용이 검토되어야 한다.

• 근육병증 및 횡문근융해증의 징후

- 크레아티닌 키나제 (CK) >170 IU/L
- 미오글로빈에 대한 소변검사 양성
- Scr >1 mg/dL
- 근육증상 있음(쇠약 및 통증)

• Gemfibrozil과 simvastatin의 병용투여로 체내의 simvastatin 양이 185%까지 증가되었다.

• 동시 투여되는 경우 simvastatin의 용량이 10 mg/day를 초과해서는 안된다.[54]

문제 해결

근육통 및 CK의 상승이 스타틴으로 유발된 근육통의 전형적인 징후이다. 보통 전신의 근육통이 있지만, 특히 허리와 다리에서 느껴진다. 카일은 한동안 운동하지 않았고, simvastatin과 gemfibrozil을 동시에 투여하는 것이 근육병증과 횡문근융해증을 초래할 수 있음을 알기 때문에, 문제약물이 무엇인지는 분명하다.[55]

1) 문제 약물: Simvastatin 및 Gemfibrozil

카일은 담당의사가 gemfibrozil을 추가하기 전 상당 기간 simvastatin을 복용해오고 있었다. Gemfibrozil이 추가되지 않았더라도 카일에게는 여전히 횡문근융해증이 나타날 수 있었다.

• 사실: statin을 복용하는 환자에서 횡문근융해증이 발생하는 평균

기간은 약 1년이다.

• 사실: statin에 fibrate를 추가하는 경우, 횡문근융해증이 발생하는 평균 시간은 32일이다.

교통 사고가 흔하게 발생하는 장소로 알려진 위험한 교차로에 접근할 때 운전자는 상당히 경계태세를 취한다. 동일한 개념이 약물에도 적용된다. Statin와 fibrate를 병용하는 것은 각각의 약물을 단독 복용하는 것보다 횡문근융해증의 위험을 증가시킨다. 이와 같은 약물들의 위험한 교차 지점에 접근하는 사람 누구에게나 머리 속에 "주의 신호"가 떠올라야 한다.

Statin과 fibrate가 횡문근융해증을 초래하는 정확한 기전은 확실하지 않다. Statin이 간에서 생성되는 콜레스테롤의 양을 감소시킴으로써 효과를 나타낸다는 것은 알려져 있다. 체내에서 콜레스테롤의 양을 감소시키는 것은 다음의 3가지 방식 중 하나로 근육에 해를 끼치는 것으로 생각된다.

① 세포막 기능장애 초래

② 세포가 산소를 얻는 방식에 대한 부정적 영향

③ 단백질 신호전달을 방해함으로써 세포 기능 방식 교란

횡문근융해증의 최종 결과는 근육파괴로 근육의 구성요소myoglobin가 신장으로 배설되어 신장에 심각한 손상을 초래할 수 있다. 약물 중단

후 근육통이 사라지고 다른 검사 수치가 정상으로 회복되지만, 신장 손상은 신속하게 치료되지 않을 경우 장기적인 문제를 초래할 수 있다.[56]

2) 동반위험요인: Gemfibrozil

앞에 언급된 것처럼, gemfibrozil과 simvastatin의 동시 복용은 simvastatin의 총량을 185%까지 증가시킨다. 또한, 두 약물 모두를 복용 중인 경우에는 simvastatin의 용량이 하루에 10 mg을 초과해서는 안되는데, 카일은 40 mg을 복용하고 있었다.[57]

3) 해결 방안

카일은 simvastatin과 gemfibrozil 복용을 중단하였다. 신장이 혈액 내의 미오글로빈을 제거하는 것을 돕기 위해 입원하여 수액을 정맥투여 할 필요가 있었다. 카일은 입원하여 신기능이 정상으로 돌아올 때까지(Scr 농도가 대략 1 mg/dL를 나타낼 때) 대증 치료를 받았다.

일단 환자들에게 근육병증 또는 횡문근융해증이 나타나면, statin을 재복용하게 될 경우 동일한 증상이 나타날 가능성이 더 높다. 하지만, 카일의 콜레스테롤 수치가 좋지 않고, 무엇보다도 심장마비의 가능성이 있어, 카일은 콜레스테롤 수치를 낮추기 위해 식이요법 및 운동에 집중해야 할 것이다. 어느 정도의 시간이 지난 후, 카일의 의사는 주의깊게 모니터링하면서 저용량의 statin을 시도해볼 수도 있지만, 그것은 콜레스테롤을 저하시키는 이익이 근육병증 및 횡문근융해증의 위험을 초과한다고 생각하는 경우에만 해당한다.[58]

위험성

근육통 및 쇠약(근육병증)이 횡문근융해증보다 더 흔하다. 복용하는 statin의 종류에 따라, 전체 환자 중 0.5~3%의 환자에서 근육병증이 발생한다. Statin은 단일 약물을 복용 중인 환자에서 0.1 ~ 7%, 병용요법을 이용하고 있는 환자에서 0.5~2%의 근육병증을 유발하는 것으로 알려져 있다. 연구를 통해 lovastatin과 simvastatin이 다른 어떤 statin 보다 근육병증에 많이 관련된 것으로 나타났다.[59] 많지는 않지만 소수의 statin에서 근육병증 발생이 알려져 있다: atorvastatin (3%), lovastatin (0.1~0.2%), pravastatin (0.1~0.2%) 및 simvastatin (2~7%).60 근육병증에 비해 횡문근융해증은 훨씬 드물게 발생하지만, fibrate와 병용 중인 경우 발생 가능성이 약 10배 증가한다(모두가 병용 투여 중이라고 가정할 때, 47,174,000건의 simvastatin과 gemfibrozil 처방/환자-년당 12건의 처방 = 3,913,167 환자-년 x 0.2062% = 연간 8,106건의 횡문근융해증). 서로 다른 약물의 횡문근융해증의 빈도에 대한 정보는 아래 표를 참조한다.

■ 횡문근융해증의 발생률[61]

횡문근융해증을 초래할 수 있는 약물	1년간의 치료 당 발생률
statin 단독	0.0042%
fibrate 단독	0.0282%
statin + fibrate	0.2062%

2007년도 FDA의 MedWatch 보고시스템에 따르면, simvastatin으로 93건의 횡문근융해증이 보고되었다.[62] 많은 수의 환자에서 횡문근융해증이 발생한 것이다. 불행하게도, FDA의 시스템에서는 사용자들이 누가 simvastatin과 gemfibrozil과 같은 피브레이트 제제를 함께 복용했는지를 확인하기 위한 상호 참조가 불가능하다.

조언

근육통 및 통증은 흔히 statin 복용과 관련되지만, 횡문근융해증의 위험성에 대해 알고 자신의 담당의사에게 이 합병증을 나타내는 증상에 대해 알릴 필요가 있다. 횡문근융해증은 병원에서 나타나고 있는 주요 문제이며, 조기에 발견되지 않으면 중대한 합병증에 이르게 할 수 있다. 같은 날 2건의 횡문근융해증 사례를 본 적이 있는데, 두 건 모두 환자가 gemfibrozil 또는 fenofibrate와 statin을 병용하고 있었기 때문이었다. 이러한 약물들을 복용 중인데 아프거나 통증을 느낀다면, CK 농도를 확인하기 위해 진료를 받아야 한다. 횡문근융해증은 드물지만, 위험 요인이 있는 환자에게 심각하게 받아들여져야 한다. 제조업체는 이 발생률에 관한 정보를 제공하지 않으므로 환자 스스로 이러한 사건들이 일어나고 있다는 것을 알고, 발생할 가능성을 면밀하게 모니터링해야 한다.[63]

Statin을 복용중일 때는, 항상 아래의 몇 가지를 반드시 숙지해야 한다:

① 운동 또는 질환과 무관한 근육통이나 근쇠약을 경험한다면, statin에 의한 부작용일 수 있음을 알고 있어야 한다.

② 간기능 검사를 받아야 한다. 비정상적인 간기능 수치가 근육병증이나 횡문근융해증과 상관관계가 있는 것은 아니지만, statin은 간기능 수치를 상승시킬 가능성이 있다.

③ 시간의 경과에 따른 검사치를 알고 있어야 한다. 근쇠약 증상과 더불어 CK가 증가하면, 의사에게 위험성을 알려 관련 약물을 중지해야 한다. 그후 CK를 다시 검사하고, 환자에게 근쇠약의 개선 여부에 대해 질문해야 한다.

④ 스타틴계 약물을 복용 중인 경우, 담당의사에게 적어도 6개월마다 지질 검사 및 간기능 검사를 실시해야 함을 상기시켜야 하고, 안전을 위해 3개월마다 간기능 검사를 시행해야 한다.

⑤ 여성, 고령자, 치료기간, 고용량의 statin, 신장/간 기능장애, 공존하는 갑상선 문제, 알부민농도 감소, 루프스, 격렬하거나 과도한 운동 및 약물상호작용(statin과 fibrate 또는 statin과 nicotinic acid에, 인

체에서 약물을 제거하는데 도움이 되고 특정 약물이 영향을 미칠 수 있는 간 효소인 CYP3A4 저해제를 추가하는 경우) 등의 위험인자들이 약물 유발 근육병에 취약하게 할 수 있다.[64]

■ 지질 및 간기능 모니터링 지표

종류	약어	정상수치
지질검사		
총콜레스테롤	TC	< 200 mg/dL
저밀도 지단백 (나쁜 콜레스테롤)	LDL	> 130 mg/dL
고밀도 지단백 (좋은 콜레스테롤)	HDL	> 40 mg/dL
중성지방	TG	< 150 mg/dL
간기능 검사		
간 효소	ALT	7~53 IU/L
간 효소	AST	11~47 IU/L

약물사용 안전수칙 위반:
7. 복용 중인 약에 대한 모니터링 지표 알아두기

카일이 자신의 모니터링 지표에 대해 방심하지 않았다면(위의 표에 나열된 것처럼 지질과 간기능 수치에 대해 계속 파악하고 있음으로써), 담당의사는 간 효소가 증가되고 있음을 주목하고 그가 근육 관련 문제가 있지 않은지 확인하기 위해 보다 면밀히 점검했을 것이다.

약물사용 안전수칙 위반:
9. 약물간 상호작용에 대해 알아두기

카일과 그의 담당의사 및 약사는 그가 복용하는 simvastatin과 gemfibrozil 간의 상호작용과 관련된 사항을 알았어야 했다. 셋 중 어느 누구라도 자신들의 임무 이행했더라면, 10 mg 이상의 용량으로 simvastatin을 복용해서는 안된다는 것을 알았을 것이다. 그는 4배나 더 많은 용량을 복용 중이었다. 담당의사의 진료를 받기 위해 3주를 기다린 후에, 이미 2가지 콜레스테롤 약물과 관련된 심각한 근육파괴를 경험했다. Scr은 2.6 mg/dL이었고, 소변으로 미오글로빈이 배설되었다. 두 가지 모두 중대한 신장 문제의 징후인 것이다. 다행히도, 약사에게 자신의 증상에 대해 문의했고, 당장 의사의 진료를 받아야 한다는 좋은 충고를 따랐다. 중대한 신장 손상을 막기에 적절한 시기에 행동한 것이다. 만일 statin 이나 fibrate를 복용 중이라면, 근육 파괴의 증상에 대해 알고 있는 것이 중요하다. 근육병증과 횡문근융해증의 징후 및 증상에는 원인을 알 수 없는 근육통 또는 피로, 진한 색 소변, 피곤, 쇠약이 포함된다. Statin으로 인해 간에 문제가 없는지 statin을 시작하기 전, 용량 증가 시, 3개월마다 간기능을 점검받아야 한다. 또한, 70세 이상인 경우, 간장애 또는 신장애가 있는 경우, 근골격계 기능장애가 있는 경우, cyclosporine 또는 tacrolimus를 복용 중인 경우, 그리고 장기간 마크로라이드계 항생제erythromycin, azithromycin 또는 아졸계 항진균제clotrimazole, ketoconazole를 복용 중인 경우에 statin-fibrate 병용을 피해야 한다.[65] 만일 statin과 gemfibrozil 또는 fenofibrate를 복용 중이라면, 횡문근융해증이 발생할 수 있다. 이 문제가 자신에게는 일어날 수 없다고 생각해서는 안된다.

약물사용 안전수칙 위반:
16. 약 관련된 광고 맹신하지 않기

최근의 리피토Lipitor 광고에서 근육 통증 및 쇠약은 드물지만 중대한 부작용의 징후이므로 이러한 일이 발생하면 담당의사의 진료를 받으라고 언급했다 - 하지만, 이러한 사건이 얼마나 드물게 발생할까? 문제는 그 약의 제조업체가 말해주지 않는다는 것이다. 다른 출처의 정보에서는 statin으로 인한 약물 유발 횡문근융해증의 발생률을 0.1~7%로 추정하고 있다. 2007년도에 55,122,000명의 사람들이 리피토를 복용했다면, 이것이 정말 드물게 발생하는 것일까?[66] 저자는 그렇게 생각하지 않는다. 수십억 명의 사람들이 매일 statin을 복용한다. 단순 추정을 위해 십억 명의 사람에 0.1%를 곱해보자. 천만 명의 사람들이 이 부작용을 경험할 수 있다는 것이 된다. 그 천만 명 중 한 사람이 되어서는 안된다. 그러기 위해서는 이 약을 시작하기 전에 자신에게 필요한 정보를 알고 있어야 한다.

상황

약물 유발 고칼륨혈증(혈중 칼륨 농도 증가)

다음의 사례는 일부의 약물이 혈중 칼륨 수치가 높은 질환인 고칼륨혈증을 초래할 수 있다는 것을 보여준다.

사례

나탈리[Natalie]는 에너지가 넘치고 바쁜 64세의 여성이다. 그녀는 지역 적십자에서 자원봉사를 하고 손주들을 위해 파이를 굽는 것을 즐긴다. 지난 2년이 자신의 전반적으로 좋은 건강에 큰 타격을 주었다고 느끼고 있다. 나탈리의 일차 진료의가 그녀의 혈압이 매우 높다고 진단하고 spironolactone과 ramipril의 2가지 약물치료를 시작했다. 그녀 스스로 혈압을 조절하는 것은 쉽지 않았다. 2개월 전, 그녀는 교통사고를 당했나. 심각하게 부상을 입은 것은 아니지만, 그 사고 이후로 그녀는 끔찍한 목 통증을 경험해왔다.

1) 증상

며칠 전 나탈리는 걷는데 어려움을 겪기 시작했다. 다리의 모든 힘이 사라진 것 같다고 말하였다. 처음에는 그러한 불편을 단지 노화의 또 다른 증상 또는 아마도 사고 후에 남아있는 증상으로 치부했다.

2~3주에 걸쳐 쇠약함이 지속되고 더 심해진 후에, 그녀는 전문가의 도움을 구하기로 결정하였다.

의심약물

가능성 있는 의심약물은 다음과 같다.

1) Ramipril

Ramipril은 고혈압에 사용된다. Ramipril은 기침(7~12%), 저혈압(11%), 두통(1~5%) 및 칼륨농도 증가(11%)를 초래하는 것으로 알려져 있다. Rramipril은 ACE 저해제로 알려진 인기있는 계열의 항고혈압제이다. 다른 ACE 저해제와 마찬가지로 ramipril은 흔히 처방되어 2006년에 상위 200개 처방약물들 중 43위를 차지했다.[67] 블랙박스 경고문에 임신 중의 사용은 피해야 한다고 언급되어 있다. ACE 저해제는 임신 제 2기 및 3기에 사용될 경우 발달 중인 태아에 손상 및 사망을 초래한다. 환자들은 임신이 밝혀지면 곧바로 ACE 저해제를 중단해야 한다.[68]

2) Metaxalone

Metaxalone은 근육을 이완시키고 통증을 완화시킨다. Metaxalone은 졸음, 어지러움, 불안, 소화불량 및 흥분을 초래할 수 있고, 운동 및 반응 장애도 초래할 수 있다. 이 약물을 복용하고 기계 조작을 하거나 운전을 할 때는 주의해야 한다. 술 또는 diazepam과 같은 진정제와 함께 이 약을 복용하는 것은 권장되지 않는다. 이러한 약물들의 병용으로 상승효과가 나타날 수 있다.[69]

3) Spironolactone

Spironolactone은 혈압을 낮추고, 저하된 칼륨을 증가시키며, 심부전, 간경화 및 특정 종류의 스테로이드 과잉생성에 사용된다. Spironolactone은 설사(최대 29%), 발기부전, 남성의 여성형 유방(9%), 월경불순 및 고칼륨혈증(2%)을 유발할 수 있다. Spironolactone에는 항안드로겐(항-테스토스테론 스테로이드) 작용이 있어, 남성의 대머리와 여성의 과도한 모발 성장을 치료하는데 사용된다.[70]

사례 요약

환자: 나탈리, 64세

1. 고혈압 조절 목적의 ramipril 5 mg 1일
2. 근육통 조절 목적의 metaxalone 800 mg 1일 3회
3. 고혈압 조절 목적의 spironolactone 25 mg 1일

검사 결과

- K: 7.4 mEq/L (정상 참고범위: 3.5~5.2 mEq/L)

- Na: 139 mEq/L (정상 참고범위: 135~145 mEq/L)

- BUN: 25 mg/dL (정상 참고범위: 7~18 mg/dL)

- Scr: 1.9 mg/dL (정상 참고범위: 0.6~1.2 mg/dL)

기타 검사

- EKG: 폭이 좁고 대칭적으로 높아진 T파(peaked T waves)

초기 평가를 통해 나탈리의 증상이 기저질환에 의해 직접적으로 초래된 것은 아님을 파악할 수 있으며, 다음 내용이 검토되어야 한다.

- 신기능의 척도인 BUN 및 Scr이 상승되어, 신기능이 약간 감소되었음을 의미한다.
- EKG에서 심장이 만들어내는 전기자극 양상이 이상을 나타내고 있다.
- 혈중 칼륨이 매우 상승되어 있어, 이것이 EKG 상의 이상을 초래할 수 있다. 정상 범위는 3.5~5 mEq/L로, 혈중 칼륨은 너무 높다.
- 혈중 나트륨 농도는 정상이다.

문제 해결

증상 및 검사 결과로부터 무슨 일이 일어나고 있는지에 대한 명확한 그림을 그릴 수 있다. Metaxalone은 통증을 완화하고 쇠약을 초래하지 않으므로 즉시 배제시킬 수 있다. 이제 나머지 두 약물의 부작용 가능성을 살펴보아야 한다. 두 약물 모두 고칼륨혈증(혈중 칼륨 증가)을 초래함을 알 수 있다. 검사 결과를 보면, 칼륨 수치가 확실히 상승되어 있다. 모든 검사 결과를 평가한 후 무엇이 원인 약물인지 찾아낼 수 있다.[71]

1) 문제 약물: Ramipril

Ramipril은 ACE 저해제 계열에 속한다. 다른 ACE 저해제에는 lisinopril, enalapril/hydrochlorothiazide, benazepril, moexipril 및 fosinopril이 포함된다. 이 약물들은 혈압을 높이는 안지오텐신의 생산을 감소시킨다. 안지오텐신은 신장에서의 나트륨 및 수분 저류를 포함하여 다수의 혈관 시스템을 조절한다. 하지만, 보통 나트륨에 대한 교환이 이루어지므로 몸은 칼륨을 보유하게 된다. 정상적으로 다른 약물들이 동일한 문제를 초래하지 않고 다른 기능에 문제가 없는 경우라면, 이 정도의 과잉 칼륨은 문제가 아니다. 나탈리의 경우는 상황이 그렇지 않다. 혈액검사 결과 신기능이 약간 감소된 것으로 나타났다. 칼륨을 필요로 하지 않을 때는 신장이 보통 칼륨을 제거한다. 하지만, 나탈리의 신장은 그 기능을 유지할 만큼 충분히 기능을 발휘하고 있지 않다.[72]

2) 동반위험요인: Spironolactone

Spironolactone은 aldosterone 길항제이다. 알도스테론은 나트륨과 수분을 체내에 머무르게 함으로써 혈압을 상승시키는 호르몬이다. Spironolactone은 칼륨 보존성 이뇨제로 알려진 이뇨제 계열에 속한다. 이는 spironolactone이 많은 칼륨이 신장과 소변을 통해 배설되지 못하도록 한다는 것을 의미한다. 체내에서 칼륨을 증가시키는 spironolactone을 처방받았으므로 나탈리는 칼륨 농도를 검사받도록 했어야 했다. 너무 많은 칼륨이 다리가 쇠약해진 느낌의 원인인 것이다.[73]

3) 해결 방안

그녀는 응급상황에 처해 있다. 치료되지 않은 고칼륨혈증은 불규칙적인 심장박동을 초래할 수 있어 치명적일 수 있다. 이에 대한 치료는 칼슘을 정맥으로 투여하여 심장근육을 안정화시키는 것이다. 이후, 의사들은 체내의 칼륨 총량을 감소시키기 위해 칼륨 결합제(성분명: sodium polystyrene sulfonate)를 사용하였다.

장기적인 치료는 사용 중인 spironolactone을 동일한 반응을 초래하지 않는 약물로 대체하는 것이다. Spironolactone은 실제로 칼륨 소실을 촉진하는 또 다른 이뇨제인 furosemide로 대체되었다. 모든 것이 계획대로 호전되었는지의 여부를 판단하기 위해, 약 3개월마다 칼륨 및 전해질과 함께 신기능을 점검하기 위해 혈액검사를 받아야 한다.

호전되지 않은 경우, triamterene 또는 hydrochlorothiazide와 같은 다른 치료 선택사항이 있다.

위험성

고칼륨혈증은 입원중 자주 발생하고, 1~10%로 추정되는 환자들이 고칼륨혈증을 경험한다. 하지만, 이것은 대부분 FDA에 보고되지 않는 또 하나의 약물 유발 문제이다.[74] 2007년에, ramipril과 관련된 고칼륨혈증 보고가 17건 있었고, spironolactone 관련 사건에 대한 보고 사례는 16건이었다.[75] 이런 유형의 약물이 단독으로 복용될 경우엔 이 문제가 발생할 위험은 낮다는 것이 일치된 의견이다. 칼륨 저류 또는 신기능장애를 초래하는 또 다른 약물과 병용될 때, 부작용이 발생할 가능성이 훨씬 높다. 실제로, 한 자료에는 그 상호작용에 주의하고 적극적으로 예방해야 하는 상위 10가지 중 하나로 언급되어 있었다. Ramipril은 2006년에 6,036,000건의 처방이 조제된 것으로 추정되었다.[76] (6,036,000건의 처방/환자-년 당 12건의 처방 = 503,000명의 환자 x 1-10% = 연간 5,030~50,300건의 고칼륨혈증)

조언

고칼륨혈증은 ACE 저해제(lisinopril, ramipril, enalapril, moexipril, 또는 fosinopril), ARB (losartan, candesartan, irbesartan, valsartan 또는 telmisartan)

및 알도스테론 길항제를 복용 중인 환자에서 흔하게 발생한다. 하지만, ACE 길항제와 spironolactone을 복용하는 동안의 고칼륨혈증 발생률을 보고하는 자료는 존재하지 않는다. 환자와 담당의사가 알고 있어야 하는 고칼륨혈증을 유발하는 인자에는 감소된 신기능, 당뇨병 및 진행된 심부전이 포함된다. 의사는 입원을 피하기 위해 정기적으로 칼륨 농도에 대한 혈액검사를 실시해야 한다. Spironolactone 또는 ACE 저해제를 복용하는 동안에는 3개월마다 신기능(크레아티닌 청소율 [creatinine clearance, CrCl]) 및 혈청 전해질(칼륨)을 검사를 시행해야 한다; 하지만, 대부분의 경우 증상이 없고, 보고되지 않는다. 이번 사례에서, 나탈리는 2번과 6번 규칙을 따랐어야 했다. 자신의 신기능 검사치를 알고 있고 칼륨 농도를 정기적으로 확인했다면 입원을 피할 수 있었다.

고칼륨혈증의 징후 및 증상을 인지하는 것이 중요한데, 오심, 피로, 근육 쇠약, 또는 얼얼한 느낌이 가장 흔하다. 중대한 증상으로는 느린 심박동 및 약한 맥박이 포함된다. 1차 진료의사는 정기적인 혈액 검사를 통해 신기능 및 칼륨과 같은 인자를 모니터링해야 한다. 이러한 검사가 시행되도록 정기적으로 병원을 내원해야 한다. 이러한 검사 결과가 정상으로 확인되어 불편할 수 있지만 이러한 간단한 검사들이 당신을 병원에서 벗어나도록 할 수 있는 것이다.[77]

병원 방문을 피하는 또 하나의 방법은 독감에 걸린 때와 같이 아프고 탈수 증상이 나타나면 고혈압 약물(ACE 저해제 및 ARBs)의 다음 용량 복용을 중단하는 것이다. 이러한 약물들은 탈수상태이며 신기능이 최상의 상태가 아닌 경우, 체내에 축적될 수 있는 약물 계열에 속하기 때문이다. 신장 전문의라면 혈압을 판독하여 너무 높지 않으면 다음 용량의 약물을 중지시키고, 의사에게 연락하도록 제안할 것이다. 특히 증상 발현 시 즉시 의사에게 연락하지 못하고, 지속적으로 약물을 복용할 경우에는 신부전이 초래될 수 있어 1회 용량의 약물을 건너뛰는 것이 효과적이다.

약물사용 안전수칙 위반:
2. 자신의 신기능 검사 수치 알기

만일 나탈리와 그녀의 담당의사가 방심하지 않고 신장에 대한 검사 수치 및 검사 일정을 알고 있었다면, 그녀의 입원은 예방되었을 수 있다. Ramipril 및 spironolactone에 대한 모니터링 지표들에는 치료를 시작하기 전과 이후로 3개월마다 신기능과 전해질(칼륨)을 점검하는 것이 포함된다.

약물사용 안전수칙 위반:
6. 자신의 검사 일정 알아두기

당뇨병, 저하된 신기능 및 진행된 심부전과 같이 일부의 질환은 고칼륨혈증의 위험을 증가시킨다. 만일 이러한 질환이 있다면, 칼륨 농도를 면밀하게 모니터링해야 한다. 나탈리와 그녀의 담당의사는 이것을 정기적으로 점검했어야 했다. 나탈리는 또한 고칼륨혈증의 징후 및 증상을 알아차렸어야 했다: 근육 쇠약, 피곤, 오심 및 얼얼한 느낌. 심각한 증상들에는 약한 맥박 또는 느린 심박동이 포함된다. 다수의 환자들이 spironolactone 및 ramipril과 같은 ACE 저해제를 함께 복용한다. 정기적인 검사 일정을 준수하고 예약을 건너뛰지 않는 것이 중요하다.

상황

약물 유발 설사

다음의 사례는 일부의 약물이 생명을 위협하고 전염성 있는 설사를 초래할 수 있다는 것을 보여준다.

사례

짐Jim은 일리노이주 출신의 83세 노인이다. 그는 평생 농사를 지었고, 트랙터에 타려다가 떨어져서 고관절이 골절된 2년 전까지 느긋한 삶을 즐겼다. 짐의 건강상태는 언제나 양호했다. 재활 기간 동안, 고콜레스테롤혈증 및 고혈압 진단을 받았고, 이러한 문제를 치료하기 위해 약을 투여받았다. 농사를 짓지는 않지만, 짐은 여전히 집 주변에서 할 수 있는 일을 찾으려고 노력하였다. 최근에 눈을 치우다가 폐렴에 걸렸다. 의사에게 진료를 받고, 항생제와 휴식을 취하라는 처방을 받았다.

1) 증상

2~3일 후, 처방받은 항생제를 모두 복용하고 기분이 좀 나아졌지만, 아주 좋지는 않았다. 텔레비전을 보는 동안, 극심한 복통이 나타나기 시작했다. 그리고 나서 곧, 감당하기 힘든 설사가 시작되었다. 어떻게

해도 소용이 없었고, 2~3일 후에는 탈수가 되어 입원해야 했다.

의심약물

가능성 있는 의심약물은 다음과 같다.

1) Ezetimibe

Ezetimibe는 인체가 음식으로부터 얻는 콜레스테롤의 양을 감소시킴으로써 콜레스테롤을 감소시킨다. 이 약은 복통(3%), 설사(3~4%), 두통(8%), 관절통(4%) 및 근육통(매우 드물게)도 초래할 수 있다. Ezetimibe는 보통 최소한의 부작용을 나타내는 것으로 간주된다.[78]

2) Amoxicillin/Clavulanic acid

Amoxicillin/Clavulanic acid은 세균감염 치료를 위한 항생제로 사용된다. 이 약물은 오심, 구토, 설사, 소화불량 및 피부발진을 유발할 수 있다. Amoxicillin은 생명을 위협할 수 있는 심각한 알레르기 반응을 초래하는 것으로도 알려져 있다. 유사한 반응을 야기할 수 있는 이전에 복용한 항생제들을 항상 알고 있어야 한다.

또한, 다른 많은 항생제와 마찬가지로, amoxicillin + clavulanic acid은 많은 세균들을 무작위적으로 사멸시켜 장의 염증을 초래할 수 있다. 이로 인해 나쁜 세균들이 자라 장관 손상을 초래할 수 있다.[79]

3) Atenolol

Atenolol은 고혈압, 심장문제 및 흉통(협심증)에 사용된다. 가장 흔한 부작용은 1~10%의 환자들에서 발생하는 저혈압, 어지러움, 피로, 졸음증 또는 쇠약이다.[80] 상당히 오래 전에 개발된 약임에도 불구하고, atenolol은 2006년의 상위 200개 처방약 중 34위를 차지했다.[81] 대략 150만 건 이상의 atenolol 처방이 2006년에 투약된 것이다.

사례 요약

환자: 짐, 83세

1. 고콜레스테롤혈증 조절 목적의 ezetimibe 10 mg 1일
2. 폐렴 치료 목적의 amoxicillin/clavulanic acid 500/125 mg 1일 3회
3. 고혈압 조절 목적의 atenolol 50 mg 1일

검사 결과

- K: 3.4 mEq/L (정상 참고범위: 3.5~5.2 mEq/L)
- Na: 132 mEq/L (정상 참고범위: 135~145 mEq/L)
- WBC (백혈구수): 17,900 (정상 참고범위: 4,500~10,000)
- 체온: 38.8°C (정상적으로 36.5°C)

기타 검사

- *C. diff* 분석: 양성

초기 평가를 통해 짐의 증상이 기저질환에 의해 직접적으로 초래된 것은 아님을 파악할 수 있으며, 다음 내용이 검토되어야 한다.

• 항생제로 폐렴이 치료된 후에도 또 다시 발열이 나타났다.

• 일종의 감염이 있음을 의미하는 백혈구수가 증가되었다.

• 이번 사건 이전에, 그는 다른 약물을 오랫동안 복용해오고 있었다.

• 대변 검사에서 *Clostridium difficile*[C. diff]로 불리는 세균에 양성 반응을 나타냈다.

• 나트륨 및 칼륨 수치가 약간 낮은데, 이는 설사로 인해 다량의 체액이 소실되었음을 의미한다.

문제 해결

짐은 늘 건강했고, 최근까지 활동적인 삶을 영위해왔다. 약물 정보로부터 atenolol은 의심약물에서 즉시 배제될 수 있다. 짐은 ezetimibe를 약 2년 동안 복용해왔고, 만일 그것이 문제약물이었다면 이번과 같은 문제가 더 일찍 발생했을 것이다. 그렇다면, 어떤 약물이 그에게 문제를 초래하고 있는 것인지가 명백해진다.

1) 문제 약물: Amoxicillin/Clavulanic acid

이 복합 항생제는 설사를 초래하는 것으로 악명이 높다. Amoxicillin 자체도 설사를 유발하는 것으로 알려져 있지만, clavulanic acid와 병용 시 그 비율이 훨씬 더 올라간다. Clavulanic acid 자체는 항생제가 아니지만, amoxicillin의 항균작용을 돕는다. 세균은 amoxicillin을 분해하는 특수 단백질을 분비할 수 있지만, clavulanic acid이 이러한 반응을 차단한다. 그러므로, 이러한 병용요법이 보다 광범위한 세균 감염을 치료할 수 있는데, 여기에 장단점이 있다. 항생제가 환자의 감염이 치유되도록 돕는 것이 장점이고, 병용으로 인해 장내 모든 좋은 세균을 죽여 나쁜 세균이 자라나 과잉상태가 되도록 하는 것은 단점이다. 짐의 경우에 나쁜 세균은 *C. diff*로 불리는 균으로 amoxicillin 단독, 또는 clavulanic acid과의 병용으로 죽일 수가 없다. 이 균은 모두 살해된 좋은 균과의 경쟁 없이 빠르게 자란다. *C. diff* 균은 장을 손상시켜 짐이 경험한 통증과 중증 설사를 초래할 수 있는 독소를 분비할 수 있다.[82]

2) 해결 방안

이런 유형의 설사는 추가적인 항생제 요법으로 치료된다. 하지만, 그 항생제들은 장을 차지한 나쁜 세균을 표적으로 한다.[83] 짐에게는 10~14일 동안 metronidazole 500 mg 1일 3회 투여를 한다.[84] 복용 중인 모든 지사제는 상태를 악화시킬 수 있으므로 중단되어야 한다. 치료의 핵심은 적절한 손 씻기로 좋은 위생상태를 유지하는 것이다. *C.*

*diff*는 감염된 환자와의 긴밀한 접촉으로 쉽게 전파된다.

위험성

모든 약물 부작용의 7%가 약물로 유발된 설사에 기인하며, 700가지 이상의 약물이 원인이며 그들 중 25%가 항생제이다.[85] 미국에서 매년 3백만 건으로 추정되는 *Clostridium difficile* 관련 설사Clostridium difficile-associated diarrhea, CDAD 및 대장염이 발생한다. 고령(>60세), 입원 및 항생제에의 노출(clindamycin, cephalosporins, 및 penicillins)과 같은 몇 가지 위험인자가 *C. diff* 대장염에 취약하게 할 수 있다.[86] *C. diff*가 10~20%의 항생제 관련 설사를 초래한다. 이러한 사례의 대부분이 병원에서 발생한다. 2일 이상 입원한 환자의 약 10%에서 CDAD가 발생한다. CDAD는 환자가 여전히 입원 동안 또는 퇴원 2~3일 후 발생할 수 있다. CDAD 건수는 실제로 증가하고 있다. 이러한 증가 원인은 요양시설 거주 인구가 증가하고, 보다 많은 수의 항생제가 처방되고 있다는 것이다. 병원 또는 요양시설 밖에서는 CDAD가 훨씬 덜 흔해 10만 명당 약 1~3명에게 영향을 미친다.[87] CDAD 발생의 주된 위험인자는 항생제 사용이다. Clindamycin이 CDAD와의 관련성이 가장 크다. 높은 발생률은 동반위험요인으로써 페니실린계 항생제(amoxicillin 또는 ampicillin) 및 세팔로스포린계 항생제(ceftriaxone, cefdinir, 또는 cephalexin) 항생제와도 관련이 있다. Amoxicillin/Clavulanic acid을 복용 중인 환자들에서 항생제 관련 설사의 발생률은 10~15%에 가깝다. 다른 항생제와 관련된 설사의 발생률은, clindamycin의 경우 2~20%, azithromycin 및 erythromycin과 같은 마크로라이드계 항생제 10% 미만, amoxicillin 및 ampicillin 같은 페니실린계 항생제 1~20%, ciprofloxacin 및 levofloxacin와 같은 퀴놀론계 항생제 2%, 설파제 1~2% 및 테트라사이클린계 항생제 1~10%이다.[88] 2007년에는 FDA의 MedWatch 시스템에 2건의 amoxicillin/clavulanic acid)에 의해 유발된 C. diff 대장염이 보고되었다.[89] 이 수치는 amoxicillin과 clavulanic acid 복합제가 초래한 대장염의 전체 건수와는 큰 차이가 있다.

조언

C. diff 대장염은 입원 환자 및 요양시설 환자에서 흔하게 발생한다. 일반 대중 사이에서도 발생하지만, 그 비율이 훨씬 낮다. 일련의 항생제 복용 후 설사가 나타난다면, 증상이 중증이고 경련과 탈수를 동반될 경우 의사의 진료를 받아야 한다. CDAD가 발생한다면, 이로 인해 치료의 진행 방향이 달라질 것이다. 이 경우, 다음의 8번 규칙이 짐에게 도움이 되었을 수도 있다. 여기서, 설사 때문에 무언가를 복용하는 것은 좋은 생각이 아니다.[90]

설사가 1~2일 이상 지속되는 경우엔 언제나 의사의 진료를 받아야 한다. 이 기간이 지나면, 수분 및 전해질(나트륨, 칼륨 및 염소)이 소실되어 다른 문제가 나타날 수 있다. 최근에 항생제 치료를 받았는지의 여부를 의료전문가에게 알려야 한다. 가장 좋은 예방책은 필요할 경우에만 항생제를 사용하는 것이다. 항생제 처방을 위해서 진료 보는 것은 피해야 한다; 질환을 치료하는데 항생제를 필요로 하지 않을 가능성이 있다. 극심한 피로, 실신, 또는 혈변을 경험한다면, 즉시 의사의 진료를 받아야 한다.[91]

적절한 수분 섭취 및 식이요법을 유지함으로써 설사를 예방해야 한다; 인공감미료를 피하고, 필요한 경우에만 항생제를 사용하고, 광범위 항생제의 사용은 중증 질병 치료를 위해 제한하여 사용하며, 연령, 체중, 신장/간기능에 맞게 용량을 조정하고, 가급적이면 식사와 함께 약물을 복용하며, 소량의 식사를 자주 하고, 가능하면 설사의 위험성이 낮은 약물을 사용하며, sorbitol 함량이 높은 액제를 피한다.[92]

위생이 *C. diff* 대장염을 방지하는 최선의 방법이다. 자주 손씻기가 *C. diff* 대장염 확산 및 전파를 예방하는 가장 쉬운 방법이다; 입원 중에는 *C. diff*에 감염될 가능성이 훨씬 높기 때문에 병원에서는 특히 중요하다. 이러한 권장사항은 환자의 가족 및 간호 담당 직원들에게도 확대되어야 한다. 포자가 배설물에서 입으로 *C. diff*를 확산시킨다. 포자는 매우 긴 시간 동안 활동성이 있는 상태를 유지할 수 있으므로 침대 시트, 의복 및 난간을 철저하게 세척하는 것이 중요하다.

약물사용 안전수칙 위반:
8. 병원 방문을 주저하지 않기

짐이 담당의사에게 좀 더 일찍 연락을 했더라면, 설사를 보다 심각한 문제로 알아차렸을 수 있다. 짐은 그가 처방받은 항생제에 운이 따르지 않았다. 집에 있을 때는, 환자들이 *C. diff* 대장염에 걸릴 가능성이 훨씬 낮지만, 위험성이 완전히 없는 것은 아니다. 설사가 1~2일 이상 지속된다면, 담당의사에게 연락해서 자신에게 최근 투약된 항생제에 대해 상기시켜야 한다. *C. diff*대장염은 항생제 치료가 끝난 수주 후에도 나타날 수 있다는 것을 기억하는 것도 중요하다. *C. diff* 감염에 대항하는 가장 좋은 무기는 위생이다. 항균 비누로 손을 자주 씻는 것이 중요하다. 일단 *C. diff*로 확인되면, 약물로 감염을 치료할 수 있다. 항생제로 인한 설사를 경험하고 있다면, 수분공급을 유지할 것을 기억해야 한다. 이온음료는 설사로 소실된 수분에 대한 훌륭한 대체제가 될 수 있다.

상황

약물 유발 운동장애

다음은 일부 약물들이 제어 불가능한 움직임, 떨림의 운동장애를 초래할 수 있다는 것을 보여주는 사례이다.

사례

해리[Harry]는 74세의 남성으로 현재를 그의 인생의 전성기라 생각하며 살고 있다. 1965년도에 본인의 사업을 시작하여 50년 동안 한결같이 열심히 일했다. 2-3년 전 은퇴한 이후에야 대도시를 벗어나 시골로 이사했고 그 곳에서 그는 필요한 모든 운동을 할 수가 있었다. 환경의 변화는 그를 정말 기분 좋게 만들어 주었고, 스트레스를 일으킬 만한 일 또한 생기지 않았다. 그의 유일한 건강 문제는 오래 전 참전했을 때 상처, 속쓰림, 때때로 걸리는 감기였다. 해리는 사는 것이 이보다 더 좋을 수는 없을 것이라고 생각했다.

1) 증상

2~3주 전부터 해리는 자신의 왼팔이 떨리고 있다는 것을 알아차렸다. 처음엔 커피를 너무 많이 마셨기 때문에 생긴 일이라고 대수롭지 않게 여겼다. 그러던 어느날 그의 부인이 저녁식사 자리에서 그에게

팔을 좀 그만 떨라고 이야기했는데 정작 그는 자신의 팔이 떨리고 있는지 미처 알고 있지 못한 상황이었다. 그는 약간 속이 메스껍다고 느끼기 시작하였고 이에 자신의 상태가 걱정된 그는 처음으로 의사를 찾아갔다. 의사는 당시 오심에 대해 그에게 prochlorperazine을 처방하였는데, 그 약을 복용하고 나서 떨림 증상이 오히려 더 악화되었고 지체하지 않고 응급실을 방문하였다.

의심약물

가능성 있는 의심약물은 다음과 같다.

1) Metoclopramide

Metoclopramide는 속쓰림 증상과 오심 및 구토를 완화하고, 정체성 장질환static bowel disorders을 치료하는데 사용되는 약제이다. 상부 위장관 운동을 촉진하고, 오심 및 구토를 일으키는 뇌 전달물질의 작용을 억제한다.[93] Metoclopramide는 졸음(10~70%), 피로(~10%), 근육 연축/운동이상증(통제되지 않는 움직임, ~20%) 및 좌불안석증(~10%)을 초래할 수 있다.

2) Alprazolam

Alprazolam은 불안을 감소시키고, 공황장애 및 발작장애를 치료한다. 부작용에는 졸음 및 진정 (>10%), 피로(>10%), 식욕증가/감소

(>10%), 조정능력 장애(>10%) 및 구강건조(>10%)가 포함된다.

Alprazolam은 향정신성 의약품으로, 남용 가능성이 있다. 과량투여의 가능성 때문에 환자들의 폐기능과 심장 기능을 면밀하게 추적 관찰해야 한다. 장기간 치료를 받은 환자들에게 금단증상이 발생하는 것으로 알려져 있으므로 갑자기 중단하지 않고 서서히 용량을 줄여 가면서 중단하는 것이 좋다. Alprazolam은 협우각 녹내장[narrow angle glaucoma] 환자들에게는 투여가 권장되지 않는다.[94]

3) Prochlorperazine

Prochlorperazine은 오심과 균형 및 조정능력 이상을 완화시킨다. 이 약물은 뇌에서 오심 및 구토의 원인이 되는 전달물질을 차단함으로써 작용을 나타낸다.[95] 정신병 치료제와 관련되어 있으며 일부 경우에는 그 목적으로 사용될 수도 있다. Prochlorperazine은 졸음, 피부발진, 혈당 조절의 어려움, 성충동 감소, 남성의 여성형 유방, 배뇨감소, 운동장애, 파킨슨증[Parkinsonism] 및 흐린 시력을 초래하는 것으로 알려져 있다.

사례 요약

환자: 해리, 74세

1. 속쓰림 조절 목적의 metoclopramide 1일 5 mg
2. 불안증 조절 목적의 alprazolam 0.5 mg 1일 3회
3. 오심 조절 목적의 prochlorperazine 필요에 따라 6~8시간마다 15 mg

검사 결과

모두 정상 참고범위 내

기타검사

해당사항 없음

초기 평가를 통해 해리의 증상이 기저질환에 의해 직접적으로 초래된 것은 아님을 파악할 수 있으며, 다음 내용이 검토되어야 한다.

- 해리의 검사수치는 모두 정상 참고범위 내이다.
- 새로운 담당의사가 prochlorperazine을 처방한 이후 떨림 증상이 악화된 것 같다.
- 해리는 한가롭고 평온한 시골 생활로 인해 alprazolam을 더 이상 복용하지 않고 있다.

문제 해결

초기에 놓친 또 다른 문제가 있는 것으로 생각된다. 해리는 팔의 떨림 때문에 진료를 받아왔지만 증상은 더 악화되고 있었다. 그가 복용하고 있는 약물 리스트는 몇 가지 흥미로운 사실을 알려준다. 먼저, 해리의 증상이 alprazolam 때문에 발생한 것은 아닌 것으로 보인다. 2년 전 이사한 이후 감소된 스트레스로 alprazolam의 복용량도 점진적으로 줄어들었고 최근에는 거의 복용하지 않고 있으므로 이로 인한 부작용일 가능성은 매우 적다. Prochlorperazine이 처방된 후에 해리의 떨림이 악화되었다고 하였으므로 이 약물과 어느 정도 관련이 있을 것으로 생각된다. 가장 의심스러운 약물은 해리가 늘 복용하고 있었으며 이런 증상을 잘 일으키는 것으로 알려져 있는 metoclopramide로 판단된다.

1) 문제 약물: Metoclopramide

문제는 metoclopramide이었다. 해리는 그동안 아무런 문제 없이 이 약물을 복용해왔다. 그러나, 장기간의 약물 복용 이후에도 환자는 이로 인해 부작용을 경험할 수 있다. 최근 그의 생활이 여유로워지면서 자신의 건강 문제에 대해 보다 더 관심을 가질 수 있게 된 것일 수도 있다. Metoclopramide는 도파민을 차단하는 주요 작용으로 인해 운동장애를 초래할 수 있다. 도파민의 감소는 파킨슨병에서 나타나는 운동 문제의 원인이 된다. Metoclopramide는 뇌의 도파민 수용체를 차단함으로써 작용을 나타내어 오심을 감소시키고 위장관의 운동을 증가시킨다. 하지만, 신체의 나머지 부분은 근육의 조정력muscle coordination을 유지하기 위해 도파민에 의존한다. 하지만 너무 많은 도파민 수용체들이 차단되는 경우, 약물로 유발된 파킨슨병 및 이와 유사한 증상들이 나타나기 시작한다. 그러므로, 문제는 그의 손이 아니라 뇌에 있는 것이다.[96]

2) 동반위험요인: Prochlorperazine

운동장애의 발생은 metoclopramide 뿐 아니라 prochlorperazine 역시 이와 연관이 있다. Prochlorperazine은 뇌에서 metoclopramide와 유사한 도파민 차단작용을 나타낸다. 해리의 사례에서 볼 수 있는 것처럼 이 두 약물을 병용하게 되면 상가적인 효과가 나타날 수 있다. 약물로 유발된 문제의 증상들은 시간이 지남에 따라 악화되고 심지어는 돌이킬 수 없게 될 수도 있다. 다행히 해리는 그 전에 의사의 진료를 받았고, 의사는 약물로 인해 문제가 발생하였다는 사실을 알지 못했지만 해리에게 prochlorperazine을 처방함으로써 진단에 간접적으로 도움을 주게 되었다. 이러 부작용은 상기 두 약물에 의해서는 드물게 발생하지만, 동일한 계열의 약물들에서는 흔하게 발생하는 편이다.[97]

3) 해결 방안

해리는 prochlorperazine 와 metoclopramide 복용을 중단하기로 하고, 의사는 속쓰림 증상에 metoclopramide 대신 다른 약물을 처방한다. 해리의 가장 큰 문제는 의사의 진료를 보지 않았다는 것이다. 몇 년 전까지만 해도 그는 매우 바빠서 진료를 볼 시간조차 없었기 때문에 처방전 리필로 오랫동안 같은 약물을 복용해왔던 것이 문제가 되었다. 시간이 지나면서 속쓰림을 치료하는 효과적이면서 부작용 위험은 낮은 많은 새로운 약물들이 개발되었다. 그의 속쓰림에 대해서 새로 처방된 약은 omeprazole이다. 해리가 떨림 증상으로 고생할 일은 이제 없을 것이다.

위험성

한 자료에는 metoclopramide 복용 환자에서 복용하지 않는 환자들에 비해 운동장애의 위험이 4배 증가된다고 언급되어 있다.[98] Metoclopramide 복용 환자에서 운동장애는 1%에서 25%로 발생하는 것으로 추정된다. 500명의 환자들 중 1명이 일반적 용량인 30~40 mg/day를 복용하는 중에 이러한 증상들을 경험할 수 있고, 보통 치료 후 처음 24시간~48시간 내에 반응이 나타난다. 소아 환자, 30세 미만의 성인, 그리고 오심 치료를 위해 고용량을 복용 중인 암환자들에서는 이러한 운동장애의 위험이 더 크다.[99] 이러한 반응들의 대부분이 경미한 수준이나, 환자의 나이가 많거나 복용 용량이 높을수록 발생위험이 높아진다(6,325,000건의 처방/환자-년당 12건의 처방 = 527,083명의 환자 x 125% = 5,271~131,770건의 운동장애). 2007년에, 52건의 운동장애가 FDA의 MedWatch 시스템에 보고되었다.[100]

조언

운동장애는 특정 약물들이 병용될 경우 흔하게 나타나는 반응일 수 있다. 그러나, 보고된 발생률의 범위가 넓은 것을 보면 이러한 문제가 실제로 정확히 얼마나 흔한지는 분명하지 않다. Metoclopramide를 복용하는 중에 설명되지 않는 움직임이 나타난다면, 즉시 병원을 방문해야 한다. 해리의 상황이 11번 수칙을 따르지 않은 예이다. 해리는 결국 응급실에 방문하게 되었지만, 자신의 상태에 대해 좀 더 일찍 알았어야 했다. 그는 15번 수칙도 따르지 않았다. 그가 복용하는 prochlorperazine 용량 역시 너무 많았다. 이 약물은 5~10 mg 1일 3~4회, 1일 최대 용량 40 mg으로 투여되어야 한다. Prochlorperazine은 운동장애를 초래하는 경향이 있으므로 노인 환자들에서 행동 문제를 관리하는데 있어 마지막 수단으로써만 사용되어야 한다. 즉 이 약물은 노인 환자들이 오심 및 구토를 예방을 위해 처방되어서는 안된다.[101]

해리의 경우에서처럼, 많은 독성이 나이와 관련이 있고 수년간의 치료 후에 나타날 수도 있다. 운동장애의 위험인자로는 고령, 인지장애, 여성, 철분결핍, 정신지체, 급속한 용량 증가, 고용량의 정신병약물 투여가 있다.[102] 운동장애는 팔다리의 불수의적 운동, 좌불안석증, 얼굴 찡그림, 지속적으로 혀 내밀기, 입맛 다시기, 호흡 및 연하곤란, 경직, 웅크린 자세, 머리 돌리기, 파상풍 유사 증상(이악물기 및 허약감)으로 나타날 수 있다.[103] 파킨슨 유사 증상들은 6개월 이내에 나타날 수 있고, 약물 중단 2~3개월 후에 회복될 수 있다. 이러한 증상들을 세심히 살펴야 하고, 만일 나타나는 경우엔 약물 복용을 중단하고 즉시 의사의 진료를 받아야 한다.[104] 이러한 부작용 중 일부는 중증이며 비가역적일 수 있다. 평소와 다른 적절하지 못한 것을 의식하게 되는 경우, 즉시 담당의사 또는 약사에게 연락할 필요가 있다는 것을 기억하는 것이 중요하다. 운동장애는 갑자기 일어나지 않고 서서히 진행한다. 해리가 의사의 치료를 늦지 않게 받을 수 있었던 것은 이러한 변화를 본인과 가족들이 알아차렸기 때문이므로, 다른 사람들도 해리와 같이 부작용 발생 여부를 관찰해야 한다.

약물사용 안전수칙 위반:
11. 새로운 약이 추가되면 건강상 변화 확인하기

해리에게 새로운 약물이 추가되기 전까지는 모든 것이 괜찮았다. 해리는 이미 이전부터 운동과 관련한 문제가 나타났던 것일 수도 있지만, 증상의 정도가 알아차리기에는 경미하였거나 그가 너무 바빠서 이를 알아차리지 못했던 것일 수 있다. 다행히도 부인이 목격함으로써, 해리는 의사의 진료를 받았다. 약물로 인한 운동장애의 일부는 조기 발견되지 않을 경우 심각하고 비가역적이 될 수 있다.

약물사용 안전수칙 위반:
15. 노인은 감량이 필요함을 기억하기

떨림, 제어 불가능한 움직임, 보행 곤란, 또는 움직임 곤란 등의 증상이 발생했다면, 의사에게 연락하여 진료일정을 잡아야 한다. 운동장애를 일으킬 수 있는 약물들은 정형 항정신병약물[typical antipsychotics; haloperidol, chlorpromazine, thioridazine, perphenazine], 오심 치료제[prochlorperazine, droperidol, promethazine, metoclopramide], 선택적 세로토닌 재흡수 억제제[sertraline, paroxetine], 삼환계 항우울제[amitriptyline, clomipramine, doxepine], 항경련제[phenytoin, carbamazepine, valproate]와 levodopa 및 pimozide 등이 있다.[105]

이 약물들의 고용량 복용은 운동장애, 기립성 저혈압, 졸림 및 항콜린 효과(조정능력 상실, 착란, 심박수 증가, 떨림, 장운동감소 및 배뇨감소, 또는 동공확대와 같은)에 이르게 할 수 있으므로, 이러한 문제가 발생하는 것을 예방하기 위해선 최소 유효용량을 사용해야 한다.[106] 운동장애를 초래할 가능성이 있는 약물은 서서히 증량하고, 정형 항정신병약[typical antipsychotics] 대신에 비정형 항정신병약[atypical antipsychoics]을 사용하는 것이 이러한 문제들의 예방하는 방법이다. 강력한 효능의 항정신병약을 투여받고 있는 젊은 환자들에서 운동장애가 발생했을 때 치료 초기 몇 주간 항무스카린성 제제들[benztropine, diphenhydramine, trihexyphenidyl]을 단기간 사용하는 것이 효과적이다.[107] 다만, 이러한 약물들은 부작용의 위험으로 인해 노인 환자에서는 1차 선택약물로는 고려되지 않는다. 만일 이 약물들 중 하나를 복용 중이라면, 대체할 수 있는 약물이 있는 경우

약물을 변경해야 한다. 필요할 경우에만 약물을 복용하고, 오랫동안 사용해서는 안된다. 이 경우, 해리가 속쓰림을 해결하기 위해 프로톤 펌프 저해제omeprazole, pantoprazole, lansoprazole와 같은 다른 약물을 사용했더라면, 오심도 함께 해결될 수도 있었다.

상황

관리 소홀에 의한 약물 유발 문제

다음의 사례는 환자들이 의료전문가들에게 약물부작용을 예방하기 위해 약물조정(medication reconciliation)을 시행해달라고 요청하는 것의 중요성을 명백하게 보여준다. 환자들이 의료 시스템 내 어디에서든 자신의 정확하고 완전한 약물 목록을 보유할 필요가 있다는 것도 지적한다 (약물 목록을 만들기 위한 양식이 부록에 포함되어 있다). 다음 사례는 또한 우리에게 약물 목록에 기반한 약물조정이 지속적으로 이루어질 필요가 있다는 것을 보여준다. 약물조정은 환자의 약물 목록이 병원 및 다른 의료기관의 입/퇴원 과정에서도 정확하게 유지되는 것을 보장하는 과정이다.

사례

달린[Darlene]은 77세의 여성으로 최근에 미망인이 되었다. 그녀는 시내에 사는 딸을 위해 뜨개질하거나 창 밖을 내다보면서 하루를 보낸다. 달린은 천성적으로 "신경이 예민한" 여성으로 사물이 정돈된 것을 좋아한다. 그녀는 불안발작을 조절하기 위해 현재 clonazepam을 복용하고 있다. 최근 달린은 힘든 시간을 겪어왔다. 약 1년 전에 남편이 세상을 떠났고, 오늘 그녀는 공예품점에 가는 길의 교통사고로 병원에 실려갔다. 달린이 수술을 받은 후에 담당의사는 그녀의 근육을 이완시키기 위해 diazepam을 추가하기로 결정했다. 2~3일 후에 달린은 퇴원하였고 의사가 처방한 약물을 계속 복용하라는 지시를 받았다.

1) 증상

퇴원 2~3일 후에 달린은 정상적인 활동을 시작하려고 노력했지만, 돌아다니기가 쉽지 않다는 걸 알게 됐다. 그녀는 자신의 복용해오던 기존 약물과 담당의사가 최근에 처방한 약물을 함께 복용했다. 어느 날, 달린의 딸이 점심식사를 하러 왔다가 달린이 평소와 매우 다르게 행동하고 있음을 알아차린다. 달린은 10년 전에 죽은 개 찰리Charlie에게 앉으라고 말하고 있었다! 달린은 또한 자신의 딸에게 매우 현기증이 나서 잘 볼 수가 없다고 호소한다.

달린은 자신이 술을 마시지 않았지만 술에 취한 것 같은 느낌이라고 말한다. 달린은 "애완동물"인 찰리에게 가려고 일어나다가 쓰러졌다. 다행히 그녀의 딸이 함께 있어 도움을 요청했고 달린은 팔이 부러지고 정신상태의 변화로 병원에 실려간다. 병원에 있는 동안, 의사가 발생 상황을 이해할 때까지 지지적 치료를 받는다.

의심약물

가능성 있는 의심약물은 다음과 같다.

1) Acetaminophen

Acetaminophen은 월경통, 발열, 두통, 경도~중등도 통증, 수술 후 통증 및 골다공증을 포함한 다양한 문제에 사용된다. 이 약물은 발진, 위장관계 출혈 및 간과 신독성을 초래할 수 있다. 환자들은 중대한 간독성을 초래할 수 있으므로 이 약물을 복용하는 동안에는 술을 마시면 안되고, 하루에 4000 mg 이상을 복용해서는 안된다. 또한, 환자들은 이 약물을 복용하는 동안 출혈의 징후도 경계해야 한다.[108]

2) Clonazepam

Clonazepam은 보통 불안증을 치료하기 위해 사용되지만, 발작장애, 하지불안증후군 및 몽유병에도 사용될 수 있다. 일부 부작용에는 운동조화불능(근육 조정능력 상실; 발작장애 환자들의 30%와 공황장애 환자들의 5%에서 나타남), 행동장애(발작장애 환자들의 50%), 어지러움, 인지장애, 발작, 화남, 졸림(공황장애 환자들의 37%), 호흡억제(인체가 산소를 얻는 능력의 감소), 역설반응[paradoxical reactions], 불분명 발음, 흐린 시력 및 멍한 모습이 포함된다. Clonazepam은 중독성이 있을 수 있는 벤조디아제핀 약물 계열에 속하며, 규제약물(향정신성의약품)이다.[109]

3) Diazepam

Diazepam은 종종 불안증에 사용되지만, 알코올 금단의 치료, 골격근 이완제, 발작장애 완화, 진정 및 근육이완제와 같은 여러 목적으로 사용될 수 있다. 이 약물은 저혈압, 운동조화불능, 졸음, 호흡억제, 불분명 발음, 오심 및 구토, 발작, 어지러움, 두통, 진전, 흐린 시력을 초

래할 수 있다. Diazepam도 벤조디아제핀 계열이다.[110]

사례 요약

환자: 달린, 77세

1. 수술 후 통증 조절 목적의 acetaminophen 1,000 mg 6시간마다 필요시 복용
2. 공황장애 치료 목적의 clonazepam 1 mg 1일 3회 필요시 복용
3. 근육이완제로써 diazepam 1 mg 8시간마다

검사 결과

- 벤조디아제핀: (+) 양성

기타 검사

왼팔 골절

초기 평가를 통해 달린의 증상이 기저질환에 의해 직접적으로 초래된 것은 아님을 파악할 수 있으며, 다음 내용이 검토되어야 한다.

- 달린은 사고를 당하기 전에 이미 2가지 약물을 복용 중이었다.
- 달린이 복용하고 있는 2가지 약물은 정신상태를 변화시킬 수

있다. 그녀는 어지러운 증상으로 인해 쓰러졌다.

문제 해결

달린의 의사는 약물 스크리닝을 실시하기로 결정했고, 그녀의 체내 벤조디아제핀 농도가 높다는데 주목했다. 담당의사는 달린이 아마도 집에서 다른 약물들을 복용하고 있을 것이라는 것을 알았다. 말할 것도 없이, 담당의사는 달린이 정기적으로 이용하는 약국에 전화를 걸고, 그녀가 diazepam과 clonazepam 2가지를 모두 복용하고 있음을 알게 된다.

1) 문제 약물: Clonazepam과 Diazepam

달린의 문제는 diazepam처방이 그녀의 근육 이완을 돕기 위해 수술 후에 내려진 세트 처방이었기 때문에 발생하였다. 세트 처방은 한밤중에도 처방이 가능하도록 의사들이 만일의 사태에 대처하기 위해 이용하는 미리 정해진 양식이다. 의사들이 환자가 이미 유사한 약물을 복용 중인지, 또는 추가된 약물이 부작용을 야기하는지 늘 주의하는 것은 아니다. 달린은 집에서 복용하던 약물인 clonazepam과 입원 중에 복용한 약물인 diazepam을 모두 가지고 퇴원했다. 문제는 clonazepam과 diazepam이 벤조디아제핀 계열이라는 것과 그들의 효과가 상가적이라는 것이다. 동일한 계열의 2가지 다른 약물을 처방 받았기 때문에, 달린에게 독성이 나타난 것이다. 너무 많은 벤조디아제핀계 약물을 복용했을 때에는 호흡억제, 착란, 어지러움, 흐린 시력 및 졸림과 같은 과잉의 부작용이 초래될 수 있다. 이런 경우 술에 취한 느낌이 들게 하거나 심지어 낙상을 경험하게 할 수 있다. 또한, 이러한 약물들의 부작용은 특히 고령의 환자들에서 나타날 수 있는데, 그 이유는 신기능이 감소되어 소변으로 제거될 수 없어 많은 약물이 체내에 남아있게 되기 때문이다. 이러한 상황에서의 위험한 점은 달린이 clonazepam을 복용하고 있고 이 약물은 고령의 환자에서 사용되어서는 안되는 약물이라는 것이다.

벤조디아제핀은 약물 관련 입원의 최대 10%를 차지할 수 있고, 고령의 환자에서 사용시에는 지능 및 인지장애(언어, 추리 및 판단 관련 문제와 같이 뇌에서의 비정상적 변화)와 관련이 있었다.[111] 4번 규칙에 언급된 것처럼, 고령의 환자들은 노화에 따르는 체내에서 일어나는 변화들로 인해 젊은 사람과는 다르다. 벤조디아제핀계 약물은 고령자들에서 부적절한 약물사용에 대한 Beer 기준Beers Criteria for Potentially Inappropriate Medication Use in the Elderly에 나열되어 있다. 이 목록은 2015년도 버전이 나와 있다.[112] 여기에는 효과보다는 더 많은 위험을 야기할 수 있어 고령의 환자들이 일반적으로 피해야 하는 약물들의 목록이 작성되어 있다.

환자들은 가능한 한 최저용량을 사용해야 하고, 이 약물들 중 하나를 복용해야 한다면 서서히 용량을 증가시켜야 한다. 고령자들의 몸은 젊은 사람들만큼 효율적으로 약물을 제거할 수 없으므로(감소된 간기능 또는 신기능으로 인해), 낮은 용량으로 복용해야 한다.

2) 해결 방안

입원한 동안, 산소 농도와 혈압을 높이기 위해 수액과 산소가 달린에게 공급된다. 그녀에게 diazepam 및 clonazepam과 같은 벤조디아제핀의 효과를 반전시키는 효과를 가진 벤조디아제핀 길항제인 flumazenil도 투여된다. 그녀의 골절된 팔에 깁스를 한다. 담당의사는 diazepam을 중단하기로 결정하고 달린에게 벤조디아제핀과 통증 약물의 사용에 대해서도 주의를 준다. 그녀는 다음엔 자신의 약물들에 대해 더 잘 알고 있겠다고 생각한다.

위험성

2005년에, 미국 독극물 관리센터에 총 67,593건의 벤조디아제핀 복용이 보고되었다. 이 67,593건의 복용에는 3,018건의 주요 독성과 243건의 사망이 포함되었다. 1995년부터 2002년까지, 벤조디아제핀과 관련된 응급실 방문의 발생이 41%까지 증가했다.[113] 2007년 3분기 동안 FDA의 MedWatch 보고서를 검색한 결과, diazepam을 복용 중인 환자들에 대한 3건의 넘어짐, 1건의 정신상태 변화 및 11건의 과량투여가 밝혀졌다. Clonazepam을 복용 중인 환자들의 경우 1건의 섬망, 3건의 어지러움 및 1건의 과량투여가 보고되었다.[114] 이 보고는 이 약물의 부작용이 모두 기록되고 있지 않음을 보여준다. 또한 해당 두 약물이 부작용을 초래하는 것뿐만 아니라, 전반적으로 주요한 문제는 약물조정이 효과적으로 활용되지 못하고 있는 것이다. 여러 단체에서는 약물조정 검토가 치료 이행 시점(입원, 전원, 퇴원, 이송)에 발생하는 모든 의약품 과오의 46%를, 입원환자가 경험하는 부작용의 20%를 차지하는 것으로 나타났다.[115] 이러한 점이 이 책을 읽고 어떤 증상 및 반응에 주의해야 하는지를 알게 되는 것이 중요한 이유다. 달린이 사용한 약물은 매우 흔하게 사용된다. 2006년에, clonazepam의 연간 처방 건수는 18,152,000건, diazepam의 처방 건수는 12,764,000건 이었다.[116] 달린의 경우, 부적절한 약물검토로 인한 diazepam 및 clonazepam의 병용이 졸음, 어지러움, 불균형과 같은 과도한 CNS 효과를 초래하는 주요 약물상호작용을 발생시킨 것이다. 고령의 환자는 벤조디아제핀계 약물을 반드시 피해야 한다.

조언

본 사례에서는 환자가 현재 복용 중인 가장 정확한 약물 목록을 확보하고, 매 치료 이행 시점에 약물명, 용량, 투여빈도 및 경로를 담당의사의 처방약 목록과 비교하는 약물조정의 중요성을 보여준다. 이것은 환자가 반드시 복용해야 하는 약물을 복용하고, 금기인 약물을 복용하지 않도록 해준다. 한 연구에서 이러한 활동을 시행하는 것이 의약품과오의 비율을 70%까지 줄이고 부작용을 15% 이상 감소시킬 수 있었음을 보여주었다.[117] 약물조정이 이루어진 경우, 달린의 사례에서와 같은 약물상호작용 및 동일약물 중복이 최소화될 수 있었다. 달린에게는 그녀가 이미 복용 중인 약물과 동일한 약물 계열에 속하는

diazepam이 처방되었고, 해당 의사는 그녀가 clonazepam을 복용하고 있다는 것을 알지 못했다. 그녀 몸 안에 너무 축적되어 독성 부작용을 초래하게 된 것이다.

2005년 의료기관 인증평가원Joint Commission에서는 국가 환자안전 목표National Patient Safety Goal에 약물조정을 포함시켰다. 2006년에는, 의료기관 인증평가원에서 인증한 병원들이 약물조정이 이루어지도록 보장하는 절차를 개발 66.1%, 다른 의료 제공자와 정보에 대해 의사소통을 하는데 72.5%의 국가 평균 성과national average performance를 달성했다. 해당 목표는 54%의 준수율을 나타냈다. 이 정보는 이러한 절차 개발에 대한 순응율이 충분치 않음이 보여주므로 자신의 안전을 보장하는데 있어 스스로 사전대책을 강구해야 할 필요가 있다.[118]

약물조정 절차가 확실히 이루어지는데 있어 환자의 역할은 중요하다. 자신의 모든 약물 목록을 만들어 병원을 방문할 때마다 그 목록을 담당의사에게 제시하도록 하자. 복용 중인 모든 일반의약품과 생약제제의 제품명, 용량, 시간 및 복용방법을 포함시켜야 한다 (이러한 정보를 기록하기 위한 양식은 [부록 "내가 사용하는 약물 기록"] 참조). 또한, 담당의사가 약물을 추가, 변경 또는 중단하는 경우, 약물 목록을 업데이트해야 한다. 병원에서 퇴원하면 가능한 경우 환자는 자신의 의무기록 사본을 받아 사본 하나를 약사에게 제공한다. 퇴원 시 담당의사에게 계속해서 복용해야 하는 약물에 대해 문의하고, 검사 결과를 약사에게 제공하여 간/신기능에 따라 약물조정이 가능한지의 여부를 문의해야 한다. 또한, 담당약사에게 약물 목록을 검토하여 약국의 목록이 본인의 것과 일치하는지 확인하고, 약물상호작용 또는 약물 중복이 발생하지 않은지 확인해야 한다. 응급상황의 경우, 가족들에게 약물 목록을 보관하는 장소를 알려줘 그것을 병원으로 가져올 수 있도록 해야 한다. 시스템이 완전하지 않아 언제라도 이러한 일은 발생할 수 있다. 의료기관 인증평가원은 약물조정 활동을 촉진시키기 위해 노력하고 있고, 이 분야에서 절차를 개선할 수 있는 방법에 대한 가이드라인을 개발했다.

약물사용 안전수칙 위반: 13. 약물조정 요청하기

모든 환자들은 자신의 건강에 대해 일정 정도의 책임이 있다. 자신을 보호하기위한 쉬운 방법 하나는 담당의사에게 자신의 정확한 약물 목록을 제공하고, 변경이 생길 때마다 해당 목록의 정보를 업데이트하는 것이다. 이러한 형태의 기록관리는 발생가능한 문제의 건수를 상당히 감소시킨다. 다음 단계는 자신이 접하는 의료 전문가들 - 의사, 간호사, 약사 및 의료 시스템 내의 다른 누구라도 - 에게 본인의 약물 목록을 그들의 목록 또는 새로운 처방과 비교하도록 항상 요청하는 것이다. 그렇게 되면, 의료 전문가들에게 그 목록에 있는 모든 중복되거나 사용금기인 약물을 검토 또는 조정하고, 환자의 건강에 해를 끼칠 수 약물이 환자에게 제공되지 않도록 확인할 필요가 생긴다. 자신의 약물 목록을 최신으로 유지하고 약물조정을 요구함으로써, 스스로 높은 비율의 약물부작용과 의약품과오를 피할 수 있다.

약물사용 안전수칙 위반:
15. 노인은 감량이 필요함을 기억하기

고령자들은 특히 벤조디아제핀계 약물을 복용할 때 더 많은 부작용이 발생하기 쉽다. 간호 지침The nursing guidelines에서는 불안에 대해 clonazepam을 최대 1.5 mg/day의 용량까지만 복용하도록 권장하고 있다.[119] 또한, diazepam은 장시간 작용하는 특성으로 인해 권장되지 않는다. 지속형 벤조디아제핀계 약물들은 고령 환자의 낙상과 관련이 있다. 보건의료재정국Health Care Financing Administration에서는 장기요양시설의 환자들에게 이러한 약물의 처방을 권장하지 않는다.[120] 만일 벤조디아제핀계 약물을 복용 중이라면 자신에게 안전한 용량을 알고 있어야 한다. 이것은 중요한 문제이며 환자에게 나쁜 일이 발생하지 않도록 보호하기 위한 가이드라인이 존재하는 데에는 이유가 있다.

상황

아편계 약물 금단증상

다음의 사례는 morphine, codeine 및 oxycodone과 같은 아편계 약물이 중단될 때, 금단증상이 빈번하게 나타날 수 있음을 보여준다.

사례

월머Wilmer는 최근에 은퇴한 67세의 남성이다. 그는 항상 야외활동을 즐기는 건설 노동자였다. 요즘에 그는 통증이 없을 때는 호수에서 낚시를 하면서 시간을 보낸다. 월머는 나이에 비해 건강하지만 건설 일에 종사했던 결과로 상당한 요통을 겪고 있다. 수년 전의 건설안전 사고로 병원에 가게 되었고, 허리 문제를 해결하기 위해 여러 차례의 수술을 받게 되었다. 지금도 통증이 상당히 지속적으로 나타난다. 월머는 이러한 통증을 조절하기 위해 hydrocodone/acetaminophen과 fentanyl 패취를 사용하고 편두통 치료를 돕기 위해 butorphanol 나잘 스프레이도 사용하고 있다.

어느날, 월머는 기분이 좋아서 fentanyl 패취를 떼어내고, 낚시를 하면서 시간을 보내기로 결정한다. 하지만, 농어를 두세 마리 잡은 후, 편두통이 발생하여 짐을 싸서 집으로 가기로 한다. 그는 잡은 물고기를 치워놓고, 편두통 때문에 butorphanol 스프레이를 코에 사용한 후 윌머는 휴식하면서 편두통이 사라지기 위해 눕는다.

1) 증상

2~3시간 후에 갑자기 감기에 걸린 것 같이 느낀다. 윌머는 떨리고, 불안하며, 토하고, 땀투성이가 되어 복통과 온몸의 통증을 경험한다. 그는 끔찍한 기분이 들어 의사에게 연락한다.

의심약물

가능성 있는 의심약물은 다음과 같다.

1) Fentanyl 패취

Fentanyl 패취는 다량의 아편계 약물들을 복용하는데 익숙한 사람들의 만성적인 중등도~중증 통증 관리에 사용된다. 이 약물의 부작용은 가려움, 발열(35%), 발한, 변비, 오심(24%) 및 구토(33%), 착란, 어지러움, 진정, 무호흡(호흡 중단; 3~10%) 및 호흡저하와 호흡억제(느리고 얕은 호흡)이다. Fentanyl 패취는 규제약물(마약)이며, 남용 가능성이 매우 크다. 금단증상이 뒤따를 수 있으므로, fentanyl 패취의 사용을 갑자기 중단해서는 안된다.[121]

2) Hydrocodone/Acetaminophen

Hydrocodone/Acetaminophen은 중등도~중증의 통증을 완화시키기 위해 사용된다. 이 약물은 오심 및 구토, 변비, 발진, 호흡억제 및 졸음을 초래할 수 있다. Hydrocodone은 남용 가능성이 큰 규제약물(마약)이다. 금단증상이 발생할 수 있어 갑자기 중단해서는 안된다. 이 약물에는 간독성을 초래할 수 있는 acetaminophen이 포함되어 있다. Acetaminophen의 1일 최대용량은 4,000 mg이다. 환자들은 약사와 상담하여 자신들이 복용 중인 약물에 acetaminophen이 함유되어 있는지를 확인해야 한다.[122]

3) Butorphanol

Butorphanol은 통증, 편두통, 마취, 분만통증 및 가려움과 같은 아편유사제의 이상반응을 치료하는데 사용된다. 이 약물은 오심 및 구토(13%), 어지러움(19%), 위약감(3~9%), 졸음(30~40%), 비충혈(13%) 및 금단증상(임상시험에서 < 1%)을 초래할 수 있다.[123] Butorphanol은 규제약물(향정신성 의약품)로, 만성적으로 아편유사제[opioids]를 복용하는 환자들에게는 주의해서 사용되어야 한다. 이 약물은 아편유사제 수용체[opioid receptor]를 자극 혹은 억제할 수 있다. 단독으로 사용되는 경우, butorphanol은 적절하게 통증을 조절할 수 있지만, 다른 아편유사제 약물과 함께 사용될 때는 효과를 차단하여 금단증상을 초래할 수 있다.

사례 요약

환자: 월머, 67세

1. Fentanyl 패취 25 mcg/hr 72시간마다
2. 만성 요통 조절 목적의 hydrocodone/acetaminophen 410/500 mg, 4시간마다 필요시
3. 편두통 조절 목적의 butophanol 1 mg 투여 후 1시간 후에 2차 투여 필요시

검사 결과

해당사항 없음

기타 검사

동공확대

초기 평가를 통해 월머의 증상이 기저질환에 의해 직접적으로 초래된 것은 아님을 파악할 수 있으며, 다음 내용이 검토되어야 한다.

- 2가지 상습질환이 문제를 초래하고 있다.
- 월머는 안절부절, 발한, 근육 연축, 통증, 오한, 위 경련, 일과성 열감/냉감, 오심, 구토, 설사, 빠른 호흡 및 불규칙한 심박동 증상과 함께 독감과 유사한 금단증상을 경험하고 있다.

문제 해결

월머는 아편유사제 금단증상을 경험하고 있다. 3가지 의심약물을 살펴보자. 월머는 이미 2가지 약물(fentanyl 패취와 hydrocodone/acetaminophen)을 복용해오고 있다. 사건 발생 시, fentanyl 패취는 중단된 상태로, 그것이 어떤 역할을 했을까? Hydrocodone/Acetaminophen은 계속 잘 복용되고 있었으니, 이번 문제에서 어떠한 역할도 하지 않았을 수 있다. 문제가 나타나기 시작했을 때, butorphanol은 제대로 복용되었다. 이 문제를 풀 수 있겠는가?

1) 문제 약물: Fentanyl 패취와 Butorphanol

Fentanyl 패취는 갑자기 사용을 중단할 경우, 금단증상을 초래하는 것으로 알려져 있다. Fentanyl 패취는 강력한 아편유사제로, fentanyl 패취 단독으로도 월머가 현재 경험하고 있는 증상들을 초래할 수 있다. Butorphanol이 월머의 약물요법에 추가되어, 그러한 효과를 증대시켰을 뿐이다. Butorphanol은 아편유사제 수용체들을 자극하여 통증을 완화하기도 하지만, 일부의 아편유사제 수용체들을 차단하기도 한다. 장기간 아편유사제 치료를 받아오고 있는 환자에서 아편유사제 수용체를 차단함으로써 해당 환자에게 금단증상이 나타나도록 할 수 있다. 이러한 두 약물을 병용한다는 것은 월머가 경험하고 있는 금단증상을 증대시킨다.

2) 해결 방안

윌머가 자신의 약물들을 갑자기 중단해서는 안된다는 것을 깨달았거나 자신이 복용하는 약물들에 대해 좀 더 많이 알고 있었더라면, 이러한 문제 발생과 이로 인한 병원 방문을 피했을 수 있다. Fentanyl 패취의 용량을 점진적으로 줄여 윌머에게 도움이 되었을 뿐 아니라, 통증 약물로써 butorphanol의 사용을 피할 수 있었을 것이다. Clonidine과 dicyclomine을 윌머에게 추가함으로써 증상 조절이 가능하다.

위험성

2007년도 3분기 동안 FDA의 MedWatch 보고서에는, fentanyl에 관한 10건의 금단증상이 보고되었고, butorphanol에 관한 보고는 없었다.[124] 또 다른 연구에서는 총 8,114건의 약물 부작용에 대한 보고서 중 butorphanol에 대한 약물 부작용의 3.5%(283건)가 금단증상이었다[125](3,818,000건의 처방/환자-년 당 처방 12건 = 318,167명의 환자 x 3.5% = 11,136명의 환자들이 butorphanol에 대한 금단증상을 경험).[126] 2003년에 4천9백26만불의 비용이 butorphanol의 판매로 지출되었고, 소매영업으로 상위 200개 제네릭 약물들 중 140위를 차지했다.[127] 2007년 4백42만4천 건의 fentanyl 처방이 발행되었다. 이것은 아편유사제에 내성이 있고 butorphanol과 같은 약물로부터 쉽게 금단증상을 경험할 수 있는 사람들이 다수라는 것을 뜻한다.[128]

조언

환자들이 처방대로 진통제를 복용하는 경우 대부분은 금단증상과 관련하여 문제를 경험하지 않는다. 문제는 약물상호작용이 일어날 때와 환자들이 부작용의 발생 또는 경제적인 이유로 자신들이 복용 중인 약물을 갑자기 중단할 때 발생할 수 있다. 아편유사제는 강력한 통증 약물로 시간이 경과함에 따라 몸이 그것에 중독될 수 있다. 그러므로 갑자기 중단할 경우 몸에 금단증상이 나타날 수 있다. 아편유사제에 대한 길항효과를 가지는 약물을 추가할 경우 금단증상이 매우 심각해질 수 있다. 이러한 이유로 당신이 복용 중인 약물이 무엇을 치료하고 있는 것인지를 아는 것이 중요한 것이다. 월머 또한 이 불행한 사고를 피하기 위해서 9번과 14번 규칙을 따랐어야 했다.

한동안 복용해온 약물을 중단하라는 지시를 받은 경우, 자신이 복용 중인 약물이 바로 중단할 수 있는 것인지 또는 아편유사제의 경우처럼 점진적으로 감량할 필요가 있는 것인지를 판단하기 위해 담당의사 또는 약사와 상담해야 한다. 만약 마약을 일주일 이상 복용해온 경우 곧바로 금단증상이 시작될 수 있기 때문에 마약 복용을 갑자기 중단해서는 안된다. 이러한 약물들은 우선 "필요시 복용하는 용량as-needed doses"을 없애고, "평균 1일 용량"(예를 들어, 4 ~ 6시간마다)으로 변경하여 시간을 두고 점진적으로 감소시킬 필요가 있다. 재향 군인 건강관리국 임상진료지침Veterans Health Administration Clinical Practice Guidelines에서는 아편유사제의 점진적 감량요법을 제안하고 있다. 이러한 지침은 일반적인 사항으로 점진적인 감량은 각 환자에 대해 개별적으로 이루어져야 한다. 작용시간이 짧은 아편유사제의 점진적 감량 요법은 다음과 같다: 3~7일마다 10%씩 감량하거나, 가장 낮은 제형에 도달할 때까지 하루에 20~50%씩 감량한다. 그후 2~5일마다 1회 복용량을 없애고, 투여간격을 늘린다. Methadone과 같은 지속성 제제들에 대한 감량요법은 30 mg/day가 될 때까지 하루에 20~50%씩 감량하고 나서, 10 mg/day가 될 때까지 3~5일마다 5 mg/day씩 감량한다. 그리고 나서, 3~5일마다 2.5 mg/day씩 감량한다; 서방형 morphine의 경우, 45 mg/day가 될 때까지 하루에 20~50%씩 감량하고 나서, 2~5일마다 15 mg/day씩 감량한다; 서방형 oxycodone의 경우, 30 mg/day가 될 때까지 하루에 20~50%씩 감량하고 나서, 2~5일마다 10 mg/day씩 감량한다; Fentanyl의 경우, 우선 morphine 또는 methadone과 같은 다른 아편유사제로 변경한다.[129] 약물명 뒤에 CR은 "방출 조절Controlled release"의 약자로, 약물이 장시간 작용하므로 일반적인 약물만큼 자주 복용될 필요가 없다.

금단증상을 경험하는 경우에는 점진적 감량요법이 조정될 수 있도록 담당의사에게 연락해야 한다. 이러한 증상들에는 경련, 불안, 발한, 설사, 동공확대, 소름, 혈압상승, 불면증, 눈물, 근연축, 콧물, 심박수 증가 및 호흡 증가가 포함된다.

금단증상을 피하는 또 하나의 방법은 새로운 약이 현재 복용 중인 약물을 방해하지 않도록 확인하는 것이다. 아편유사제 수용체들을 자극 및/또는 차단할 수 있는 다른 약물들에는 nalbuphine, buprenorphine, naloxone, buprenorphine/naloxone, pentazocine, pentazocine/naloxone, naltrexone 및 nalmefene이 포함된다.[130] 만성적으로 아편유사제 약물을 복용하고 있을 때는 이러한 약물들을 피해야 한다. 자신의 약물이 무엇을 위해 복용하는 것인지, 그리고 그 약물들이 실제로 어떤 작용을 하는지 아는 것은 약물 부작용발생을 예방할 수 있다. Butorphanol은 윌머가 복용하는 아편유사제들의 효과를 차단하여 약물부작용이 나타난 것이다.

약물사용 안전수칙 위반:
9. 약물간 상호작용에 대해 알아두기

복용하는 약물이 어떻게 작용을 나타내는지, 현재 복용 중인 약물과 상호작용의 여부에 대해 약사 또는 담당의사와 상담하는 것은 현명한 생각이다. 또한, http://www.drugs.com에서 직접 약물상호작용을 찾아볼 수도 있다. 완벽한 시스템은 없기 때문에, 자신의 안전에 대해서는 스스로 책임을 져야 하며, 자신에게 나타나는 반응이 현실임을 알고 있어야 한다.

약물사용 안전수칙 위반:
14. 의사, 약사와 상의 없이 복용 중단하지 않기

많은 약물들이 갑자기 중단될 경우 중대한 위험을 초래할 수 있다. 윌머의 경우에는 금단증상이 나타났다. 자신에게 약물 부작용이 발생하고 있다고 생각되거나, 약물 비용을 지불할 여유가 없거나, 약효가 없다고 생각될지라도, 담당의사와 상담하지 않고 약물을 중단해서는 안된다. 먼저 자신이 해당 약물을 복용하게 된 이유와 해당 약물의 중단과 관련된 위험에 대해 논의해야 한다. 아편유사제(fentanyl, oxycodone 또는 morphine 같은), 벤조디아제핀계 약물(diazepam, clonazepam, 또는 alprazolam 같은) 및 SSRIs(sertraline, fluoxetine 또는 citalopram 같은)와 같은 약물들이 특히 해당된다.

결론

지금까지 우리가 복용하는 약물에 의해 발생할 수 있는 가장 위험한 30가지 반응에 대해 살펴보았다. 이제 약물의 경고 표시에 주의를 기울이는 것은 우리의 몫이다. 문제를 야기하지만 보고되거나 환자와 논의되지 않는 약물이 존재함을 알고 있다. 이 책에서는 약물을 복용할 수 있는 모두에게 이러한 작용의 위험에 대해 알리고, 또 약물을 사용할 때 주의할 필요가 있다는 것을 알리고 있다.

내가 받은 교육과 수년간의 경험에 기초하여, 독자로 하여금 약물에 대해 보다 정통해질 수 있도록 도울 수 있는 지식을 공유할 수 있어 기쁘다. 무엇을 조심해야 하는지를 알고 계속해서 주의해야 한다. 우리는 건강상태가 좋지 않다고 느낄 때 더 많은 약을 추가하려고 서둔다. 자신의 증상에 주의를 기울이고 스스로 자문해야 한다: 내가 복용하고 있는 약이 나를 아프게 하고 있지는 않은가?

부록

독자를 위한 약물 가이드

하나의 약물이 다양한 질환을 가진 환자에게 처방되거나, 하나의 약물이 다양한 부작용을 초래할 수 있다. 그러한 이유로 어떤 약물은 하나 이상의 장에서 논의된 것이다. 당신의 건강문제에 부합하는 약물의 위치를 찾으려면, 알파벳 순서로 된 목록에 있는 약물의 이름을 찾는다. 그리고 나서, 당신이 가장 우려해야 할 의학적 상태 또는 증상을 정확히 찾아내기 위해 열을 가로질러 따라간다.

약물	신체 부위	의학적 상태/증상	참조 위치 (장)
Acetaminophen	간	오심, 쇠약	2. 약물 유발 폐 질환
Amoxicillin/Clavulanic acid	장	설사	6. 약물 유발 설사
Aspirin	위	복통, 쇠약	5. 약물 유발 상부위장관 출혈
Calcium	전신	현기증, 어지러움	3. 약물 유발 고칼슘혈증
Carbamazepine	뇌	발작	4. 약물 유발 발작
Carisoprodol	뇌	무작위로 넘어짐	4. 약물 유발 낙상
Digoxin	전신	식욕상실	4. 심장질환 환자에서의 약물 유발 digoxin 독성
Escitalopram	전신	착란, 손떨림	4. 약물 유발 세로토닌 증후군
Furosemide	귀	청력 이상	4. 약물 유발 난청
Etodolac	신장	배뇨 시 통증	3. 약물 유발 간기능장애
Fosinopril	폐	기침	2. 약물 유발 기침
Gemfibrozil	다리	다리 통증	6. 약물 유발 횡문근융해

약물	신체 부위	의학적 상태/증상	참조 위치 (장)
Glibenclamide	전신	착란, 불안	3. 약물 유발 저혈당증
Hydrocodone	폐	호흡곤란	2. 약물 유발 호흡부전
Insulin	전신	발한, 떨림	6. 약물 유발 저혈당증
Levofloxacin	심장	불규칙한 심박동	2. 약물 유발 부정맥
Lorazepam	뇌	무작위로 넘어짐	4. 약물 유발 낙상
Metformin	전신	탈진	6. 약물 유발 유산산증
Metoclopramide	왼팔	왼팔 떨림	6. 약물 유발 운동장애
Mineral oil	폐	숨참	2. 약물 유발 폐렴
Morphine	폐	호흡곤란	2. 약물 유발 호흡부전
Nicotine	폐	숨참, 기침	2. 약물 유발 폐질환
Oxycodone	장	변비	6. 약물 유발 장 폐색
Phenytoin	뇌	착란, 소화불량	4. 약물 유발 정신병
Prednisone	뇌	현실감각 상실	4. 약물 유발 정신병
Ramipril	전신	다리 통증	6. 약물 유발 고칼륨혈증
Simvastatin	다리	다리 통증	6. 약물 유발 횡문근융해
Spironolactone	전신	다리 통증	6. 약물 유발 고칼륨혈증
Sulfamethoxazole/ Trimethoprim	피부	발진	6. 약물 유발 스티븐스-존슨 증후군
Warfarin	전신	멍	5. 약물 유발 피하출혈
Zolpidem	뇌	무작위로 넘어짐	4. 약물 유발 낙상

각주

도입

1 Jason Lazarou, Bruce H. Pomeranz, and Paul N. Corey, "Incidence of Adverse Drug Reactions in Hospitalized Patients: A Meta-analysis of Prospective Studies," *Journal of the American Medical Association* 279 (1998): 1200–1205.

2 Ibid.

3 Jerry H. Gurwitz et al, "Incidence and Preventability of Adverse Drug Events among Older Persons in the Ambulatory Setting," *Journal of the American Medical Association* 289 (2003): 1107–1116; "Drug Reactions Kill Estimated 100,000 per Year," *CNN*, http://www.cnn .com/HEALTH/9804/14/drug.reaction (accessed 16 April 2008).

4 "Table 10. Number of Deaths from 113 Selected Causes by Age: United States, 2005," http://www.disastercenter.com/cdc/Age%20of% 20Deaths%20113%20Causes%202005.html (accessed 25 May 2011).

5 Gurwitz et al, "Incidence and Preventability of Adverse Drug Events among Older Persons in the Ambulatory Setting."

6 Carla K. Johnson, "Fatal Medication Errors at Home Rise Rapidly," *Evansville Courier & Press* (29 July 2008).

7 T. J. Moore, M. R. Cohen, and C. D. Furberg, "Serious Adverse Drug Events Reported to the Food and Drug Administration, 1998–2005," *Archives of Internal Medicine* 167 (2007): 1752–1759.

8 "Medwatch — What Is a Serious Adverse Event?" *U.S. Food and Drug Administration*, http://www.fda.gov/safety/medwatch/howtoreport /ucm053087.htm (accessed 2 June 2011).

9 Lazarou, Pomeranz, and Corey, "Incidence of Adverse Drug Reactions in Hospitalized Patients," 1200–1205.

10 Kate King, "2008 Could Set Records for Tornado Deaths," *CNN*, http://www.cnn.com/2008/TECH/science/05/28/tornado.year /index.html (accessed 28 May 2008).

제1장

1 Kathleen Doheny, "Reports of Adverse Drug Effects Up: Increase Is 'Cause for Alarm,' Researchers Say," *WebMD Health News*, http://www .webmd.com/news/20070910/reports-of-adverse-drug -effects-up (accessed 1 August 2008).

2. "FDA Accepts Adverse Drug Reaction Reports from Consumers," *Alliance for Human Research Protection*, http://www.ahrp.org/info mail /0603/22.php (accessed 14 August 2008).

3 "FDA 101: How to Use the Consumer Complaint System and Med-Watch," *U.S. Food and Drug Administration*, http://www.fda.gov /con sumer/updates/reporting 061008.html (accessed 14 August 2008).

1 "Wikipedia, the Free Encyclopedia," *Wikipedia*, http://en.wikipedia .org/wiki/Main_Page (accessed 8 August 2007); "Drug Name," *Lexi-Drugs Online with AHFS*, accessed via permission from http:// www .lib.purdue.edu (accessed October–November 2007).

2 "State-Specific Prevalence of Current Cigarette Smoking among Adults and Secondhand Smoke Rules and Policies in Homes and Workplaces — United States, 2005," *Centers for Disease Control and Prevention*, http://www.cdc.gov/mmwr/preview/mmwrhtml/mm 5542a2.htm (accessed 23 August 2007).

3 "Drugs, Herbs, and Supplements," *MedlinePlus*, http://www.nlm.nih .gov/medlineplus/ druginformation.html (accessed 8 August 2007); "Prescription Drug Information, Side Effects, Interactions," Drugs, http://www.drugs.com (accessed 8 August 2007); "Drug Name," *Lexi-Drugs Online with AHFS; Micromedex Healthcare Series* [Internet database] (Greenwood Village, CO: Thomson Healthcare), updated periodically.

4 "Wikipedia, the Free Encyclopedia," *Wikipedia;* "Drug Name," *Lexi-Drugs Online with AHFS.*

5 G. L. Baum et al, eds., *Textbook of Pulmonary Diseases*, 6th ed. (Philadelphia: Lippincott-Raven, 1998), 837.

6 E. D. Chan, "Amiodarone Pulmonary Toxicity." In *UpToDate*, H. Hollingsworth, ed. (Waltham, MA: UpToDate, 2008).

7 "Wikipedia, the Free Encyclopedia," *Wikipedia.*

8 Metin Ozkan, Raed A. Dweik, and Muzaffar Ahmad, "Drug-Induced Lung Disease," *Cleveland Clinic Journal of Medicine* 68, no. 9 (2001):782–95.

9 Ali Nawaz Khan, Klaus L. Irion, and Chitra P. Nagarajaiah, "Imaging in Drug-Induced Lung Disease," *eMedicine*, http://www.emedicine .com/radio/topic401.htm (accessed 15 August 2008).

10 "Top 200 Generic Drugs by Units in 2006," *Drug Topics*, http://www .drugtopics.com/drugtopics/ data/articlestandard/drugtopics/092 007/407652/article.pdf (accessed 29 May 2006).

11 Baum et al, *Textbook of Pulmonary Diseases*, 837.

12 "Adverse Drug Reaction Electronic System," *Drug Safety Portal*, http: // www.adverse-drug-reaction. net/index.aspx (accessed February 2008– June 2008).

13 Matthew A. Silva et al, "Drug-Induced Pulmonary Toxicities," *U.S. Pharmacist* 32, no. 7 (2007): 48–54, http://uspharmacist.com/index .asp?show=article&page=8_2068.htm (accessed 15 August 2008).

14 *Micromedex Healthcare Series* [Internet database].

15 Silva et al, "Drug-Induced Pulmonary Toxicities."

16 "What Is a Serious Adverse Event?" *FDA*, http://www.fda.gov/med watch/report/DESK/advevnt. htm (accessed 2 June 2008); Lyle A. Siddoway, "Amiodarone: Guidelines for Use and Monitoring," *American Family Physician*, http://aafp.org/afp/20031201/2189.html (accessed 15 August 2008).

17 Richard Fogoros, "Amiodarone Lung Toxicity," *About.com: Heart Health Center*, http://heartdisease. about.com/od/drugsforheartdis ease /a/amiodarone_lung.html (accessed 4 August 2008).

18 Robin R. Hemphill, "Hypercalcemia," *eMedicine*, http://www.emedi cine.com/emerg/topic260.htm (accessed 14 August 2008).

19 Ozkan, Dweik, and Ahmad, "Drug-Induced Lung Disease."

20 *Micromedex Healthcare Series* [Internet database].

21 James E. Tisdale and Douglas A. Miller, *Drug-Induced Diseases — Prevention, Detection, and Management*, (Bethesda, MD: American Society of Health-System Pharmacists, 2005), p. 21.

22 "Drug Name," *Lexi-Drugs Online with AHFS.*

23 Ibid; "Drugs, Herbs, and Supplements," *MedlinePlus*, http://www.nlm .nih.gov/medlineplus/druginformation.html (accessed 25 August 2008).

24 Eyal Meltzer et al, "Lipoid Pneumonia: A Preventable Complication," *Israel Medical Association Journal 8*, no. 1 (2006): 33–35.

25 "Chemical Pneumonitis — Overview," *University of Maryland Medical Center*, http://www.umm.edu/ency/article/000143.htm (accessed 8 August 2008).

26 Meltzer et al, "Lipoid Pneumonia: A Preventable Complication."

27 Ibid.

28 Ibid.

29 Meltzer et al, "Lipoid Pneumonia: A Preventable Complication."

30 "Mineral Oil," *American Cancer Society*, http://www.cancer.org/doc root/CDG/content/CDG_mineral_oil.asp (accessed 4 August 2008).

31 Ibid.

32 Todd P. Selma, Judith L. Beizer, and Martin D. Higbee, *Lexi-Comp's Geriatric Dosage Handbook* (Hudson, OH: Lexi-Comp, Inc., 2003).

33 "Wikipedia, the Free Encyclopedia," *Wikipedia;* "Drug Name," *Lexi-Drugs Online with AHFS.*

34 Ibid.

35 Ibid.

36 C. M. White, "Drug-Induced Respiratory Depression," *U.S. Pharmacist*, http://www.uspharmacist.com/oldformat.asp?url=newlook /files /feat/acf2ece.cfm&pub_id=8&article_id=17.

37 White, "Drug-Induced Respiratory Depression."

38 "Adverse Drug Reaction Electronic System," *Drug Safety Portal.*

39 Sarah J. Johnson, "Opioid Safety in Patients with Renal or Hepatic Dysfunction," *Pain Treatment Topics*, http://pain-topics.org/pdf/Opioids-Renal-Hepatic-Dysfunction.pdf (accessed 4 August 2008); "Overdose," *Harm Reduction Coalition*, http://www.harmreduction .org/article.php?list=type&type=51 (accessed 4 August 2008).

40 "Overdose," *Harm Reduction Coalition.*

41 Selma, Beizer, and Higbee, *Lexi-Comp's Geriatric Dosage Handbook.*

42 "Safety Information for Using Morphine Sulphate," *Samaritan Pharmaceuticals*, http://www.samaritanpharma.com/morphine_sulphate /safety_information.asp (accessed 15 August 2008).

43 Selma, Beizer, and Higbee, *Lexi-Comp's Geriatric Dosage Handbook.*

44 "Safety Information for Using Morphine Sulphate," *Samaritan Pharmaceuticals.*

45 "Wikipedia, the Free Encyclopedia," *Wikipedia;* "Drug Name," *Lexi-Drugs Online with AHFS.*

46 Ibid.

47 Ibid.

48 N. M. Kaplan and B. D. Rose, "Major Side Effect of ACE Inhibitors." In *UpToDate*, A. M. Sheridan, ed. (Waltham, MA: UpToDate, 2008).

49 Silvestri, "Evaluation of Subacute and Chronic Cough in Adults."

50 "2004 Year-End U.S. Prescription and Sales Information and Commentary," IMS, http://www.imshealth.com/ims/portal/front/arti cle C/0,2777,6599_3665_69890098,00.html (accessed 23 January 2008).

51 "Top 200 Generic Drugs by Units in 2006," *Drug Topics.*

52 "U.S. and World Population Clocks," *U.S. Census Bureau*, http://www .census.gov/main/www/popclock.html (accessed 24 January 2008).

53 Silva et al, "Drug-Induced Pulmonary Toxicities."

54 Kaplan and Rose, "Major Side Effect of ACE Inhibitors."

55 "Incidence and Diagnosis of ACE-Induced Cough," *Medicines Man-agement Network*, http://www.mmnetwork.nhs.uk/acaddetail/COU GH percent20backgroundpercent20information.doc (accessed 22 January 2008).

56 "The Odds," *Funny2*, http://www.funny2.com/odds.htm (accessed 24 January 2008).

57 "Adverse Drug Reaction Electronic System," *Drug Safety Portal.*

58 Khan, Irion, and Nagarajaiah, "Imaging in Drug-Induced Lung Disease."

59 Silva et al, "Drug-Induced Pulmonary Toxicities."

60 Ozkan, Dweik, and Ahmad, "Drug-Induced Lung Disease."

61 "Wikipedia, the Free Encyclopedia," *Wikipedia;* "Drug Name," *Lexi-Drugs Online with AHFS.*

62 Ibid.

63 Ibid.

64 Jatin Dave and Revat Lakhia, "Torsades de Pointes," *eMedicine*, http://www.emedicine.com/med/topic2286.htm (accessed 26 February 2008); "Levofloxacin," *Facts and Comparison 4.0,* http://www2 .lib.purdue.edu (accessed 26 February 2008).

65 Dave and Lakhia, "Torsades de Pointes."

66 Ibid.; "The Heart Valves," *Texas Heart Institute,* http://www.texas heart institute.org/HIC/Anatomy/valves.cfm (accessed 26 February 2008).

67 Ibid.

68 Dave and Lakhia, "Torsades de Pointes."

69 Ibid.

70 Richard Frothingham, "Rates of Torsades de Pointes Associated with Ciprofloxacin, Ofloxacin, Levofloxacin, Gatifloxacin, and Moxifloxacin," *Pharmacotherapy* 21, no. 12 (2001): 1468–72.

71 "Adverse Drug Reaction Electronic System," *Drug Safety Portal.*

72 "Levofloxacin," *Facts and Comparison 4.0;* "Drugs with Risk of Torsades de Pointes," *Arizona Center for Education and Research on Therapeutics,* http://www.torsades.org/medical-pros/drug-lists/list -01.cfm(accessed 7 August 2008).

73 Tisdale and Miller, *Drug-Induced Diseases — Prevention, Detection, and Management.*

74 Ibid.

제3장

1 "Drugs, Herbs, and Supplements," *MedlinePlus,* http://www.nlm.nih .gov/medlineplus/druginformation.html (accessed 8 August 2007); "Prescription Drug Information, Side Effects, Interactions," *Drugs.com,* http://www.drugs.com (accessed 8 August 2007); "Wikipedia, the Free Encyclopedia," *Wikipedia,* http://en.wikipedia.org/wiki/Main _Page (accessed 8 August 2007).

2 "Drug Name," *Lexi-Drugs Online with AHFS,* accessed via permission from http://www.lib.purdue.edu (accessed October–November 2007); *Micromedex Healthcare Series* [Internet database] (Greenwood Village, CO: Thomson Healthcare), updated periodically.

3 *Micromedex Healthcare Series* [Internet database].

4 "Drug Name," *Lexi-Drugs Online with AHFS; Micromedex Healthcare Series* [Internet database].

5 Ibid.

6 H. R. Howell, M. L. Brundige, and L. Langworthy, "Drug-Induced Acute Renal Failure," *U.S. Pharmacist* 32 (2007): 45–50; "Acute Renal Failure (ARF) Overview," *HealthCommunities.com,* http://www .nephrologychannel.com/arf (accessed 23 August 2007).

7 Ibid.

8 Ibid.

9 Loren Laine, "GI Effects of NSAIDs: Focus on Clinical Events," *Medscape Today,* http://www. medscape.com/viewarticle/561822_2 (accessed 13 August 2008).

10 Marie H. Pietruszka, "Drug-Induced Kidney Disease," *Journal of the Pharmacy Society of Wisconsin,* http://www.pswi.org/meetings/ce /070807T.pdf (accessed 15 August 2008).

11 Guo Xiaoqing and Chike Nzerue, "How to Prevent, Recognize, and Treat Drug-Induced Nephrotoxicity," *Cleveland Clinic Journal of Medicine* 60, no. 4 (2002): 289–312.

12 "Adverse Drug Reaction Electronic System," *Drug Safety Portal,* http: //www.adverse-drug-reaction. net/index.aspx (accessed February 2008–June 2008).

13 Howell, Brundige, and Langworthy, "Drug-Induced Acute Renal Failure."

14 Tatyana Gurvich and Janet A. Cunningham, "Appropriate Use of Psychotropic Drugs in Nursing Homes," *American Family Physician,* http://www.aafp.org/afp/20000301/1437.html (accessed 11 August 2008).

15 Howell, Brundige, and Langworthy, "Drug-Induced Acute Renal Failure"; B. D. Rose and T. W. Post, "NSAIDs: Acute Renal Failure and Nephrotic Syndrome." In US Pharmacist.com (2007; 32(3):45–50), http://www.uspharmacist.com/content/d/featured%20articles /c/10379.

16 "How to Protect Your Kidneys," *The Kidney Trust,* https://www.kid ney trust.org/pykidneys.php (accessed 4 August 2008).

17 James E. Tisdale and Douglas A. Miller, *Drug-Induced Diseases — Prevention, Detection, and Management"* (Bethesda, MD: American Society of Health-System Pharmacists, 2005), 60.

18 Howell, Brundige, and Langworthy, "Drug-Induced Acute Renal Failure"; Rose and Post, "NSAIDs: Acute Renal Failure and Nephrotic Syndrome."

19 Howell, Brundige, and Langworthy, "Drug-Induced Acute Renal Failure"; Rose and Post, "NSAIDs: Acute Renal Failure and Nephrotic Syndrome."

20 "Drug Name," *Lexi-Drugs Online with AHFS; Micromedex Healthcare Series* [Internet database].

21 Ibid.

22 *Micromedex Healthcare Series* [Internet database]; "State-Specific Prevalence of Current Cigarette Smoking among Adults and Secondhand Smoke Rules and Policies in Homes and Workplaces — United States, 2005," *Centers for Disease Control and Prevention,* http://www.cdc.gov/mmwr/ preview/mmwrhtml/mm5542a2.htm (accessed 23 August 2007).

23 Robin R. Hemphill, "Hypercalcemia," *eMedicine,* http://www.emedi cine.com/emerg/topic260.htm (accessed 14 August 2008).

24 "Adverse Drug Reaction Electronic System," http://www.adverse -drug -reaction.net/index.aspx (accessed February 2008–June 2008).

25 Robin R. Hemphill, "Hypercalcemia," *eMedicine,* http://www.emedi cine.com/emerg/topic260.htm (accessed 14 August 2008).

26 Chris Woolston, "Heartburn: Symptoms and Treatment," *aHealthyMe!* http://www.ahealthyme.com/ topic/heartburn (accessed 4 August 2008).

27 *Micromedex Healthcare Series* [Internet database].

28 Ibid.

29 Ibid.

30 Germaine L. Defendi and Jeffrey R. Tucker, "Toxicity, Acetaminophen," *eMedicine,* http://www.

emedicine.com/ped/topic7.htm (accessed 7 August 2008).

31 "Adverse Drug Reaction Electronic System," *Drug Safety Portal;* Maren Mayhew, "Acetaminophen Toxicity," *Journal for Nurse Practitioners* 3, no. 3 (2007): 186–88; A. Rahman Zamani, "Fact Sheets for Families: Acetaminophen Safety," *California Childcare Health Program,* http://www.ucsfchildcarehealth.org/pdfs/factsheets /acetamin en 011804.pdf (accessed 8 August 2008); Ray Sahelian, "Acetaminophen," *Dr. Ray Sahelian, M.D.,* http://www.raysahelian .com /aceta minophen.html (accessed 8 August 2008).

32 Defendi and Tucker, "Toxicity, Acetaminophen."

33 Susan E. Farrell, "Toxicity, Acetaminophen," *eMedicine,* http://www.emedicine.com/emerg/topic819.htm (accessed 15 August 2008).

34 Defendi and Tucker, "Toxicity, Acetaminophen."

35 "Drugs, Herbs, and Supplements, and Herbal Information," *MedlinePlus;* "Prescription Drug Information, Side Effects, Interactions," *Drugs.com;* "Wikipedia, the Free Encyclopedia," *Wikipedia.*

36 T. Gill and H. Polkinghorne, "Assessment and Treatment of Alcohol Problems in the General Practice Setting," *NSW Department of Health,* http://www.health.nsw.gov.au/public-health/dpb/supple ments /supp3.pdf (accessed 23 August 2007).

37 "Alcohol Use," *Centers for Disease Control and Prevention,* http://www.cdc.gov/nchs/fastats/alcohol.htm (accessed 30 May 2007).

38 "Drug Name," *Lexi-Drugs Online with AHFS; Micromedex Healthcare Series* [Internet database].

39 Ibid.

40 "Drugs, Herbs, and Supplements, and Herbal Information," *MedlinePlus;* P. B. Kale-Pradhan and J. L. Conroy, "Pancreatitis." In *Drug-InducedDiseases: Prevention, Detection, and Management,* J. E. Tisdale and D. A. Miller, eds. (Bethesda, MD: ASHP, 2005), 537–47.

41 R. R. Berardi and P. A. Montgomery, "Pancreatitis." In *Pharmacother-apy: A Pathophysiologic Approach,* 6th ed., J. T. DiPiro et al, eds. (New York: McGraw-Hill, 2005), 729.

42 A. A. Fisher and M. L. Basset, "Acute Pancreatitis Associated with Angiotensin II Receptor Antagonists," *Annals of Pharmacotherapy* 36, no. 12 (2002): 1883–86.

43 P. G. Lankisch, M. Dröge, and F. Gottesleben, "Drug Induced Acute Pancreatitis: Incidence and Severity," *Gut* 37, no. 4 (1995): 565–67.

44 J. Granger and D. Remick, "Acute Pancreatitis: Models, Markers, and Mediators," *Shock* 24 (December 2005): 45–51.

45 M. C. Dufour and M. D. Adamson, "The Epidemiology of Alcohol-Induced Pancreatitis," *Pancreas* 27, no. 4 (November 2003): 286–90.

46 Tisdale and Miller, *Drug-Induced Diseases—Prevention, Detection, and Management.*

47 Robert S. Dinsmoor, "Lactic Acidosis," *Diabetes Self-Management,* http://www.diabetesselfmanagement.com/articles/Diabetes_Defi nitions /Lactic_Acidosis (accessed 6 August 2008); Rosalyn Carson-DeWitt, "Pancreatitis," *Healthline,* http://www.healthline.com /gale content/pancreatitis-1 (accessed 6 August 2008).

48 "Drug Name," *Lexi-Drugs Online with AHFS; Micromedex Healthcare Series* [Internet database].

49 Ibid.

50 Ibid.

51 Ibid.; R. I. Shorr et al, "Individual Sulfonylureas and Serious Hypoglycemia in Older People," *Journal of the American Geriatrics Society* 44, no. 7 (1996): 751–55.

52 "Adverse Drug Reaction Electronic System," *Drug Safety Portal.*

53 "Drug Name," *Lexi-Drugs Online with AHFS; Micromedex Healthcare Series* [Internet database]; Shorr et al, "Individual Sulfonylureas and Serious Hypoglycemia in Older People."

54 "All about Diabetes," *American Diabetes Association,* http://www.dia betes.org/about-diabetes.jsp (accessed 11 February 2008).

제4장

1 "U.S. and World Population Clocks," *U.S. Census Bureau,* http://www .census.gov/main/www/popclock.html (accessed 1 November 2001).

2 "Top 200 Generic Drugs by Units in 2006," *Drug Topics,* http://www .drugtopics.com/drugtopics/data/articlestandard/drugtopics /092 007/407652/article.pdf (accessed 29 May 2006).

3 "Prescription Drug Information, Side Effects, Interactions," *Drugs.com,* http://www.drugs.com (accessed 8 August 2007).

4 Charlene A. Miller and Daniel M. Joyce, "Toxicity, Phenytoin," *eMedicine,* http://www.emedicine.com/emerg/topic421.htm (accessed 15 May 2007).

5 Thomas H. Glick, Tom P. Workman, and Slava V. Gaufberg, "Preventing Phenytoin Intoxication: Safer Use of a Familiar Anticonvulsant," *Journal of Family Practice,* http://www.jfponline.com/Pages.asp?AID = 1656 (accessed 4 August 2008).

6 "Adverse Drug Reaction Electronic System," *Drug Safety Portal,* http: //www.adverse-drug-reaction.net/index.aspx (accessed February 2008–June 2008).

7 Miller and Joyce, "Toxicity, Phenytoin."

8 *Micromedex Healthcare Series* [Internet database] (Greenwood Village, CO: Thomson Healthcare), updated periodically.

9 "Drug Name," *Lexi-Drugs Online with AHFS,* accessed via permission from http://www.lib.purdue.edu (accessed October–November 2007); Micromedex Healthcare Series [Internet database].

10 Richard Hall, "Psychiatric Adverse Drug Reactions: Steroid Psychosis," *Dr. Richard C. W. Hall Publications,* http://www.drrichardhall .com/steroid.htm (accessed 1 August 2007).

11 "Drugs, Herbs, and Supplements," *MedlinePlus,* http://www.nlm.nih .gov/medlineplus/druginformation.html (accessed 8 August 2007); "Prescription Drug Information, Side Effects, Interactions," *Drugs.com;* "Wikipedia, the Free Encyclopedia," *Wikipedia,* http://en.wiki pedia.org/wiki/Main_Page (accessed 8 August 2007); "Drug Name," *Lexi-Drugs Online with AHFS.*

12 Kate King, "2008 Could Set Records for Tornado Deaths," *CNN,*http://www.cnn.com/2008/TECH/science/05/28/tornado.year /index.html (accessed 28 May 2008).

13 Hall, "Psychiatric Adverse Drug Reactions: Steroid Psychosis."

14 *Micromedex Healthcare Series* [Internet database].

15 Hall, "Psychiatric Adverse Drug Reactions: Steroid Psychosis."

16 King, "2008 Could Set Records for Tornado Deaths."

17 Hall, "Psychiatric Adverse Drug Reactions: Steroid Psychosis."

18 Paul Perry and Brian C. Lund, "Steroid-Induced Mental Disturbances," *Virtual Hospital: Clinical Psychopharmacology Seminar,* http://www.tu.edu/user_files/10/27.html (accessed 4 August 2008).

19 Hall, "Psychiatric Adverse Drug Reactions: Steroid Psychosis."

20 Perry and Lund, "Steroid-Induced Mental Disturbances."

21 James E. Tisdale and Douglas A. Miller, *Drug-Induced Diseases — Prevention, Detection, and Management* (Bethesda, MD: American Society of Health-System Pharmacists, 2005).

22 Hall, "Psychiatric Adverse Drug Reactions: Steroid Psychosis."

23 "Drugs, Herbs, and Supplements," *MedlinePlus;* "Prescription Drug Information, Side Effects,

Interactions," *Drugs.com;* "Wikipedia, the Free Encyclopedia," *Wikipedia;* "Drug Name," *Lexi-Drugs Online with AHFS.*

24 *Micromedex Healthcare Series* [Internet database].

25 "Drug-Induced Falls in the Elderly," *UIC College of Pharmacy Drug Information Center,* https://www.uic.edu/pharmacy/services/di/falls .htm (accessed 15 August 2008).

26 "Falls Among Older Adults: An Overview," *Centers for Disease Control and Prevention,* http://www.cdc.gov/ncipc/factsheets/adultfalls.htm(accessed 19 August 2007).

27 C. A. Wiens, "The Role of the Pharmacist in Falls Prevention in the Elderly," *Journal of Informed Pharmacotherapy* 6 (2001): 314–24.

28 "Adverse Drug Reaction Electronic System," *Drug Safety Portal.*

29 Joseph Woelfel, "Medication and Risk Factors That Lead to Falls," *Caring.com,* http://www.caring.com/articles/medication-and-risk -factors-that-lead-to-falls (accessed 5 August 2008); Natalie Brooks, "Medication and Falls in the Elderly," *Ontario Long Term Care Association,* http://www.oltca.com/Library/LTC/0308medication _falls .pdf (accessed 5 August 2008).

30 Woelfel, "Medication and Risk Factors That Lead to Falls."

31 Brooks, "Medication and Falls in the Elderly."

32 "Drug Name," *Lexi-Drugs Online with AHFS; Micromedex Healthcare Series* [Internet database].

33 John Hickey, "Risk of NSAIDS and GI Bleeding," *Just the Berries for Family Physicians,* http://www.theberries.ca/BOTW_archives/ns aids .html (accessed 29 October 2007).

34 "Drug Name," *Lexi-Drugs Online with AHFS; Micromedex Healthcare Series* [Internet database].

35 J. D. Lindh et al, "Incidence and Predictors of Severe Bleeding during Warfarin Treatment," *Journal of Thrombosis and Thrombolysis* 25, no. 2(2008): 151–59, http://www.springerlink.com/content/877019w4t 535434k (accessed 31 October 2007).

36 "Drug Name," *Lexi-Drugs Online with AHFS; Micromedex Healthcare Series* [Internet database].

37 "Bipolar Disorder Alliance," *Depression and Bipolar Support Alliance,* http://www.dbsalliance.org (accessed 11 January 2008).

38 K. J. Kent, "Serotonin Syndrome." In *UpToDate,* J. Grayzel, ed.(Waltham, MA: UpToDate, 2008); "Neuroleptic Malignant Syndrome and Serotonin Syndrome: What Parents Must Know," IMN, http: //www.imakenews.com/cabf/e_article000286683.cfm (accessed 29 January 2008); S. Nolan, "Serotonin Syndrome: Recognition and Management," *U.S. Pharmacist,* http://www.usphar macist .com /oldformat.asp?url=newlook/files/feat/acg2fa6.htm (accessed 16 January 2008).

39 Kent, "Serotonin Syndrome."

40 Ibid.

41 Ibid.

42 Nolan, "Serotonin Syndrome: Recognition and Management."

43 B. D. Rose, "Manifestations of Hyponatremia and Hypernatremia." In *UpToDate,* T. W. Post, ed. (Waltham, MA: UpToDate, 2008).

44 "Adverse Drug Reaction Electronic System," *Drug Safety Portal.*

45 Kent, "Serotonin Syndrome."

46 Bettina C. Prator, "Serotonin Syndrome," *Journal of Neuroscience Nursing* 38, no. 2 (2006): 102–105, http://www.medscape.com/view article/547426_print135 (accessed 5 August 2008).

47 Nolan, "Serotonin Syndrome: Recognition and Management."

48 "Drug Name," *Lexi-Drugs Online with AHFS; Micromedex Healthcare Series* [Internet database].

49 "Drugs, Herbs, and Supplements," *MedlinePlus.*

50 "Drug Name," *Lexi-Drugs Online with AHFS; Micromedex Healthcare Series* [Internet database].

51 Ibid.

52 "Top 200 Generic Drugs by Units in 2006," *Drug Topics.*

53 Rose, "Manifestations of Hyponatremia and Hypernatremia"; G. M. Kuz and A. Manssourian, "Carbamazepine-Induced Hyponatremia: Assessment of Risk Factors," *Annals of Pharmacotherapy* 39, no. 11(2005): 1943–46.

54 "Seizure Disorder," *Diablo Valley College,* http://www.dvc.edu/dss /faculty_staff_handbook/seizure_disorder.htm (accessed 21 January 2008).

55 C. M. Nzerue et al., "Predictors of Outcome in Hospitalized Patients with Severe Hyponatremia," *Journal of the National Medical Association* 95, no. 5 (2003): 335–43.

56 "Hyponatremia: Symptoms," *MayoClinic.com,* http://www.mayoclin ic .com/health/hyponatremia/DS00974/DSECTION=2 (accessed 21 January 2008).

57 Nzerue et al., "Predictors of Outcome in Hospitalized Patients with Severe Hyponatremia."

58 "Adverse Drug Reaction Electronic System," *Drug Safety Portal.*

59 "Hyponatremia: Symptoms," *MayoClinic.com.*

60 Tisdale and Miller, *Drug-Induced Diseases — Prevention, Detection, and Management.*

61 Mary Ann E. Zagaria, "Causes of Seizures in the Elderly," *U.S. Pharmacist* 33, no. 1 (2008): 27–31, http://www.uspharmacist.com/index .asp?show=article&page=8_2204.htm (accessed 15 August 2008).

62 "Drug Name," *Lexi-Drugs Online with AHFS; Micromedex Healthcare Series* [Internet database].

63 Ibid.

64 Ibid.

65 "2004 Year-End U.S. Prescription and Sales Information and Commentary," *IMS,* http://www.imshealth.com/ims/portal/front/arti cle C /0,2777,6599_3665_69890098,00.html (accessed 23 January 2008).

66 J. H. Wallace, "Digoxin Toxicity: A Review," *U.S. Pharmacist,* http://www.uspharmacist.com/idex.asp?show=article&page=8_1694 .htm (accessed 24 January 2008); "Digitalis Toxicity and Fab Fragment," *Hamad Medical Corporation,* http://www.hmc.org.qa/qmj/qmj_nov _2006/NOV2006/CONTINUOUS_M_E/Continous ed.htm (accessed 28 January 2008).

67 Ibid.; N. Ismail, "Digitalis (Cardiac Glycoside) Intoxication." In *UpToDate,* J. Grayzel, ed. (Waltham, MA: UpToDate, 2008); Lisa Booze, "Digoxin Intoxication and the Use of Digoxin-Specific Fab Antibody Fragments," http://64.233.169.104/search?q=cache:Iz1wI 80LSwUJ:http://www.mdpoison.com (accessed 28 January 2008)

68 Ibid.

69 Ibid.

70 Wallace, "Digoxin Toxicity: A Review."

71 K. M. Williamson et al, "Digoxin Toxicity: An Evaluation in Current Clinical Practice," *Archives of Internal Medicine* 158, no. 22 (1998): 2444–49.

72 "Adverse Drug Reaction Electronic System," *Drug Safety Portal.*

73 "Digoxin, Lanoxin," *MedicineNet.com,* http://www.medicinenet.com /digoxin/article.htm (accessed 5 August 2008).

74 Wallace, "Digoxin Toxicity: A Review."

75 "Drug Name," *Lexi-Drugs Online with AHFS; Micromedex Healthcare Series* [Internet database].

76 "Top 200 Generic Drugs by Units in 2006," *Drug Topics.*

77 "Drug Name," *Lexi-Drugs Online with AHFS; Micromedex Healthcare Series* [Internet database].

78 "Top 200 Generic Drugs by Units in 2006," *Drug Topics.*

79 "Drug Name," *Lexi-Drugs Online with AHFS; Micromedex Healthcare Series* [Internet database].

80 W. S. Pray, "Ototoxic Medications," *U.S. Pharmacist* 19 (2005): 24–29; *Micromedex Healthcare Series* [Internet database].

81 Pamela A. Mudd et al, "Inner Ear, Ototoxicity," *eMedicine,* http://www.emedicine.com/Ent/topic699.htm (accessed 25 June 2008).

82 "Adverse Drug Reaction Electronic System," *Drug Safety Portal.*

83 "Drugs, Herbs, and Supplements, and Herbal Information," *MedlinePlus.*

84 Pray, "Ototoxic Medications."

85 Ibid.; Mudd et al, "Inner Ear, Ototoxicity."

제5장

1 "Drug Name," *Lexi-Drugs Online with AHFS,* accessed via permission from http://www.lib.purdue.edu (accessed October–November 2007); *Micromedex Healthcare Series* [Internet database] (Greenwood Village, CO: Thomson Healthcare), updated periodically.

2 "Top 200 Generic Drugs by Units in 2006," *Drug Topics,* http://www .drugtopics.com/drugtopics/data/articlestandard/drugtopics /092 007/407652/article.pdf (accessed 29 May 2006).

3 "Drug Name," *Lexi-Drugs Online with AHFS; Micromedex Healthcare Series* [Internet database].

4 Ibid.

5 "Bleeding in the Digestive Tract," *National Digestive Diseases Information Clearinghouse,* http://digestive.niddk.nih.gov/ddiseases/pubs /bleeding (accessed 26 October 2007).

6 John Hickey, "Risk of NSAIDS and GI Bleeding," *Just the Berries for Family Physicians,* http://www.theberries.ca/BOTW_archives/ns aids .html (accessed 29 October 2007).

7 J. D. Lindh et al, "Incidence and Predictors of Severe Bleeding During Warfarin Treatment," *Journal of Thrombosis and Thrombolysis* 25, no. 2(2008): 151–159, http://www.springerlink.com/content /8770 19w 4t535434k (accessed 31 October 2007).

8 J. Hollowell et al, "The Incidence of Bleeding Complications Associated with Warfarin Treatment in General Practice in the United Kingdom," *British Journal of General Practice* 53, no. 489 (2003): 312–14.

9 "Flash Facts about Lightning," *National Geographic News,* http://news.nationalgeographic.com/news/2004/06/0623_040623_light ning facts.html (accessed 1 November 2007).

10 "Adverse Drug Reaction Electronic System," *Drug Safety Portal,* http://www.adverse-drug-reaction.net/index.aspx (accessed February 2008–June 2008).

11 K. A. Valentine and R. D. Hull, "Outpatient Management of Oral Anticoagulation." In *UpToDate,* S. A. Landaw, ed. (Waltham, MA: UpTo-Date, 2008); "Patient Information: Warfarin (Coumadin)." *UpTo-Date,* http://patients.uptodate.com (accessed 22 October 2007).

12 "Drugs to Avoid while Taking Warfarin," *ACP Internist,* http://www.acponline.org/clinical_information/journals_publications/acp_in ternist/june06/drug_chart.pdf (accessed 6 August 2008).

13 "UW Health-Online Health Fact. INR and Stroke Prevention," *American Heart Association,* http://www.americanheart.org/down loadable /heart/1180475572009INR_StrokePrevention_patient _handout _UWMadison.pdf (accessed 6 August 2008).

14 "Drug Name," *Lexi-Drugs Online with AHFS; Micromedex Healthcare Series* [Internet database].

15 Ibid.

16 Ibid.

17 B. D. Rose, "Manifestations of Hyponatremia and Hypernatremia." In *UpToDate*, T. W. Post, ed. (Waltham, MA: UpToDate, 2008).

18 L. Laine, "Gastrointestinal Bleeding with Low-Dose Aspirin. What's the Risk? Gastrointestinal Bleeding in Randomized Controlled Trials of Low-Dose Aspirin for Cardiovascular Prevention," *American Journal of Gastroenterology* 95, no. 9 (2000): 2218–24, http://www.med scape.com/viewarticle/545101_3 (accessed 25 October 2007).

19 S. Nolan, "Serotonin Syndrome: Recognition and Management," *U.S. Pharmacist*, http://www.uspharmacist.com/oldformat.asp?url= new look/files/feat/acg2fa6.htm (accessed 16 January 2008).

20 James E. Tisdale and Douglas A. Miller, *Drug-Induced Diseases — Prevention, Detection, and Management*. (Bethesda, MD: American Society of Health-System Pharmacists, 2005), 67.

21 Ibid.

22 "Adverse Drug Reaction Electronic System," *Drug Safety Portal*.

23 J. A. Delaney et al, "Drug Drug Interactions Between Antithrombotic Medications and the Risk of Gastrointestinal Bleeding," *Canadian Medical Association Journal* 177, no. 4 (2007): 347–51.

24 Tisdale and Miller, *Drug-Induced Diseases — Prevention, Detection, and Management*.

25 "Gastrointestinal Bleeding with Low-Dose Aspirin," *American Journal of Gastroenterology*.

26 "Drug Name," *Lexi-Drugs Online with AHFS; Micromedex Healthcare Series* [Internet database].

27 Ibid.

28 "Hypothyroidism," *MedlinePlus*, http://www.nlm.nih.gov/medline plus /thyroiddisease.gov (accessed 11 January 2008).

29 "Drug Name," *Lexi-Drugs Online with AHFS; Micromedex Healthcare Series* [Internet database].

30 Fosamax (alendronate) package insert (Whitehouse Station, NJ: Merck, 2008).

31 "NSAIDs and Fosamax Are a Bad Brew," *Archives of Internal Medicine* 160, no. 5 (2000): 705–708; "NIH Consensus Statement 111, Osteo porosis, Prevention, Diagnosis, and Therapy," http://findarticles.com(accessed 29 October 2007).

32 Ibid.

33 Ibid.

34 Ibid.

35 "NSAID Gastrointestinal Adverse Effects," *FamilyPracticeNotebook.com*, http://fpnotebook.com/PHA44.htm (accessed 23 October 2007).

36 "U.S. and World Population Clocks," *U.S. Census Bureau*, http://www.census.gov/main/www/popclock.html (accessed 1 November 2001).

37 "NSAIDs and Fosamax Are a Bad Brew," *Archives of Internal Medicine;* "NIH Consensus Statement 111, Osteoporosis, Prevention, Diagnosis, and Therapy."

38 "Understanding GI Bleeding," *American College of Gastroenterology*, http://www.gi.org/patients/gibleeding/index.asp (accessed 29 October 2007).

39 Ibid.

40 "Adverse Drug Reaction Electronic System," *Drug Safety Portal*.

41 *Micromedex Healthcare Series* [Internet database].

제6장

1 "Drug Name," *Lexi-Drugs Online with AHFS*, accessed via permission from http://www.lib.

purdue.edu (accessed October–November 2007); *Micromedex Healthcare Series* [Internet database] (Greenwood Village, CO: Thomson Healthcare), updated periodically.

2 Ibid.

3 "Constipation," *National Digestive Diseases Information Clearinghouse* http://digestive.niddk.nih.gov/ddiseases/pubs/constipation (accessed 13 January 2008).

4 Ibid.

5 "Drug Intelligence Brief," http://www.cesar.umd.edu/cesar/drugs /oxycodone.pdf (accessed 18 January 2008).

6 "Top 200 Generic Drugs by Units in 2006," *Drug Topics,* http://www .drugtopics.com/drugtopics/data/articlestandard/drugtopics/092 007/407652/article.pdf (accessed 29 May 2006).

7 "Constipation," *National Digestive Diseases Information Clearinghouse.*

8 Clyde R. Goodheart and Stewart B. Leavitt, "Managing Opioid-InducedConstipation in Ambulatory-Care Patients," *Pain Treatment Topics,* http://pain-topics.org/pdf/Managing_Opioid-Induced_Con stipation.pdf (accessed 6 August 2008).

9 "Constipation," *National Digestive Diseases Information Clearinghouse.*

10 S. J. Panchal, P. Müller-Schwefe, and J. I. Wurzelmann, "Opioid-InducedBowel Dysfunction: Prevalence, Pathophysiology, and Burden," *International Journal of Clinical Practice* 61, no. 7 (2007): 1181–=1187.

11 James E. Tisdale and Douglas A. Miller, *Drug-Induced Diseases — Prevention, Detection, and Management* (Bethesda, MD: American Society of Health-System Pharmacists, 2005), 122.

12 "Adverse Drug Reaction Electronic System," *Drug Safety Portal,* http: //www.adverse-drug-reaction.net/index.aspx (accessed February 2008–June 2008).

13 Goodheart and Leavitt, "Managing Opioid Induced Constipation in Ambulatory-Care Patients."

14 Ibid.

15 "Drug Name," *Lexi-Drugs Online with AHFS; Micromedex Healthcare Series* [Internet database].

16 "Hypothyroidism," *MedlinePlus,* http://www.nlm.nih.gov/medline plus/thyroiddisease.gov (accessed 11 January 2008).

17 "Drug Name," *Lexi-Drugs Online with AHFS; Micromedex Healthcare Series* [Internet database].

18 T. Gill and H. Polkinghorne, "Assessment and Treatment of Alcohol Problems in the General Practice Setting," *NSW Department of Health,* http://www.health.nsw.gov.au/public-health/dpb/supple ments /supp3.pdf (accessed 23 August 2007).

19 "Alcohol Use," *Centers for Disease Control and Prevention,* http://www.cdc.gov/nchs/fastats/alcohol.htm (accessed 30 May 2007).

20 "Metformin-Associated Lactic Acidosis," *Medscape Today,* http://www.medscape.com/viewarticle/417792_3 (accessed 8 February 2008); Metformin Hydrochloride, package insert, *Covidien,* http://pharma ceuticals.mallinckrodt.com; Kyle J. Gunnerson and Sat Sharma, "Lactic Acidosis," *eMedicine,* http://www.emedicine.com /MED /topic1253.htm (accessed 8 February 2008).

21 Ibid.

22 Ibid.

23 Ibid.

24 Robert S. Dinsmoor, "Lactic Acidosis," *Diabetes Self-Management,* http://www.diabetesselfmanagement.com/articles/Diabetes_Defi nitions/Lactic_Acidosis(accessed 6 August 2008).

25 "Adverse Drug Reaction Electronic System," *Drug Safety Portal.*

26 "Metformin," *DiabetesNet.com,* http://www.diabetesnet.com/diabetes_treatments/metformin.php (accessed 7 February 2008); "Hypoglycemia," *National Diabetes Information Clearinghouse,* http:// diabe tes .niddk.nih.gov/dm/pubs/hypoglycemia/index.htm#remember(accessed 7 February 2008).

27 P. Pillans, "Metformin and Fatal Lactic Acidosis," *Medsafe,* http://www.medsafe.govt.nz/Profs/ PUarticles/5.htm (accessed 6 August 2008).

28 "Drug Name," *Lexi-Drugs Online with AHFS; Micromedex Healthcare Series* [Internet database].

29 Ibid.

30 Ibid.

31 Ibid.

32 "Hypoglycemia," *National Diabetes Information Clearinghouse.*

33 Ibid.; "All about Diabetes," *American Diabetes Association,* http://www.diabetes.org/about-diabetes. jsp (accessed 11 February 2008).

34 Ibid.

35 Metin Ozkan, Raed A. Dweik, and Muzaffar Ahmad, "Drug-Induced Lung Disease," *Cleveland Clinic Journal of Medicine* 68, no. 9 (2001): 782–95.

36 "Drug Intelligence Brief," http://www.cesar.umd.edu/cesar/drugs /oxy codone.asp (accessed 18 January 2008).

37 "Travelers' Diarrhea," *Centers for Disease Control and Prevention,* http://www.cdc.gov/ncidod/dbmd/ diseaseinfo/travelers diarrhea _g.htm(accessed 26 February 2008).

38 Steven J. Parrillo and Catherine V. Parrillo, "Stevens-Johnson Syndrome," *eMedicine,* http://www. emedicine.com/emerg/topic555.htm(accessed 26 February 2008).

39 "Drug Name," *Lexi-Drugs Online with AHFS; Micromedex Healthcare Series* [Internet database].

40 Ibid.

41 Ibid.

42 Parrillo and Parrillo, "Stevens-Johnson Syndrome"; "Erythema Multi-forme," *Uniformed Services University of the Health Sciences,* http://rad.usuhs.mil/derm/lecture_notes/Images/EM_palm. jpg(accessed 26 February 2008).

43 Parrillo and Parrillo, "Stevens-Johnson Syndrome."

44 Ibid.; "Bactrim," *Facts and Comparison 4.0,* http://www2.lib.purdue.edu(accessed 26 February 2008).

45 Parrillo and Parrillo, "Stevens-Johnson Syndrome."

46 "Adverse Drug Reaction Electronic System," *Drug Safety Portal.*

47 D. S. Budnitz et al, "National Surveillance of Emergency Department Visits for Outpatient Adverse Drug Events," *Journal of the American Medical Association* 296, no. 15 (2006): 1858–66; Marian Wald Myers and Hershel Jick, "Hospitalization for Serious Blood and Skin Disorders Following Use of Co-Trimoxazole," *British Journal of Clinical Pharmacology* 43, no. 4 (1997): 446–48.

48 J. C. Roujeau et al, "Medication Use and the Risk of Stevens-Johnson Syndrome or Toxic Epidermal Necrolysis," *New England Journal of Medicine* 333, no. 24 (1995): 1600–1607; Heather Brannon, "Help, I Have a Rash," *About.com: Dermatology,* http://dermatology.about .com /cs/miscellaneous/a/ rash.htm (accessed 26 February 2008).

49 Roujeau et al, "Medication Use and the Risk of Stevens-Johnson Syndrome or Toxic Epidermal Necrolysis."

50 Brannon, "Help, I Have a Rash."

51 "Drug Name," *Lexi-Drugs Online with AHFS; Micromedex Healthcare Series* [Internet database].

52 Ibid.

53 Ibid.

54 K. A. Antons et al, "Clinical Perspectives of Statin-Induced Rhabdomyolysis," *American Journal of Medicine* 119, no. 5 (2006): 400–409; "Rhabdomyolysis," *MedlinePlus*, http://www.nlm.nih.gov/medline plus/ency/article/000473.htm (accessed 20 February 2008).

55 "Rhabdomyolysis," *MedlinePlus;* "Simvastatin," *Facts and Comparisons 4.0,* http://www2.lib.purdue.edu (accessed 20 February 2008).

56 Antons et al, "Clinical Perspectives of Statin-Induced Rhabdomyolysis"; "Rhabdomyolysis," *MedlinePlus;* "Simvastatin," *Facts and Comparisons 4.0.*

57 Ibid.

58 "Rhabdomyolysis," *MedlinePlus.*

59 Antons et al, "Clinical Perspectives of Statin-Induced Rhabdomyolysis"; "Simvastatin," *Facts and Comparisons 4.0.*

60 Tisdale and Miller, *Drug-Induced Diseases — Prevention, Detection, and Management.*

61 Brannon, "Help, I Have a Rash."

62 "Adverse Drug Reaction Electronic System," *Drug Safety Portal.*

63 Antons et al, "Clinical Perspectives of Statin-Induced Rhabdomyolysis"; "Rhabdomyolysis," *MedlinePlus;* "Simvastatin," *Facts and Comparisons 4.0.*

64 Tisdale and Miller, *Drug-Induced Diseases — Prevention, Detection, and Management.*

65 Ibid.

66 "Top 200 Brand Drugs by Units in 2007," *Drug Topics,* http://www.nxtbook.com/nxtbooks/advanstar/dt021808/index.php (accessed 14 August 2008).

67 "Drug Name," *Lexi-Drugs Online with AHFS; Micromedex Healthcare Series* [Internet database].

68 "Top 200 Generic Drugs by Units in 2006," *Drug Topics.*

69 "Drug Name," *Lexi-Drugs Online with AHFS; Micromedex Healthcare Series* [Internet database].

70 Ibid.

71 M. A. Zagaria, "Risk in Clinical Trials vs. Clinical Practice," *U.S. Pharmacist* 11 (2004): 29–34; David N. Juurlink et al, "Rates of Hyperkalemia after Publication of the Randomized Aldactone Evaluation Study," *New England Journal of Medicine* 351, no. 6 (2004): 543–51.

72 Ibid.

73 Ibid.

74 Zagaria, "Risk in Clinical Trials vs. Clinical Practice."

75 "Adverse Drug Reaction Electronic System," *Drug Safety Portal.*

76 "Top 200 Generic Drugs by Units in 2006," *Drug Topics.*

77 "Hyperkalemia Induced by Aldosterone Antagonists," *Medscape,* http://www.medscape.com/viewarticle/521319_6 (accessed 17 June 2008).

78 "Drug Name," Lexi-Drugs Online with AHFS; Micromedex Healthcare Series [Internet database].

79 Ibid.

80 Ibid.

81 "Top 200 Generic Drugs by Units in 2006," *Drug Topics.*

82 "An Update on the Changing Epidemiology and Treatment of *Clostridium difficile*–Associated Diarrhea," *U.S. Pharmacist,* http://www.uspharmacist.com/index.asp?show=article&page=8_1766.htm; C. P. Kelly, C. Pothoulakis, and J. T. LaMont, "Clostridium difficile Colitis," New England Journal of Medicine 330, no. 4 (1994): 257–62.

83 Ibid.

84 "Rhabdomyolysis," *MedlinePlus.*

85 Tisdale and Miller, *Drug-Induced Diseases — Prevention, Detection, and Management.*

86 Michael S. Schroeder, *"Clostridium difficile–Associated Diarrhea," American Family Physician,* http://www.aafp.org/afp/20050301/921 .html; M. L. Job and N. F. Jacobs, Jr., "Drug-Induced Clostridium difficile-Associated Disease," Drug Safety 17, no. 1 (1997): 37–46.

87 Job and Jacobs, "Drug-Induced *Clostridium difficile*–Associated Disease."

88 Tisdale and Miller, *Drug-Induced Diseases — Prevention, Detection, and Management.*

89 "Adverse Drug Reaction Electronic System," *Drug Safety Portal.*

90 Kelly, Pothoulakis, and LaMont, *"Clostridium difficile Colitis."*

91 J. R. McDonald, "Prevention and Control of *Clostridium difficile* in Hospital and Institutional Settings." In UpToDate, E. L. Baron, ed.(Waltham, MA: UpToDate, 2008).

92 Tisdale and Miller, *Drug-Induced Diseases — Prevention, Detection, and Management.*

93 "Drug Name," *Lexi-Drugs Online with AHFS; Micromedex Healthcare Series* [Internet database].

94 Ibid.

95 Ibid.

96 Ibid.

97 Ibid.; L. Ganzini et al, "The Prevalence of Metoclopramide-Induced Tardive Dyskinesia and Acute Extrapyramidal Movement Disorders," *Archives of Internal Medicine* 153, no. 12 (1993): 1469–1475.

98 Ganzini et al, "The Prevalence of Metoclopramide-Induced Tardive Dyskinesia and Acute Extrapyramidal Movement Disorders," 1469–1475.

99 "Metoclopramide Hydrochloride," Mosby's Drug Consult, http://www.mosbysdrugconsult.com/DrugConsult/Top_200/Drugs/e1798 .html (accessed 6 August 2008).

100 "Adverse Drug Reaction Electronic System," *Drug Safety Portal.*

101 Tatyana Gurvich and Janet A. Cunningham, "Appropriate Use of Psychotropic Drugs in Nursing Homes," *American Family Physician,* http://www.aafp.org/afp/20000301/1437.html(accessed 11 August 2008).

102 Tisdale and Miller, *Drug-Induced Diseases — Prevention, Detection, and Management.*

103 Ibid.

104 "Metoclopramide Hydrochloride," *Mosby's Drug Consult.*

105 Tisdale and Miller, *Drug-Induced Diseases — Prevention, Detection, and Management.*

106 Gurvich and Cunningham, "Appropriate Use of Psychotropic Drugs in Nursing Homes."

107 Tisdale and Miller, *Drug-Induced Diseases — Prevention, Detection, and Management.*

108 "Drug Name," *Lexi-Drugs Online with AHFS; Micromedex Healthcare Series* [Internet database].

109 Ibid.

110 Ibid.

111 Olivera J. Bogunovic and Shelly F. Greenfield, "Practical Geriatrics: Use of Benzodiazepines among Elderly Patients," *Psychiatric Services,* http://www.psychservices.psychiatryonline.org/cgi/content/full/55 /3/233 (accessed 31 July 2008).

112 "The Beers List: Potentially Inappropriate Medications for the Elderly," *Duke Clinical Research Institute,* https://www.dcri.org/trial-par ticipation/the-beers-list (accessed 31 July 2008).

113 Robin Mantooth, "Toxicity, Benzodiazepine," *eMedicine,* http://www.emedicine.com/emerg/topic58.htm (accessed 30 July 2008).

114 "Adverse Drug Reaction Electronic System," *Drug Safety Portal.*

115 *5 Million Lives Campaign Getting Started Kit: Prevent Adverse Drug Events (Medication Reconciliation)*

How-to-Guide (Cambridge, MA: Institute for Healthcare Improvement, 2008), http://www.ihi.org.

116 "Top 200 Generic Drugs by Units in 2006," *Drug Topics*.

117 G. Rogers et al. "Reconciling Medications at Admission: Safe Practice Recommendations and Implementation Strategies." *Joint Commission Journal on Quality and Patient Safety* 32 (2006): 37–50.

118 *5 Million Lives Campaign Getting Started Kit.*

119 Gurvich and Cunningham, "Appropriate Use of Psychotropic Drugs in Nursing Homes."

120 Todd P. Selma, Judith L. Beizer, and Martin D. Higbee, *Lexi-Comp's Geriatric Dosage Handbook* (Hudson, OH: Lexi-Comp, Inc., 2003).

121 "Drug Name," *Lexi-Drugs Online with AHFS; Micromedex Healthcare Series* [Internet database].

122 Ibid.

123 "Stadol NS, package insert," *National Migraine Association*, http://www.migraines.org/treatment/pdfs/Stadol03.pdf (accessed 31 July 2008).

124 "Adverse Drug Reaction Electronic System," *Drug Safety Portal.*

125 "Critical Review of Butorphanol," *World Health Organization*, 34th ECDD, http://www.who.int/medicines/areas/quality_safety/4.1ButhorphanolCritReview.pdf (accessed 1 August 2008).

126 "Top 200 Generic Drugs by Units in 2006," *Drug Topics*.

127 "Top 200 Generic Drugs by Retail Sales in 2003," *Drug Topics*, http://drugtopics.modernmedicine.com/drug topics/article/article Detail.jsp?id=104567 (accessed 31 July 2008).

128 "Top 200 Generic Drugs by Units in 2007," *Drug Topics*.

129 Lee A. Kral, "Opioid Tapering: Safely Discontinuing Opioid Analgesics," *Pain Treatment Topics*, http://pain-topics.org/pdf/Safely_Taper ing_Opioids.pdf (accessed 8 August 2008).

130 *Micromedex Healthcare Series* [Internet database].

참고문헌

*C. W. Yancy et al, “2013 ACCF/AHA Guideline for the Management of Heart Failure” Circulation 128, no. 16 (2013): e240-327

** P. Kirchhof et al, “2016 ESC Guidelines for the management of atrial fibrillation developed in collaboration with EACTS” European Heart Journal 37, no. 38 (2016): 2893-962

용어 해설

의학용어의 정의를 찾아보기에 좋은 첫 번째 위치는 MedlinePlus의 웹사이트(http://www.nlm.nih.gov/medlineplus/mplusdictionary.html)이다.

ACE inhibitors (ACE 저해제). angiotensin converting enzyme (ACE) inhibitors 참조

angiotensin converting enzyme (ACE) inhibitors (안지오텐신 전환효소 저해제). 혈압을 낮추는데 사용

acute (급성). 중증의 갑작스러운 발현

acute respiratory distress syndrome (ARDS) (급성 호흡곤란 증후군). 충분한 산소가 혈액 내로 들어가는 것을 막는 생명을 위협하는 폐질환

ADR. adverse drug reaction 참조

adrenal insufficiency (부신기능부전). 부신이 특정 호르몬을 충분히 생산하지 않는 내분비질환

adverse drug reaction (약물이상반응, 이 책에서는 부작용으로 총칭하여 기재함). 약물 사용에서 기인하는 손상

alanine transaminase (ALT, 알라닌 아미노전달효소). 간에서 가장 많은 양이 발견되는 효소. 간 손상으로 인해 이 효소가 혈액 내로 분비된다.

albumin (알부민). 간에서 만들어지는 단백질

alkaline phosphatase (Alk Phos, 알칼리성 인산분해효소). 간 질환 또는 뼈의 질환을 알아내기 위해 그 농도가 검사되는 효소. 손상을 입었을 때, 간 세포에서 혈액 내로 분비되는 알칼리성 인산분해효소의 양이 증가됨.

Alk Phos. alkaline phosphatase 참조

ALT. alanine transaminase 참조

anaerobic. (혐기성의). 산소가 없는

analgesic (진통제). 통증을 조절하는데 사용됨.

anemia (빈혈). 혈액이 인체의 다른 부위로 충분한 산소를 운반하지 않는 질환

angiotensin receptor blockers (ARB) (안지오텐신 수용체 차단제). 혈압을 낮추는 계열의 약물

anion gap (음이온 차이). 이 값의 증가는 종종 과량의 산이 존재함을 암시하는데, 이러한 현상은 약물중독 또는 신부전의 결과로 발생할 수 있음.

antiarrhythmics (항부정맥제). 불규칙한 심장 리듬을 치료하는데 사용되는 계열의 약물

antibiotic (항생제). 감염을 치료하는데 사용되는 계열의 약물

antimuscarinic (항무스카린성의). 무스카린성 수용체를 차단하는

antipyretic (해열제). 열을 치료하는데 사용되는 계열의 약물

aplastic anemia (재생불량빈혈). 인체의 골수가 새로운 혈액세포를 충분히 만들어내지 않는 혈액질환

ARB. angiotensin receptor blockers 참조

ARDS. acute respiratory distress syndrome 참조

arrhythmia (부정맥). 심장 리듬의 변화

aspiration pneumonia (흡인 폐렴). 이물질 (음식물, 액체, 구토물)을 폐 안으로 흡입함으로써 초래되는 것으로 결과적으로 폐 감염증 (폐렴)을 초래함.

aspartate aminotransferase (AST, 아스파르테이트 아미노전달효소). 심근 및 간에서 다량 발견되는 효소

AST. aspartate aminotransferase 참조

ataxia (조화운동불능). 근육의 조정기능 상실

benzodiazepine (벤조디아제핀계). 불안증을 치료하는데 사용되는 계열의 약물

bilirubin (빌리루빈). 간 기능을 측정하는데 이용되는 검사; 높은 농도는 간 질환을 나타냄.

black box label (블랙박스 라벨). 부작용을 나타내거나 중대한 유해효과를 초래할 수 있는 약물에 대해 제품 설명서에 나타난 일종의 경고. 이 명칭은 경고문을 둘러싼 검정색 테두리에서 유래함.

blood urea nitrogen (BUN, 혈액요소질소). 상승된 경우 신장이 제대로 기능하고 있지 않다는 것을 나타낼 수 있는 검사.

bronchioles (세기관지). 폐에 있는 작은 관

bronchiolitis (세기관지염). 폐의 작은 기도를 침범하는 감염에 의해 초래된 흔한 호흡기 질환

bronchitis (기관지염). 기관지 관의 염증

BSA. 체표면적 (body surface area)의 약어

BUN. blood urea nitrogen 참조

calcium channel blockers (칼슘 통로 차단제). 고혈압을 치료하는데 사용되는 계열의 약물

cardiogenic shock (심장성 쇼크). 갑자기 약해진 심장이 인체의 필요를 충족시키기에 충분한 혈액을 퍼올릴 수 없는 상태. 의학적 응급상황으로 신속하게 치료되지 않을 경우 치명적인 상태임.

cardiovascular (심혈관의). 심장 및 혈관이 관련된

central nervous system depression (중추신경계 억제). 중추신경계가 억제된 상태로, 호흡속도 감소, 심박수 감소 및 의식상실을 초래할 수 있어, 사망 또는 혼수에 이르게 할 수 있음.

chemical pneumonitis (화학성 폐렴). 화학 연기 흡입 또는 특정 화학물질을 들이 마시거나 목에 걸림으로 인한 폐의 염증 또는 호흡곤란

chemotherapy (화학요법). 암을 치료하기 위해 일련의 약물을 사용하는 과정

chest radiograph (흉부 방사선사진). 흉부 x-선 검사

cilia (섬모). 조직파편을 기도로 옮겨 밖으로 배출시키는 폐 기관지 내 머리카락 모양의 돌기

Clostridium difficile. 설사 및 대장에 영향을 미치는 보다 중대한 장질환을 초래하는 세균

cognition (인지). 감지하고, 깨닫고, 생각하고, 판단하는 과정

contraindicated (사용금기의). 약물이 권할 만하지 못함을 나타내는

controlled substance (규제약물, 향정신성 의약품). 중독, 남용 및 신체적 & 육체적 피해의 위험을 조절할 목적으로 법률에 의해 통제되는 모든 약물

chronic obstructive pulmonary disease (COPD, 만성 폐쇄성 폐질환). 만성 폐질환

COX II inhibitors (COX II 저해제). 염증 및 통증의 원인이 되는 효소인 COX-2를 표적으로 하는 비스테로이드성 항염증약물의 한 가지 형태인 약물 계열

computerized axial tomography (CT scan, 컴퓨터축단층촬영술). 인체 내부에 대한 매우 선명한 사진을 제공하는 검사

COPD. chronic obstructive pulmonary disease 참조

CT scan. Computerized axial tomography 참조

diabetes type 1 (제 1형 당뇨병). 당뇨병은 혈당이 너무 높은 것을 의미한다. 제 1형 당뇨병의 경우, 췌장에서 인슐린을 만들어내지 못한다.

diabetes type 2 (제 2형 당뇨병). 제 2형 당뇨병의 경우, 췌장에서 불충분한 수준의 인슐린을 만들어낸다.

digestive (소화). 음식물을 소화시키는 기능

digoxin (디곡신). 심부전 및 불규칙한 심박동을 치료하는데 사용되는 약물

digoxin toxicity (디곡신 독성). 너무 많은 디곡신에 의해 초래되는 독성

diuretic (이뇨제). 인체가 초과된 체액을 제거하는 것을 돕는 약물 계열

diffusion capacity of lung for carbon monoxide (DLC, 일산화탄소에 대한 폐의 확산능). 폐의 기체 교환 정도를 측정

DLCO. diffusion capacity of lung for carbon monoxide 참조

drug dosage (약물 용량). 환자에게 투여되는 약물의 양. 약물 용량에 혼동되지 않아야 한다 - 약물 용량은 문제 약물의 실제 역가에 따라 달라진다. 역가에 따라, 어떤 약물은 g으로, 어떤 약물은 mg으로 복용한다. 1 g은 1,000 mg과 동일하고, 1 mg은 1,000 mcg과 동일하다.

dysfunction (기능장애). 방해 또는 손상

dyskinesia (운동이상). 수의운동 장애

dyspepsia (소화불량). 소화 장애

edema (부종). 과잉의 체액으로 초래된 신체부위의 부기

electrolytes (전해질). 나트륨, 칼륨 및 칼슘과 같은 신체기능에 중요한 체액 내 염

emphysema (폐기종). 보통 흡연에 의해 초래되는 폐의 진행성 질환

fulminant (전격성의). 갑자기 그리고 격렬하게 발생하는 (질환)

gastrointestinal reflux disease (GERD, 위식도역류질환). 식도 말단의 근육이 적절히 닫히지 않아 위의 내용물이 식도로 다시 유출되도록 할 때 발생하는 질환

gastroparesis (위 마비). 위의 마비. 당뇨병에서 발생할 수 있음.

glomerular filtration rate (GFR, 사구체여과율). 신기능을 측정하기 위해 이용됨.

gastrointestinal (GI) tract bleeding (위장관 출혈). 입에서 항문까지를

포괄하는 위장관에서 시작된 모든 출혈

GERD. gastrointestinal reflux disease 참조

GFR. glomerular filtration rate 참조

glucocorticoids (당질코르티코이드). 염증을 치료하기 위해 사용되는 일종의 스테로이드

glycated hemoglobin (HbA1c) (당화혈색소). 주로 오랜 시간에 걸친 평균 혈당을 확인하기 위해 이용되는 실험실 검사인 헤모글로빈의 한 형태

gout (통풍). 붓고 아픈 관절을 초래하는 흔한 형태의 관절염

HDL. high-density lipoprotein 참조

HbA1c. glycated hemoglobin 참조

H2 blocker (H2 차단제). 히스타민을 차단함으로써 위가 생산하는 산의 양을 감소시키는 약물 계열 (H2 수용체 차단제로도 불림)

high-density lipoprotein (고밀도 지단백). "좋은" 콜레스테롤로도 알려짐.

heart failure (심부전). 심장이 인체 조직으로 충분한 혈액을 퍼 올리는 능력을 상실한 질환

heart block (심장차단). 심장의 박동을 초래하는 전기적 자극의 정상적 흐름이 지연된 것을 나타냄.

hepatic (간의). 간과 관련된

hypercalcemia (고칼슘혈증). 혈중 칼슘 농도가 증가된 질환

hyperkalemia (고칼륨혈증). 혈중 칼륨 농도가 증가된 질환

hypertension (고혈압). 높은 혈압을 나타내는 질환

hypoglycemia (저혈당증). 낮은 혈당을 나타내는 질환

hypotension (저혈압). 낮은 혈압을 나타내는 질환

hypothyroidism (갑상선기능저하증). 갑상선의 호르몬 생산이 정상치 이하인 상태

infiltrate (침윤). 침투

inflammation (염증). 손상에 의해 유발된 국소적 방어 반응

international normalized ratio (국제 정상화 비율). 혈액응고를 측정하는 실험실 검사. 와파린의 농도를 모니터링하기 위해 이용됨.

insulin (인슐린). 인체가 당을 효과적으로 사용토록 하기 위해 췌장에 의해 생산되는 호르몬

interstitial pneumonitis (간질성 폐렴). 양측 폐의 진행성 흉터형성을 특징으로 하는 폐질환의 한 형태

lab values (실험실 검사치). 정의된 범위에 들어가는 실험실 검사결과의 수치를 기술하는 용어 (특히, 신장 및 간 기능을 평가하는데 중요)

lactic acidosis (유산산증). 젖산의 축적으로 인해 체내에 산이 매우 과잉인 질환

LDL. low-density lipoprotein 참조

low-density lipoprotein (LDL, 저밀도 지단백). "나쁜" 콜레스테롤로도 알려짐.

leucopenia (백혈구 감소증). 화학요법 또는 방사선 치료와 같은 여러 가지 다른 상황에서 기인한 백혈구수 감소

lipids (지질). 일군의 지방 및 지방 유사 물질

lipoid pneumonia (지방성 폐렴). 지질이 폐에 들어갈 때 발생하는 특정 형태의 폐 염증

malabsorption syndrome (흡수장애 증후군). 소장이 음식물로부터 영양소를 흡수할 수 없을 때 발생하는 질환

MAOI. monoamine oxidase inhibitor 참조

monoamine oxidase inhibitor (MAOI, 모노아민 산화효소 저해제). 뇌에서 모노아민 산호효소의 작용을 저해하는 항우울제 약물군

mcg/mL. 액체 1 밀리리터당 마이크로그램 - 밀리리터당 물질의 농도

medication reconciliation (약물검토). 환자가 복용 중인 약물들에 대해 최대한 정확한 목록을 확인하는 공식 절차

megaloblastic anemia (거대 적아구성 빈혈). 적혈구 농도 상승이 나타나는 혈액 질환

mEq/L. 리터당 밀리그람당량 - 리터당 물질의 농도

metabolism (대사). 간이 약물을 인체에 의해 배설되도록 하기 위해 변화시키는 과정

metabolite (대사 산물). 대사 과정에 의해 생산되는 물질

monitoring parameters (모니터링 지표). 약물의 효과를 모니터링하기 위한 일련의 실험실 검사 결과 또는 활력징후

myasthenia gravis (중증근무력증). 근육 쇠약 및 피로에 이르게 하는 자가면역성 신경근육 질환

myocardial infarction (심근경색). 심장마비

narcotic (마약). 모르핀과 유사하게 작용하는 천연 또는 합성 약물

narrow therapeutic index (좁은 치료지수). 어떤 약물의 치료지수가 좁다면, 그것은 효과를 나타내는데 필요한 혈중 농도가 유의한 부작용 및/또는 독성을 나타내는 농도와 가깝다는 것을 의미함.

neurological (신경학적인). 신경 또는 신경계와 관련이 있는.

neutropenia (호중구감소증). 호중구수가 적음. 호중구는 미성숙 백혈구임.

noxious (유해한). 생명체에 해로운

nonsteroidal anti-inflammatory drugs (NSAIDs, 비스테로이드성 항염증약). 통증 또는 염증을 치료하는 약물군

NSAIDs. nonsteroidal anti-inflammatory drugs 참조

opiate (아편제). 아편에서 유래한 약물

opioid (아편유사제). 아편과 유사한 작용 (통증 완화)을 나타내지만 아편에서 유래하지 않은 마약

ototoxic (이독성의). 귀에 해로운

palliative (완화적인). 증상 치료를 추구하는 치료

pancreatitis (췌장염). 췌장에 염증이 생기게 된 질환

pancytopenia (범혈구감소증). 모든 유형의 혈구 부족

peripheral vascular disease (말초혈관질환). 심장 외부 혈관의 질환

peristalsis (연동운동). 소화관 근육의 잔물결 모양의 움직임

photosensitivity (광과민성). 빛에 대한 민감성

pneumonia (폐렴). 보통 감염에 의해 초래되는 폐의 염증

pneumonitis (폐렴). 폐의 염증

PPIs. proton pump inhibitors 참조

proton pump inhibitors (PPIs, 프로톤 펌프 저해제). 프로톤 펌프를 차단하여 위식도 역류질환에 사용되는 약물군

proactive (사전 대책을 강구하는). 예상된 어려움을 미리 처리하기 위해 행동하는

proarrhythmic (부정맥을 유발시키는). 불규칙한 심박동을 초래하는 경향이 있는

psychosis (정신병). 현실과의 관계가 상실 또는 매우 왜곡된 모든 중증 정신질환

psychotropic (정신작용제). 정신, 감정 또는 기타 심리작용에 영향을 미치는 약물군

pulmonary (폐의). 폐에 관련된

pulmonary fibrosis (폐 섬유증). 폐 안에 과잉의 섬유성 결합조직의 형성 또는 발생

pulmonary function tests (폐 기능검사). 폐가 보유할 수 있는 공기의 양을 평가하고 폐 질환 진단을 도울 수 있음.

QT interval (QT 간격). 심장의 전기적 주기 측정. QT 간격의 연장은 심실성 빈맥의 가능성을 증가시킴.

reference range (참고범위). 각각에 대해 정상으로 간주되는 세트의 값

renal (신장의). 신장에 관련된

respiratory depression (호흡억제). 호흡수 감소

respiratory insufficiency (호흡기능부전). 적절한 신체기능을 유지하기에 불충분한 호흡

rhabdomyolysis (횡문근융해증). 손상으로 인한 골격근의 파괴

sedation (진정) 흥분이 줄어든 상태

seizure (발작). 뇌의 비정상적인 전기적 활동 후에 발생하는 신체적 소견 또는 행동변화

serotonin syndrome (세로토닌 증후군). 높은 농도의 화학적 세로토닌을 야기하는 약물이 인체 내에 축적되는 질환

serum creatinine (Scr, 혈청 크레아티닌). 신장에 대한 중요한 정보를 밝혀주는 검사. 크레아티닌이 상승된 검사결과는 신기능이 나쁘다는 것을 나타낸다.

Scr. serum creatinine 참조

selective serotonin reuptake inhibitors (SSRIs, 선택적 세로토닌 재흡수 억제제) 흔히 처방되는 유형의 항우울제

SSRIs. selective serotonin reuptake inhibitors의 약어

serum Kl-6/MUC1. 환자에게 간질성 폐렴이 있는지의 여부를 판단하기 위한 실험실 검사

Stevens-Johnson syndrome (스티븐스-존슨 증후군). 피부 및 점막이 약물 또는 감염에 심각하게 반응하는 질환. 체표면적의 10% 이하를 침범한 경우.

supraventricular tachycardia (심실상빈맥). 빠른 전기적 자극에 의해 초래되는 비정상적으로 빠른 심박동

therapeutic range (치료범위). 효과적 반응에 부합하는 약물의 혈중 농도

thrombocytopenia (혈소판 감소증). 혈중 혈소판 수가 적음을 나타내는 질환

thyroid function test (갑상선 기능검사). 갑상선의 건강을 판단하는 검사

torsades de pointes. 기절 또는 돌연사를 초래할 수 있는 위험한 심실의 불규칙한 심장 리듬

toxic epidermal necrolysis (독성 표피 괴사용해). 알레르기 반응 또는 감염으로 인한 급성 피부질환으로, 광범위한 피부박리가 일어나며 점막을 침범. 체표면적의 30% 이상을 침범한 경우.

toxicity (독성). 약물이 해로울 수 있는 정도

tremor (진전). 인체의 하나 이상의 부위에서 무의식중에 떨거나 흔드는 움직임

triglycerides (트리글리세리드, 또는 중성지방). 지방의 한 형태. 트리글리세리드의 농도는 혈류 및 지방조직 내의 지방량을 결정하기 위해 실험실에서 확인됨.

ulceration (궤양형성). 궤양의 발생

urine output (요배설량). 신장에서 생산되는 소변의 양

ventricular dysfunction (심실기능장애). 심장 심실의 펌프기능 이상

vertigo (현기증). 어지러움

중요한 인터넷 자료원

고령자들에서 잠재적으로 부적절한 약물 사용에 대한 Beers 기준

http://www.dcri.duke.edu/ccge/curtis/beers.html

고령자들이 일반적으로 피해야 하는 약물 목록이 포함됨.

Drugs.com http://www.drugs.com

처방의약품, 일반의약품 (OTC) 및 천연물 제품에 대한 약물 정보

Epocrates http://www.epocrates.com

약물의 용량 및 약물로 인한 이상반응에 관해 누구나 접근할 수 있는 약물 정보

FDA 이상반응 보고시스템

http://www.prosoftedc.com/aers.html

다양한 약물의 사용에서 기인할 수 있는 이상반응을 찾아본다.

FDA Medwatch 웹사이트

http://www.fda.gov/medwatch/report/consumer/consumer.htm

자신의 약물과 관련될 수 있다고 생각되는 문제를 보고한다.

Medline Plus

http://www.nlm.nih.gov/medlineplus/mplusdictionary.html

의학사전

Globalrph.com http://www.globalrph.com

작용기전 및 약물 용량 조정에 대한 약물정보

Medscape http://www.medscape.com

약물 사용, 용량 및 부작용에 대한 정보

FDA drug list http://www.accessdata.fda.gov/scripts/cder/drugsatfda

이름, 규격 및 일반명으로 나열된 약물

WebMD http://www.webmd.com/drugs

약물 및 경고에 대한 데이터베이스

내가 사용하는 약물 기록

환자들은 이미 복용하고 있는 약물과 새로 처방되는 약물간의 상호 작용이 있을 수 있다는 사실을 모르는 경우가 많다. 이 문제는 자신이 복용하고 있는 모든 OTC 및 처방약에 대한 정확한 목록을 기록하고 담당의사와 약사 모두에게 그 사본을 제공한다면 쉽게 예방될 수 있다. 이것의 실천을 돕기 위해, 복용 중인 각각의 약물에 대한 다음의 정보를 추적하는데 사용할 수 있는 견본(다음 페이지 참조)이 여기 제공된다: 약물의 이름, 모양, 용량, 복용방법 및 시간, 약물 복용을 시작 및 중단해야 하는 시기, 복용 목적 및 약물 처방 또는 복용을 제안한 사람.

내가 사용하는 약물 기록

이름: ______________________ 생년월일: ______________

	내가 사용 중인 약물 (처방약 - 상품명, 일반명; OTC - 상품명, 주성분)	성상 (색상, 모양, 크기, 표시 등)	용량	사용방법/시간	시작일/중단일	사용 사유/메모	약물을 사용하도록 한 사람/연락방법
1							
2							
3							

이 약물들이 0000년 00월 00일 기준으로 내가 사용 중인 약물이다.

(출처: www.fda.gov/Drugs/ResourcesForYou/ucm079489.htm / [888] In Fo-FDA / www.fda.gov/usemedicinesafely / Fo RM FDA 3664 [3/11])

이것의 빈 양식 사본은 www.hunterhouse.com의 이 책 부분에서 다운로드할 수 있다.

색인

ㅎ

A

B

C

D

E

F

G

O

P

Q

R

S

T